POCHES ODILE JACOB

W0395438

LA NOUVELLE DIÉTÉTIQUE DU CERVEAU

DU MÊME AUTEUR
CHEZ ODILE JACOB

La Diététique du cerveau, 1990, 1993 et 1995, « Poches Odile Jacob », 2000.
Les Bonnes Graisses, 1991, 1996.
De l'animal à l'assiette, 1993.
La Diététique de la performance, 1995, « Poches Odile Jacob », 2003.
Les Aliments de l'intelligence et du plaisir, 2001.
La Vérité sur les oméga-3, 2004.

Jean-Marie BOURRE

LA NOUVELLE DIÉTÉTIQUE DU CERVEAU

Odile Jacob
poches

© Odile Jacob, 2003, mars 2006
15, rue Soufflot, 75005 Paris

www.odilejacob.fr

ISBN 2-7381-1778-3
ISSN : 1621-0654

Le Code de la propriété intellectuelle n'autorisant, aux termes de l'article L.122-5, 2° et 3° a, d'une part, que les « copies ou reproductions strictement réservées à l'usage privé du copiste et non destinées à une utilisation collective » et, d'autre part, que les analyses et les courtes citations dans un but d'exemple et d'illustration, « toute représentation ou reproduction intégrale ou partielle faite sans le consentement de l'auteur ou de ses ayants droit ou ayants cause est illicite » (art. L. 122-4). Cette représentation ou reproduction, par quelque procédé que ce soit, constituerait donc une contrefaçon sanctionnée par les articles L. 335-2 et suivants du Code de la propriété intellectuelle.

Pour mes petites-filles :
Vanille, Charlotte, Lucie, Célia, Thaïs,
et leur grand-mère, Marie-Laure.
L'avenir n'est pas ce qui va se produire,
mais ce que nous allons construire,
pour elles et avec elles.

INTRODUCTION

Du cerveau-machine à l'intelligence par les aliments

> « Les révolutions et les événements les plus curieux se passent sous le ciel du crâne, dans le laboratoire étroit et mystérieux du cerveau. »
>
> Charles BEAUDELAIRE.

Le cerveau s'élabore obligatoirement à partir des substances présentes dans l'alimentation dénommées les nutriments. L'objectif de ce livre est de les présenter, puis d'expliquer pourquoi et comment ils agissent. La matière cérébrale n'est pas mystérieusement engendrée par l'effet du Saint-Esprit ou du cosmos ! La bien construire, puis l'entretenir normalement assurent un fonctionnement optimal ; sinon les déficits guettent. *La qualité de la vie, notamment celle que le cerveau engendre, dépend donc de l'alimentation*. Par inadaptation alimentaire, nous-mêmes puis nos enfants risquons de devenir des estropiés de la cervelle.

Nul ne doit ignorer qu'à l'instar de tous les organes, le cerveau doit disposer des matériaux nécessaires pour croître, subsister et fonctionner. Pour permettre, d'une part, la synthèse et le renouvellement des constituants des neurones (comme des autres cellules) ; et, d'autre part, pour couvrir ses besoins énergétiques. Et, bien évidemment, pour fonctionner. Les nutriments qu'il utilise obligatoirement sont différentes substances chimiques qu'on trouve dans les aliments. Une quarantaine s'avèrent absolument incontournables : il s'agit des vitamines, des minéraux et oligo-éléments, de certains acides gras, de quelques acides aminés. Elles sont indispensables car l'homme ne sait pas les fabriquer, et l'absence d'une seule d'entre elles signe la mort, dans un délai plus ou moins long.

Quel est l'acte le plus sûr, donc le moins dangereux en termes de risque dans votre vie quotidienne ? Manger ! Quel est le plus grand danger alimentaire ? Le déséquilibre entre les aliments ! Car ce dernier, causé notamment par le manque de diversité, fait courir à votre santé 10 000 fois plus de risques bien réels que les toxiques et autres prions ! Sur Terre, de même, l'obésité est actuellement en relation avec le niveau socioculturel et scolaire.

La science explique pourquoi les traditions alimentaires sont des réformes qui ont réussi. Avec elles, retrouvez vos « basiques » de l'alimentation. Pour n'être plus écartelé entre un discours médical qui évolue selon les fluctuations des connaissances scientifiques, une communication agro-alimentaire opportuniste qui entretient parfois la cacophonie, le peu de temps disponible pour cuisiner et la difficulté d'acheter judicieusement.

Notre biologie reste encore celle de Cro-Magnon, voire de Lucy. Nous sommes donc adaptés aux aliments que les générations précédentes ont sélectionnés et préparés pour nous. Selon le choix des aliments que vous utilisez à votre tour, vous trouvez, dans votre verre et votre assiette, la médiocrité ou la réussite, le bonheur, l'harmonie et l'intelligence. De toute évidence, le résultat optimal de la machine humaine ne peut être atteint qu'avec les aliments appropriés, pris aux bons moments. Savoir manger, c'est mettre à son cerveau le pied à l'étrier. Biologie oblige : *l'homme omnivore doit consommer des produits animaux*. C'est le prix à payer, la seule voie capable de maintenir sa complexité biologique. Il doit absorber et intégrer le savoir-faire d'autres formes de vie, pour assurer et préserver la sienne. Situé au sommet de la chaîne alimentaire, il doit assumer cette sujétion naturelle. S'il a des doutes, c'est dans sa tête, et non dans sa physiologie ! Le refus de viandes (aériennes, maritimes et terrestres) bride le cerveau, intellectuellement et physiquement...

Le cerveau est la clef de voûte de notre système : il perçoit et crée ; il est le théâtre de l'intelligence et du plaisir. Mais il est contraint de se nourrir pour bien fonctionner et commander harmonieusement l'ensemble du corps. Les aliments retardent l'échéance fatale, peuvent soigner, et, nouvelle préoccupation : ils assurent la qualité de la vie. La révolution médicale moderne forge aujourd'hui des octogénaires frétillants et sémillants. Largement aidés par le bien-manger, qui évite les rides et les rhumatismes au corps comme à l'esprit.

En matière d'alimentation, la qualité nutritionnelle sera toujours plus payante que le bas prix, et plus efficace que la quantité. Si la santé n'a pas de prix, elle a un coût : celui des aliments. Il est impossible de se nourrir à moindre goût, ni à moindre coût ! Et pourtant, ce livre démontre que, loin s'en faut, le porte-monnaie n'est pas saigné : *nombre d'aliments particulièrement riches sur le plan nutritionnel sont véritablement peu onéreux. Les meilleurs ne sont certainement pas les plus chers*.

Avant tout, pour savoir se nourrir, il faut y avoir été initié. Le plaisir s'inculque, et donc s'enseigne. Depuis peu, la neurophysiologie explique parfaitement pourquoi il faut apprendre à manger, tout autant qu'il convient d'apprendre à marcher, parler, lire ou écrire ! Les réseaux de neurones, et leurs zones de communications (les synapses), doivent absolument être stabilisés, par l'apprentissage, à un moment donné de la vie. Puis, toute la vie, il faut les actionner ; leur manque de souffle et leur épuisement précèdent de peu leur mort. Le cerveau, comme le muscle, a besoin de travailler. Comme lui, il doit être nourri. Le vrai péché est de n'être pas gourmand : la preuve en est apportée par la neurobiologie ! Apprêter les aliments favorise leur efficacité. *La cuisine, simple ou raffinée, n'est donc jamais un luxe, mais une nécessité*. Elle constitue le plus beau de nos arts.

Pour le cerveau, comme pour l'agilité du corps et la plénitude de la vie, il n'existe *pas de remède miraculeux, mais des principes simples et des méthodes agréables qui méritent d'être connus et régulièrement appliqués*. Puisque la faim et la soif ne peuvent être stockées, alors le plaisir se doit d'être évidemment quotidien.

CHAPITRE PREMIER

Le cerveau : quelles structures faut-il nourrir, pour quelles fonctions ?

> « Il sentait que son cerveau n'était qu'un outil, une machine à happer la réalité, la triturer et l'emmagasiner pour la restituer en souvenirs. Sans aliments, sans impressions extérieures, le cerveau devenait inutile comme un moulin sans blé. »
>
> Maxence VAN DER MEERSCH. *Invasions*.

La recherche consacrée aux effets de l'alimentation sur le cerveau est encore peu développée, bien qu'elle soit en pleine expansion. Ce vide inquiétant s'explique d'abord par l'incommensurable complexité du tissu nerveux, qui a sans doute rebuté plus d'un esprit entreprenant et suscité un respect tabou.

Le cerveau a aussi donné lieu à de nombreux préjugés qui ont éclipsé, anesthésié les bonnes volontés. Le système nerveux, en effet, est prioritaire dans la satisfaction de ses besoins. Qu'un nutriment lui manque, il se l'accapare au détriment des autres tissus, au risque de les perturber. Ce phénomène constitue incontestablement un avantage considérable. Il ne sert à rien de posséder un cerveau débile, même s'il est agrémenté d'un rein digne de la plus puissante station d'épuration ou d'un cœur à rendre jalouses les pompes les plus performantes. Puisque les carences nutritionnelles affectent d'abord les autres organes, on a longtemps considéré que les recherches sur le cerveau pouvaient attendre.

À l'heure actuelle, un abîme sépare donc encore la connaissance de la structure du cerveau et les fonctions cognitives. On sait bien que la sous-nutrition (diminution quantitative de tous les aliments) et la malnutrition (réduction spécifique de certains nutriments) altèrent le développement du cerveau et par conséquent affectent l'intelligence de l'enfant. Mais entre les manifestations de la pensée et l'activité d'une enzyme s'étend encore un vide sidéral. Quoi qu'il en soit, comment donc se présente la structure du cerveau ?

Centrale électrique, ordinateur, pompe hydraulique ou horloge ?

Parmi tout ce que la nature a différencié et l'homme élaboré, notre cerveau et ses 1 400 grammes constituent de loin la structure la plus complexe et la plus organisée.

À quoi pourrait-on le comparer ? Les scientifiques ont coutume de décrire les systèmes qu'ils étudient grâce à des analogies avec les connaissances du moment. Au XVIIe siècle, Descartes, probablement influencé par la conception millénaire de la localisation de l'esprit dans les ventricules, imaginait le cerveau et les nerfs comme un système hydraulique fait de canaux, de pompes et de pistons où passeraient les esprits vitaux qui fourniraient leur vigueur aux muscles et aux tissus. Au XVIIIe siècle, le cerveau fut comparé à une horloge redondante de poulies, de roues dentées, sans doute par correspondance avec la conception mécaniste que Newton proposait de l'Univers. La découverte de l'électricité conduisit à proposer une analogie entre la fibre nerveuse et le fil électrique, le faisceau de fibres et le nerf à un câble ; par conséquent, l'influx nerveux s'apparentait aux attractions et répulsions électriques : une électricité animale, ou bioélectricité, sécrétée par le cerveau, était à l'origine de la contraction musculaire. L'organe fut donc comparé à une machine électrique sophistiquée. Mais cette époque vit aussi fleurir les théories qui prétendaient s'appuyer sur les dérivés et les sous-produits de l'électricité : l'hypnotisme et le magnétisme.

De nos jours, c'est l'analogie électronique qui domine, assimilant le cerveau à une sorte de super-ordinateur. Toutefois, même les ordinateurs qui ont aujourd'hui le nom présomptueux de « réseaux neuronaux » ne sont que de très pâles copies de l'organe. Le cerveau et l'ordinateur n'ont pas d'ancêtres communs, le cerveau est une machine à modifier le monde ; d'ailleurs le monde le modifie aussi ! Notamment avec les aliments qu'il lui procure.

Car le système nerveux et l'ordinateur ont un mode de fonctionnement radicalement différent. Dans ce dernier, l'information est transmise entre les unités qui le composent par le mouvement d'électrons qui se déplacent à une vitesse proche de celle de la lumière. Elle est traitée séquentiellement à une cadence très rapide. Le cerveau est au contraire une machine chimique : des commutateurs ouvrent et ferment les circuits neuronaux où circule l'énergie chimique. La durée de traitement est donc beaucoup plus longue, puisque l'influx se propage à une vitesse ridiculement faible comparée aux 300 000 km/seconde de la lumière. De plus, le fonctionnement de l'ordinateur est répétitif et déterminé à l'avance, alors que celui du cerveau peut se modifier de lui-même : la répétition des expériences change les performances. Quel programme informatique, quel logiciel pourrait prétendre créer, sinon représenter, les arts, la culture, le génie, l'amour ou la haine ? Car la force d'un ordinateur, c'est son logiciel. Mais, tout d'abord, comment se présente physiquement la machine ?

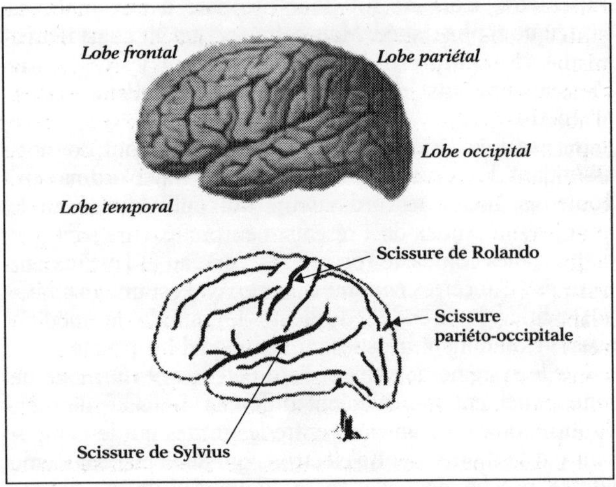

Le cerveau de profil gauche

Moelle épinière, tronc cérébral, hémisphères et autres !

Le cerveau constitue une partie de ce qu'il est convenu d'appeler le système nerveux central (par opposition au système nerveux périphérique, qui est notamment formé par les nerfs). Ce système nerveux central est principalement composé de la moelle épinière, du tronc cérébral, du cervelet et du cerveau proprement dit (avec, spécialement, son cortex et ses noyaux gris centraux). Les rôles du cervelet ne sont pas tous connus, ils dépassent certainement le simple contrôle de l'équilibre.

Les hémisphères du cerveau sont les centres où s'élaborent les grandes fonctions motrices, sensitives et associatives. Ils sont partiellement libérés des fonctions de régulation viscérale qui dépendent du tronc cérébral et de la moelle.

En effet, fondée sur une sorte d'activité minimale basique, dénommée l'arc réflexe, l'action de la moelle épinière se cantonne au plan local, sinon régional. En revanche, l'encéphale, c'est-à-dire le cerveau, réagit aux multiples stimulations par des réponses qui impliquent tout l'organisme. Dans une perspective d'évolution de la vie, l'encéphalisation se serait effectuée en trois étapes : d'abord le cerveau reptilien, le plus primaire, avec le développement de la structure la plus ancienne, dont le niveau d'élaboration répond à celui des dispositifs du tronc cérébral ; ensuite le cerveau paléo-mammalien, représenté par une structure du cerveau dénommée le système limbique ; enfin, le cerveau néo-mammalien dont le développement est parallèle à celui du néocortex, dont la forme la plus élaborée est celle de l'homme. Sa fonction est de structurer le monde, d'abord en relation avec la personne qui construit l'espace et définit l'objet par rapport à lui-même, puis dans l'absolu grâce à l'avènement de la pensée symbolique, du langage et de la logique.

La description en trois stades de l'encéphalisation ne signifie pas, qu'à chaque étape, un nouveau mode de fonctionnement se substitue aux précédents. Lorsque le système nerveux est mature, l'éveil et le sommeil restent dépendants des structures du tronc cérébral, mais ils sont rythmés par le système limbique et soutenus par l'activité du néocortex. Le système limbique est constitué par la circonvolution du corps calleux et par celle de l'hippocampe, il joue un rôle important dans le fonctionnement des viscères, dans la régulation du métabolisme et de la vie émotionnelle. La réaction d'orientation, fondement de l'attention spatiale, est modulée de façon semblable. L'interprétation en termes de douleurs du message informant d'un désagrément (on le dit nociceptif) est fonction de l'alerte, de la réaction affective, mais aussi de l'appréciation cognitive. Les trois étages sont mis en jeu simultanément et s'influencent réciproquement. Les conduites instinctives dont le modèle est inscrit dans le système limbique font appel aux structures du tronc cérébral pour leur exécution, et au néocortex pour leur mise en œuvre.

Le tronc cérébral (sorte de transition anatomique entre la moelle épinière et le cerveau) constitue le lieu où transitent les voies de passage et les noyaux des nerfs crâniens. Mais il est principalement occupé par un réseau dense de neurones, habituellement dénommé substance réticulée, dénomination qui traduit son aspect. Ce réseau reçoit des informations sensorielles, somesthésiques : chaud, froid, tact, pression, douleur, informations d'origine musculaire et tendineuse, mais aussi auditives, vestibulaires (informant de l'équilibre grâce à l'oreille interne) et même rétiniennes. Il intègre des informations de nature biochimique ainsi que les indications des barorécepteurs (ils indiquent la pression). Il exerce largement son action par l'intermédiaire des nerfs crâniens, mais il intervient aussi sur la moelle, le système limbique et le néocortex. En contrôlant la respiration, la circulation et, jusqu'à un certain point, les apports énergétiques, le tronc cérébral participe globalement à l'homéostasie. Il filtre les messages de la douleur à son entrée dans la moelle, tempérant l'afflux d'informations douloureuses, pour éviter de submerger le cerveau. Disposant des mécanismes exécutifs de la veille et du sommeil, il entretient la vigilance. En conséquence, les lésions étendues des hémisphères, quand elles épargnent le tronc cérébral, sont compatibles avec une survie prolongée dans un « état végétatif ». Inversement, les lésions sévères du tronc cérébral engendrent un coma et de graves troubles des fonctions végétatives, et sont malheureusement incompatibles avec la survie, puisque les fonctions vitales de base ne sont plus assurées.

• Le précieux manteau

L'écorce cérébrale – le célébrissime cortex – constitue l'enveloppe extérieure et le manteau du cerveau. Ne l'appelait-on pas autrefois *palium* ? Chez l'homme, elle est très plissée et présente un grand nombre de sillons et de circonvolutions. Situé en haut de l'échelle de l'évolution de la vie, permettant l'élaboration des fonctions dites supérieures, le cerveau qui pense et qui agit est constitué essentiellement par l'écorce cérébrale ou néocortex. Il est l'organe des sensibilités (profondes, superficielles, intérieures, extérieures) qui nous informent sur notre environnement : toucher, vue, audition. Il enregistre et conserve les apprentissages dans ses milliards de neurones interconnectés. Il joue un rôle déterminant dans la connaissance, la symbolisation, la création, le libre arbitre, la personnalité. Et c'est sur lui que repose la diversification infinie des comportements humains. L'écorce cérébrale est l'organe de la culture et de la civilisation. Et la richesse des connexions inter-neuronales est développée par l'apprentissage, l'expérience, l'instruction. C'est lui qui détient le « savoir-manger ».

À la superficie, les nombreux replis du manteau cortical constituent des sillons (ou des scissures) qui délimitent les circonvolutions (ou gyri). Leur configuration, stable entre les individus de tous les points du globe terrestre, permet un repérage topographique, très utile pour les neurochirurgiens, par exemple. Chaque sillon, en l'occurrence dénommé scissure, délimite des régions de cerveau dont les rôles sont totalement différents. Trois sillons principaux délimitent les lobes : la scissure de Sylvius (ou sillon latéral) est profonde, constituant la vallée sylvienne, la scissure de Rolando se détache au bord supérieur de l'hémisphère pour se diriger en bas et en avant vers l'origine de la scissure de Sylvius. Ce sillon central se prolonge à la face interne de l'hémisphère sur une faible distance. La scissure pariéto-occipitale entaille le bord supérieur de l'hémisphère, en avant du pôle occipital, et se dirige en bas et en avant sur sa face interne.

Par exemple, le lobe occipital, largement dédié à la vision, occupe le pôle postérieur de l'hémisphère. De forme pyramidale, il est en continuité, vers l'avant, avec le lobe temporal (qui commande les mouvements) et le lobe pariétal (qui recueille les informations venues du corps). À la surface de chacun des lobes, d'autres sillons délimitent des circonvolutions auxquelles s'attache un nom ou une indication numérique. Il existe pour l'anatomiste, le neurochirurgien et le physiologiste une véritable « géographie » du cerveau.

Quelques régions du néocortex sont destinées à l'accueil des informations : aires somesthésiques primaire (pariétale ascendante) et secondaire (lèvre supérieure de la scissure de Sylvius) ; aire calcarine pour les informations visuelles ; zone de Heschl pour les informations auditives. L'aire motrice primaire (frontale ascendante) et l'aire motrice supplémentaire (à la face interne de l'hémisphère, en avant de l'aire motrice primaire du membre inférieur) contrôlent le mouvement. Certaines parties du corps occupent plus de place que d'autres : la main beaucoup plus que le ventre, par exemple. Il se pourrait que les répartitions changent : le pouce prendrait l'avantage sur l'index ? *Homo-consolus-telephonus-mobilis* utilise le pouce, qui est devenu le plus habile et le plus musclé, grâce au téléphone mobile, surtout au Japon, mais aussi à Pékin et à Chicago. Allons-nous maintenant pointer du pouce, et non plus de l'index ?

En dehors de ces régions dont la fonction est spécifique, la plus grande partie du néocortex constitue un réseau associatif aux connexions innombrables. Un tel réseau possède des spécialisations régionales fondées sur les connexions de voisinage, mais il perd sa spécificité à mesure qu'il adopte des propriétés associatives. En arrière du sillon de Rolando, il est tourné vers le traitement des informations que reçoit le cerveau ; en avant de ce sillon, il est orienté vers l'action. Mais les aires associatives sensorielles et les aires prémotrices sont couplées par des voies corticales, support des élaborations associant perception et motricité.

Le néocortex recouvre la quasi-totalité de la surface des hémisphères. Son épaisseur est de 2 à 3 mm, sa surface apparente, de 1600 cm^2, est très inférieure à sa surface réelle car ce manteau est parcouru par un très grand nombre de replis. L'évaluation du nombre des neurones qui constituent le manteau cortical varie de 5 à 10 milliards et le nombre de connexions entre eux (dénommées synapses) est des milliers de fois plus élevé que le nombre des neurones. Ces neurones ne sont absolument pas répartis au hasard. Outre la disposition en couches parallèles à la surface, ils sont groupés par unités fonctionnelles, qui constituent des colonnes perpendiculaires à cette surface. Chaque colonne réunit 1 000 à 100 000 éléments. Chacune a une mission, un rôle. Leur nombre est de 200 à 250 millions dans chaque hémisphère.

Le fonctionnement du néocortex est inséparable de celui des structures dénommées noyaux gris centraux ; situés à l'intérieur, en profondeur. Le thalamus intervient comme un ultime relais des arrivées (dénommées afférences) sensorielles, tout en constituant un filtre sous la dépendance du cortex. Il constitue aussi une composante des dispositifs qui programment et automatisent le mouvement. Gardien de toutes les entrées (à l'exception des entrées olfactives), animateur des sorties, il gère l'activation de l'hémisphère correspondant.

Le système limbique associe le grand lobe limbique et plusieurs structures voisines dont l'appareil olfactif, la formation hippocampique, le noyau amygdalien, la région septale.

L'adaptation au milieu constitue la fonction principale de ce système. Ainsi, en relation directe avec l'hypothalamus, il régule le fonctionnement endocrinien ; il détermine la soif et la satiété, il établit le rythme nycthéméral de la thermogenèse, il assure l'alternance veille-sommeil ; en un mot, il intervient dans les divers processus soumis à une horloge biologique.

Poids et intelligence : l'anatomie et la pensée

> « Le prix Nobel de l'année dernière a été donné à un groupe qui a étudié une toute petite fonction, très limitée, du cerveau. Alors que pour les autres organes on sait pratiquement tout. Le sang, le foie, le poumon, le cœur n'ont plus de mystère. »
>
> Jean BERNARD, *Vieillir.*

La forme du cerveau varie avec le type crânien : c'est un ovoïde allongé chez les dolichocéphales, rond chez les brachycéphales. On a souvent utilisé la circonférence de la tête comme mesure de la taille du cerveau. Il existe en effet une association étroite entre cette circonférence et le contenu en ADN du cerveau humain dans la première année de la vie. Or, l'ADN, qui porte le matériel héréditaire, détermine le nombre de cellules. Le calcul du périmètre crânien fait d'ailleurs partie de l'évaluation de l'état nutritionnel de l'enfant. Toutefois, le degré d'intelligence ne dépend pas de la taille du cerveau.

Les mammifères, compte tenu de la masse de leur corps, sont de tous les vertébrés ceux dont le cerveau est le plus volumineux et le plus lourd, mais les différences sont grandes entre les espèces. En fait, à la mesure du poids brut du cerveau, on préfère des quotients comme celui du poids cérébral sur celui du corps. L'anatomie comparée montre que, si l'on évalue le cerveau du macaque et celui de l'éléphant, il faut distinguer les structures qui commandent la masse du corps et les autres. Ce sont les premières qui sont en relation avec le poids de l'organisme. Mais ce sont les secondes qui sont corrélées avec l'intelligence. Le cerveau du rorqual bleu, sorte de baleine qui n'a pas la réputation d'être idiote, représente ainsi 1/10 000 du poids total du « corps », mais ce ratio passe au 1/600 chez l'éléphant, pourtant beaucoup moins intelligent. L'homme, à cet égard, est même battu par le furet et le ouistiti, chez lesquels le poids cérébral atteint 1/12 du poids corporel.

À vrai dire, l'hypothèse d'une relation simple entre la masse du cerveau et le niveau des performances est tout à fait rudimentaire et simpliste, pour au moins deux raisons.

D'une part, la matière cérébrale est extraordinairement hétérogène, alors que l'idée de considérer son poids comme un index valable de son fonctionnement suppose, au contraire, son homogénéité. Il est légitime de calculer le poids total des muscles, du foie, du poumon, ou du tissu adipeux, car leur organisation cellulaire, vue sous le microscope (histologique), est simple et partout la même. Mais c'est tout le contraire pour le système nerveux central.

D'autre part, ce que nous savons de son fonctionnement, tant du point de vue électrique que du point de vue neurochimique, montre l'importance majeure du nombre de connexions synaptiques d'un neurone avec tous les autres. Or, la relation entre la masse membranaire et le nombre de synapses n'est pas directe. Pour le cerveau, les aliments assurent la qualité plutôt que la quantité.

Les deux hémisphères cérébraux sont spécialisés dans un style différent de connaissances. Chez les droitiers, l'hémisphère gauche travaille sur un mode logique et analytique pour lequel les mots sont un outil précieux. Cet hémisphère contient d'ailleurs les zones du langage. L'hémisphère droit fonctionne sur un mode global, comportemental, particulièrement efficace dans les relations spatiales et musicales. L'hémisphère droit utiliserait donc un mode non verbal de représentations, images visuelles, tactiles ou auditives, perception des mouvements ; il procéderait par des associations non linéaires. Il résout les problèmes par convergence de facteurs multiples, non par chaîne causale. Il travaille globalement, et s'intéresse moins au détail. Il envisage les concepts dans leur ensemble ; il n'utilise pas les mots pour construire des propositions. Alors que l'hémisphère gauche est celui du langage, des mathématiques, de l'analyse. C'est l'hémisphère cartésien, pourrait-on dire, le droit étant alors l'hémisphère mystique. Devant un miroir, l'hémisphère droit permet de se reconnaître.

Au cours de l'évolution, parallèlement au développement asymétrique du cerveau humain, l'interaction entre les deux hémisphères cérébraux est devenue de plus en plus complexe. En effet, chez l'homme, on trouve 200 millions de connexions inter-hémisphériques, soit 6 à 7 fois plus que chez les singes supérieurs. Le rôle de ces liaisons serait, entre autres, de conserver les deux hémisphères en parfait synchronisme. Ceci est prouvé au niveau du langage et de la perception. Les rôles de chaque hémisphère étant différenciés, ces connexions ont pour but de distribuer les informations à chacun d'entre eux, de les faire travailler de concert, en bonne harmonie. Cette coopération est restreinte de manière surprenante chez le dauphin qui ne dort que d'un hémisphère à la fois. S'il dormait des deux il se noierait, oubliant de respirer : il lui faut donc un minimum d'activité en permanence.

Comme les autres organes, le cerveau possède des fonctions proportionnelles à ses dimensions (et réciproquement) : il ne faut pas oublier qu'il n'est pas seulement un organe d'intelligence, mais qu'il a aussi des fonctions motrices, sensitives, sensorielles. Certaines régions du cerveau sont développées proportionnellement à l'importance de la musculature et de la surface cutanée. Les messages issus de la langue occupent une place importante, ceux de l'œil nécessitent un volume très grand : ils occupent une bonne partie du lobe occipital. Ce n'est donc pas la masse totale du cerveau qui reflète les capacités intellectuelles, mais l'importance que prennent certaines régions par rapport à d'autres. Une des particularités du cerveau de l'homme tient à la prédominance prise par le lobe frontal (40 % du cerveau) et par le lobe temporal. Des troubles psychiques tels que le changement de la personnalité, la perte de l'initiative, ou les déficiences de la mémoire ont effectivement pour cause des lésions des lobes frontaux. Cette région cérébrale met en pratique le principe fondamental de la vie, qui est d'agir, et non pas seulement de vouloir, pour éviter la sédentarité de l'esprit. La destruction, même partielle, du lobe frontal prive ainsi l'homme de liberté. Il devient alors dépendant de stimuli sensoriels venus du monde extérieur ; au sens propre, il adhère à l'environnement, ses conduites manquent de souplesse, le malade a perdu le sens critique. Il est incapable de suivre la logique d'un discours, de comprendre un tableau, de construire un repas.

Mais en fait, l'intelligence est une fonction du cerveau dans son ensemble. La substance grise, particulièrement celle de l'écorce cérébrale, assure les fonctions associatives : la coordination des mouvements (appelée la praxie), la perception de la connaissance (dénommée la gnosie). La mémoire, le langage, l'écriture, la faculté de prévoir sont donc les particularités principales du cerveau de l'homme, plus que sa masse totale.

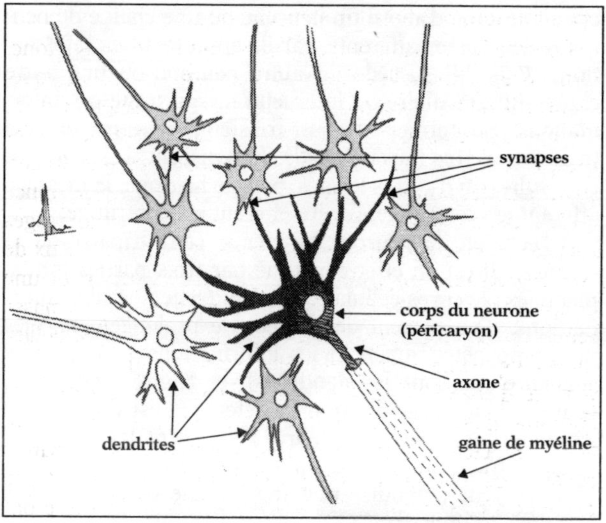

Un neurone en contact avec quelques autres

La première cellule de l'univers : le neurone

Le fonctionnement du système nerveux repose sur l'extraordinaire organisation spatiale de ses unités élémentaires : les neurones. Leurs abondantes connexions réalisent des voies, des chaînes, des circuits, des boucles, des aires. Bref, des dédales et des labyrinthes qui forment un réseau inextricable, dont chaque maillon, c'est-à-dire chaque neurone, est lui-même sûrement un microprocesseur, peut-être un ordinateur. Il est directement connecté avec plusieurs dizaines de milliers d'autres dont il reçoit des informations. Il peut, après avoir intégré les messages, faire partir un ordre destiné à plusieurs dizaines de milliers d'autres neurones.

On retrouve donc, pour le cerveau et les ordinateurs, mais aussi pour les neurones, la distinction en trois parties : réceptrice, intégratrice et effectrice. À l'échelon d'un circuit se situe d'abord un neurone ou une chaîne de neurones dénommés afférents, car ils apportent des informations. Puis, lui succède un autre neurone ou une autre chaîne intermédiaire ou interneurone qui traite ces informations. En dernier lieu, un troisième neurone, ou une troisième chaîne (qu'on appelle efférent), envoie l'ordre qui en résulte. En d'autres termes, pour le neurone, le message afférent est centripète, l'ordre efférent est centrifuge.

À l'échelon du neurone lui-même, cette tripartition se retrouve. Il est en effet constitué par trois parties fondamentales : le corps cellulaire, lieu du traitement des informations, d'où partent deux types de prolongements, les uns, centripètes, amènent les informations vers le corps cellulaire (ce sont les dendrites), et l'autre, centrifuge, véhicule le message d'action (effecteur) : c'est l'axone. Sur les dendrites, pôles récepteurs, s'articulent les terminaisons de très nombreux axones venus d'autres neurones. L'axone peut parcourir une très longue distance ; dans certains cas, plus d'un mètre. Il se divise en de très nombreuses ramifications terminales qui s'articulent sur d'autres neurones. Les articulations interneuronales qui assurent la transmission des informations d'un neurone à l'autre sont appelées des synapses. À leur niveau, la transmission des informations se fait toujours à sens unique, de la terminaison axonale du neurone pré-synaptique vers la dendrite du neurone post-synaptique.

Toute atteinte du corps cellulaire retentit sur ses prolongements ; la régénération d'un prolongement sectionné se fait, quand elle peut se faire, à partir du corps cellulaire.

Le développement cérébral peut être séquencé en plusieurs étapes dans la mise en place des neurones : la formation des neurones par prolifération, suivie de leur migration, guidée probablement par les prolongements des cellules gliales à laquelle succède l'établissement des contacts synaptiques interneuronaux, pour finalement aboutir à la stabilisation sélective de quelques-uns des multiples contacts établis. Les deux premières étapes sont programmées par les gènes. L'étape de stabilisation sélective, proposée par Jean-Pierre Changeux, est conditionnée par l'interaction entre l'environnement et le programme génétique. En fait, le nombre total de neurones chez l'adulte dépend de deux phénomènes : la division intense de leurs précurseurs durant l'embryogenèse, et la mort neuronale au cours du vieillissement, qui commence, pour le cerveau, dès la naissance ; sachant que beaucoup disparaissent pendant le développement embryonnaire.

Nous naissons avec un nombre déterminé de neurones. De la naissance jusque vers 25 ans, les neurones grossissent, des dendrites poussent. Grâce aux aliments qui assurent l'approvisionnement en substances indispensables à l'élaboration de leurs structures. Toutes les acquisitions faites au cours de la vie tiennent non pas à l'augmentation numérique des neurones, mais à leur excitabilité, à la conductibilité et à l'extension de leurs prolongements, à l'augmentation et à la sélection des articulations synaptiques. L'absence de multiplication des neurones découle donc de leur organisation fonctionnelle. Un renouvellement cellulaire effacerait en effet les acquisitions inscrites en mémoire dans les cellules et dans les connexions intercellulaires.

Par exemple, il n'y a pas de renouvellement connu pour l'aire visuelle. Ce maintien de l'organisation du cerveau sur un temps long permet aux structures de rester en place, assurant leur utilisation éventuelle lors de stimulations ultérieures. Ainsi, la technologie a donné la formidable possibilité de « voir », modestement mais un peu, à une personne de 77 ans qui avait perdu la vue lors de la Seconde Guerre mondiale. À l'aide d'un œil électronique, constitué d'une caméra montée sur des verres de lunettes de soleil, qui envoie des images à un ordinateur porté à la ceinture, qui stimule des électrodes implantées dans l'aire corticale visuelle du cerveau.

Chez l'homme, après la naissance, des cellules neurales sont produites essentiellement dans deux régions seulement : l'hippocampe et le bulbe olfactif. Un point, c'est à peu près tout.

Sur les 1 400 grammes de poids du cerveau, la partie la plus noble, c'est-à-dire les neurones, ne représente qu'environ 250 grammes ; car il contient aussi des cellules gliales, des vaisseaux du milieu extracellulaire.

Le neurone possède un niveau métabolique élevé qui demande un apport constant d'oxygène (le comburant), de glucose (le carburant) et de divers nutriments. Or, les échanges entre neurones et microvaisseaux sanguins sont très importants ; ils mettent en jeu les cellules gliales, essentiellement les astrocytes. D'autant que la membrane du neurone (qui entoure le corps cellulaire et ses prolongements) constitue l'élément fondamental, le support, de la conduction de l'influx nerveux. Elle est constituée, pour partie mais obligatoirement, de graisses alimentaires. À l'intérieur du neurone sont retrouvés les organites classiques, mais leurs rôles y sont spécialisés : noyau avec son matériel génétique (la carte du destin ?), mitochondries pour fabriquer de l'énergie, peroxysomes, etc.

Les synapses, ou la communication neuronale

La meilleure façon d'inventer consiste le plus souvent à former une combinaison originale plutôt que de concevoir une proposition réellement inédite : l'homme et le singe se différencient notamment par le nombre de connexions entre les neurones, c'est-à-dire le nombre de synapses : l'innovation radicale, dans le cerveau humain, a été la multiplication de celles-ci. Les synapses (du grec *sunapsus*, qui signifie point de jonction) assurent le dialogue entre les neurones et la transmission de l'influx nerveux. Pour ce faire, l'extrémité des fibres nerveuses est constituée des arborisations terminales qui s'articulent avec d'autres neurones ou avec les récepteurs sensoriels des tissus. La synapse est la région de communication soit entre deux neurones, soit entre un neurone et une cellule motrice, musculaire par exemple, soit entre un neurone et une cellule sensorielle. Le corps cellulaire, sous la présidence du noyau, n'est en somme que la partie du neurone affectée à l'accomplissement des fonctions nourricières de maintenance. Mais c'est la synapse qui joue le rôle essentiel. Elle est la surface de contact, le point de transfert de l'information.

Sur chaque neurone, sur son corps cellulaire et sur ses prolongements, existent de 1 000 à 10 000 (et plus) synapses, où interviennent les substances chimiques nommées les neurotransmetteurs, car elles assurent la transmission de l'information. Certaines sont formées directement à partir de molécules trouvées dans l'alimentation. On a calculé qu'un neurone moteur du type de celui trouvé dans la moelle épinière possède probablement 10 000 contacts synaptiques sur sa surface dont 2 000 sur son corps cellulaire et 8 000 sur ses dendrites, ce qui signifie que 10 000 neurones intermédiaires peuvent solliciter un seul neurone moteur ! Ainsi, à chaque instant, les neurones envoient et reçoivent des milliers de signaux.

Si les 30 ou 100 milliards de neurones (selon les auteurs) de notre cerveau reçoivent chacun les informations de plusieurs dizaines de milliers de terminaisons synaptiques et en envoient autant à d'autres cellules parfois très éloignées, on peut estimer à plusieurs centaines de milliers de milliards les connexions ou synapses entre neurones. Et concevoir l'existence d'un nombre quasi infini de combinaisons possibles. La supériorité du cerveau tient à la richesse des connexions interneuronales développées et maintenues par l'apprentissage, l'expérience, l'instruction, la culture, plus qu'à l'étendue de certaines aires corticales ou au nombre des cellules de l'écorce cérébrale. Il n'y a pas de commune mesure entre le nombre des synapses dans l'écorce cérébrale de l'homme et dans celle des animaux.

Les synapses, dans leur majorité, seraient en fait des connexions interneuronales potentielles recrutées par l'apprentissage, qui sélectionneraient des circuits réellement fonctionnels en bloquant les synapses qui ouvrent sur d'autres chemins. Le nombre incroyablement élevé des connexions synaptiques anatomiques rend plausible la sélection, parmi celles-ci, d'un certain nombre d'entre elles qui resteront véritablement fonctionnelles. En effet, la densité des synapses dans le cerveau est telle (10^{12}, chiffre qui signe la présence de 10 millions de millions de synapses par cm^3 de cortex cérébral) qu'on peut théoriquement aller à l'intérieur du cerveau, de n'importe quel neurone à n'importe quel autre, en ne franchissant jamais plus de 6 synapses. Un trait remarquable du développement de l'encéphale de l'homme est qu'il se prolonge très longtemps après la naissance, permettant à la grande majorité des synapses du cortex cérébral de se former après la mise au monde de l'enfant. La poursuite, longtemps après la naissance, de la période de prolifération synaptique, permet une imprégnation progressive du tissu cérébral par l'environnement physique et social. À condition d'être correctement nourri ; et, bien évidemment, stimulé.

Apprendre, c'est stabiliser des combinaisons synaptiques pré-établies. C'est aussi éliminer les autres. Rappelez-vous qu'il est donc heureux que les neurones aient perdu le pouvoir de se diviser dès qu'ils deviennent fonctionnels, car les complications seraient sans nom s'il prenait à l'un d'entre eux, connecté à plusieurs milliers de ses voisins, le caprice de se diviser !

La synapse comprend deux éléments, pré-synaptique et post-synaptique ; ils sont séparés par une fente. L'élément pré-synaptique est caractérisé par un épaississement localisé de la membrane biologique cellulaire. Dans la substance cellulaire sous-jacente (dénommée cytoplasme), les vésicules pré-synaptiques contiennent les médiateurs chimiques et de la vitamine C. C'est pourquoi le cerveau est l'organe le plus riche en vitamine C, après la surrénale ; il n'y a donc pas à s'étonner qu'elle agisse sur le tonus. L'élément post-synaptique – ou membrane post-synaptique – est caractérisé par un épaississement habituellement plus marqué de la membrane cellulaire. Il y a plusieurs sortes de synapses correspondant à plusieurs types de fonctions :

les synapses activatrices ou inhibitrices, celles des terminaisons motrices ou sensitives.

Au niveau de la synapse, l'action chimique prend le relais de l'impulsion électrique. Pendant une fraction de millième de seconde, la concentration du neurotransmetteur dans la fente synaptique est très grande. C'est, en fait, l'inverse de l'effet hormonal : non pas un petit peu pendant longtemps, mais beaucoup pendant un temps très court.

On connaît bien maintenant de nombreuses substances naturelles (trouvées éventuellement dans les aliments) ou artificielles qui ressemblent à des médiateurs, et vont donc les remplacer. D'autres modifient leur sécrétion : elles les font s'accumuler (pour prolonger leur action) ou les faire disparaître prématurément (pour diminuer leurs effets). De telles substances ont une action sur le fonctionnement du cerveau, elles modulent notre état mental, la perception de nos sens. On les appelle substances psychotropes.

Les modalités fonctionnelles d'un circuit neuronal, et par conséquent celles du système nerveux, sont implicitement contenues dans la forme et la connectivité des neurones. Chaque neurone possède une spécificité propre qui tient à sa forme tridimensionnelle ainsi qu'au nombre et à la nature des connexions synaptiques qu'il contracte avec d'autres neurones et donc à sa localisation au sein du système nerveux. À cette spécificité morphologique et topographique, qui fait qu'aucun neurone ne peut être considéré comme exactement équivalent à son voisin sur le plan fonctionnel, s'ajoute une spécificité biochimique définie, entre autres, par la nature du neurotransmetteur libéré à ses extrémités. La neurochimie a permis de définir des circuits fonctionnels, en offrant la possibilité de visualiser les neuromédiateurs sur des coupes histologiques de cerveau. On peut, dès lors, imaginer une représentation de l'ensemble des voies du système nerveux central, en les repérant et en les regroupant selon le neuromédiateur spécifique. Les scientifiques en sont encore très loin. Ne serait-ce que parce qu'il y a encore sans doute quelques neuromédiateurs inconnus, et qu'un même neurone pourrait en élaborer plusieurs.

Parmi les neuromédiateurs, les uns sont des monoamines (comme la dopamine, la noradrénaline, la sérotonine, l'acétylcholine et l'histamine), les autres des acides aminés (comme l'acide gamma-aminobutyrique, l'acide glutamique, la glycine et la taurine). On leur adjoint une catégorie chimiquement très différente, celle des neuropeptides, courtes chaînes de plusieurs acides aminés.

Mort des neurones ?

> « Leur mort apparaît comme une inexplicable anorexie qui frappe un formidable appétit de vivre. »
>
> Jean-Marie Rouart. *Ils ont choisi la nuit.*

Ce n'est pas le temps qui passe, ce sont les neurones des hommes qui traversent le temps ; si nous sommes tous jeunes, certains le sont… depuis plus ou moins longtemps que d'autres, avec plus ou moins de succès pour les neurones.

À partir de 40 ans, 100 000 cellules nerveuses disparaissent chaque jour. Si cette terrible moyenne est respectée, le cerveau possède encore, vers 80 ans, 70 % de neurones vivants. Toutefois, leur perte dans certaines régions cérébrales peut atteindre 50 % ! Ainsi, l'écorce cérébrale, dans sa partie frontale et spécifiquement humaine, a perdu la moitié de ses neurones ; à un âge avancé, elle est donc la plus fragile, hélas ! Il est curieux de constater que les régions cérébrales sont inégalement résistantes au vieillissement : certaines conservent presque tous leurs neurones, d'autres en perdent beaucoup. Dans le cortex et dans l'hypothalamus, une région cérébrale qui possède les centres de la soif, de la faim, de la satiété, de la régulation thermique, la perte moyenne est de 10 %/an : la moitié des neurones sera donc perdue entre 35 et 95 ans !

À partir de ces observations, la perte quotidienne de neurones a été estimée, pour une vie de durée moyenne, au 1/5 du nombre total ; soit à environ 3 milliards de neurones perdus vers la centième année. En réalité, heureusement, nous n'utilisons pas toutes les possibilités des neurones dont nous sommes pourvus et, plus que le nombre de neurones, la richesse des connexions interneuronales est capitale. Le spectacle familier de la vie de la forêt permet une comparaison, une image. Au début, le nombre et la diversité des plantes sont très grands : buissons, ronces, fougères, arbustes, pins, hêtres, chênes ; tout pousse puis, au fur et à mesure que les arbres s'accroissent et se ramifient, les ronces, les buissons puis les fougères et même les pins se raréfient ; enfin s'imposent, seuls, les hêtres et les chênes : il y a moins d'éléments, mais ils sont plus gros et plus ramifiés. Le cerveau aurait-il ces propriétés bucoliques ? Ce n'est pas sûr, mais l'imaginer rend optimiste.

Cette perte de neurones, accompagnant le vieillissement « normal », ne se traduit pas toujours par une altération marquée des facultés supérieures. En réalité, tous les neurones ne travaillent pas de manière forcenée. Le cerveau prévoit, peut-être, une réserve qui n'est pas épuisée pendant la durée normale d'une vie. Mais les neurones qui n'ont pas été stimulés dans les premières années de la vie ne se différencient plus et dégénèrent. C'est probablement le cas, également, des neurones différenciés lorsque, plus tard, ils sont peu utilisés... Il faut solliciter le cerveau en permanence. Les neurones sont numériquement minoritaires dans le cerveau : ils sont accompagnés, entre autres, de cellules que l'on appelle gliales. Certaines d'entre elles – oligodendrocytes et cellules de Schwann – participent à la fonctionnalité des neurones en les entourant de gaine dite myéline. Qu'est-elle ?

Aller plus vite et éviter les courts-circuits : la myéline

Les prolongements qui se dégagent du corps cellulaire d'un neurone sont donc de deux sortes : un seul axone et plusieurs dendrites. Les axones sont entourés par les prolongements des oligodendrocytes dans le système nerveux central, et par ceux des cellules de Schwann dans le système nerveux périphérique (plus prosaïquement : les nerfs). Ils forment les gaines de myéline. Les fibres myéliniques se distinguent facilement par l'aspect blanc nacré de leur enveloppe, faite d'une substance réfringente spéciale, la myéline. Visible en microscopie optique, elle apparaît en microscopie électronique constituée par un enroulement lamellaire concentrique régulier de la membrane plasmique des cellules formatrices de myéline. L'épaisseur de la gaine de myéline dépend de la grosseur de l'axone. Cette myéline remplit, en prime, de multiples fonctions. Elle sert d'isolant électrique : son absence, sa destruction provoquent de véritables courts-circuits. Par ailleurs, sans elle, pour bénéficier des mêmes performances, notre cerveau devrait avoir un volume de plusieurs m^3, car la vitesse de conduction est proportionnelle au diamètre de l'axone. En l'absence de myéline, il faudrait les grossir démesurément pour qu'ils conduisent aussi vite…

Cette gaine de myéline est formée de segments, longs de 1 à 2 mm, séparés par des étranglements, les nœuds de Ranvier, qui sont les seuls points de contact entre la fibre et le milieu extérieur conducteur. Les courants engendrés par un nœud de Ranvier atteignent le suivant et l'excitent directement, sans avoir besoin d'être relayés par les segments intermédiaires : c'est cette conduction saltatoire qui augmente la vitesse de transmission jusqu'à 100 m par seconde, soit environ 400 km/h ! Mais c'est près de 3 millions de fois moins rapide que la vitesse de la conduction électrique, dans les ordinateurs par exemple !

La composition chimique de la myéline (formée à 75 % de graisses, dont certaines sont obligatoirement d'origine alimentaire) explique sa vulnérabilité dans les maladies comportant un trouble du métabolisme des graisses. La sous-alimentation perturbe la structure cérébrale en réduisant la quantité de myéline. Cette membrane est aussi détruite lors de certains processus pathologiques redoutables tels que la sclérose en plaques.

Les cellules gliales, solidaires et serviables

Leur nom vient du grec *glios* qui signifie glu, colle. Car les premiers observateurs ont pensé qu'elles assuraient le rôle d'étai dans l'architecture tridimensionnelle des neurones, ainsi que de bouche-trou. Les cellules gliales se rassemblent autour des neurones qu'elles séparent, et autour des axones qu'elles isolent, dans le sens géographique et électrique du mot. Leur nombre est estimé à plusieurs centaines de milliards, 8 à 10 fois plus que de neurones. Plus la complexité du système nerveux augmente, plus les cellules gliales se diversifient et se développent, comme le montre l'étude comparative de diverses espèces. N'est-il pas étonnant de savoir que le génial Albert Einstein ne possédait pas de neurones surnuméraires mais que son cerveau contenait une population de cellules gliales très augmentée ? Cela a été vérifié à l'autopsie !

Sur les neurones, le signal d'information est transmis de manière électrique avec l'aide du support glial. Car la glie joue plusieurs rôles. Évidemment celui de soutien physique, véritable charpente du système nerveux car le cerveau ne contient pas de collagène pour assurer son intégrité tridimensionnelle, contrairement à la peau, par exemple. Mais elle contribue aussi activement à la nutrition et au maintien de l'équilibre ionique et de l'homéostasie de la substance cérébrale, elle contrôle le nombre des synapses. Ces cellules gliales sont divisées en trois familles : astrocytes, oligodendrocytes et microglies.

Les astrocytes sont répartis d'une manière assez homogène dans tout le système nerveux central. Comme leur nom l'indique, leur forme est étoilée. Certains ont des prolongements courts et très ramifiés, on les rencontre surtout dans la substance grise ; d'autres ont des prolongements moins nombreux, plus longs, plus fins et moins ramifiés, ils sont surtout présents dans la substance blanche. Le microscope électronique a permis de découvrir que la surface de l'astrocyte est hérissée de nombreux diverticules, sur son corps cellulaire et sur ses prolongements. Sa surface est ainsi considérablement agrandie, il est probablement la cellule dont le rapport entre la surface et le volume est le plus grand. Ces cellules participent directement à la vie des neurones, en produisant des facteurs de croissance nécessaires à leurs fonctions et à leur vie.

Ces astrocytes entourent complètement les artères intracérébrales et les microvaisseaux sanguins cérébraux. Ils constituent une enveloppe gliale continue qui sépare les neurones des cellules constitutives des microvaisseaux (dénommées cellules endothéliales).

Mais les astrocytes participent aussi à la transmission synaptique. En effet, ils entourent les surfaces réceptrices des neurones et obstruent les ouvertures latérales des fentes synaptiques. L'isolement des zones réceptrices assure la sélectivité de la transmission nerveuse, il empêche la diffusion à d'autres surfaces neuronales non concernées, évitant, en d'autres termes, les courts-circuits. Ils séquestrent ces structures hyper-spécialisées.

Enfin, ces astrocytes recèlent la minuscule réserve d'énergie du cerveau, sous forme de glycogène, de quoi tenir seulement quelques dizaines de secondes.

Les oligodendrocytes, deuxième type de cellules gliales, sont surtout nombreux dans la substance blanche. Ce sont de petites cellules arrondies dont les prolongements sont fins, courts et peu nombreux, d'où leur nom. Ils sont groupés en satellites autour des neurones, surtout le long de leurs axones. Leur rôle essentiel est la fabrication des gaines de myéline du système nerveux central ; il y a donc une analogie entre elles et les cellules de Schwann qui entourent les fibres dans le système nerveux périphérique.

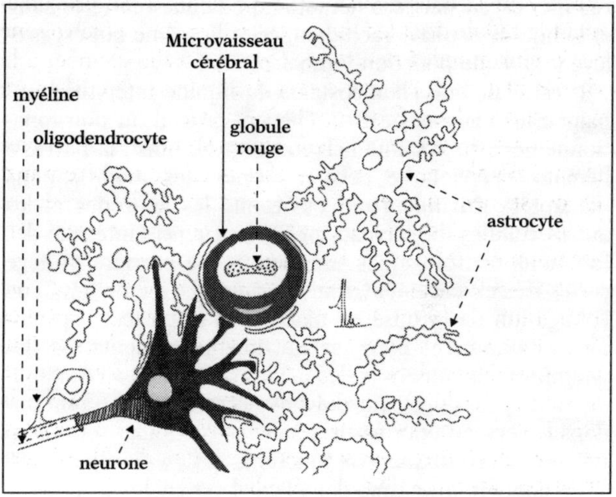

La barrière entre le sang et le cerveau : les protagonistes

Une forteresse protégée

« Il me parle de son neveu qui a un cerveau indigent, soit que le nombre de ses neurones soit restreint, soit qu'ils soient mal irrigués. »

Maurice BARRÈS. *Mes cahiers*.

« Après avoir parcouru les artères, il s'insinuait maintenant dans les vaisseaux, chatouillait les terminaisons nerveuses et commençait à bousculer les neurones. »

Alain PAGE. *Tchao Pantin*.

Le cerveau est protégé par une fonction exceptionnelle et complexe dénommée barrière hémato-encéphalique (retrouvée dans les livres sous le sigle de BHE) ; elle se situe au triple niveau physique, biochimique et physiologique. Une autre barrière, de surface considérablement plus réduite, est la barrière hémato-liquidienne (entre le sang et le liquide céphalo-rachidien, celui-là même qui est prélevé lors d'une ponction lombaire).

Il est clair que l'homéostasie du liquide interstitiel qui baigne les neurones est un élément crucial du bon fonctionnement du système nerveux central. Ainsi, la barrière hémato-encéphalique permet d'éviter les modifications inadaptées du milieu qui environne les neurones et les autres cellules du cerveau, préservant ainsi l'intégrité des fonctions neurologiques supérieures. La barrière protège certes très efficacement, mais sa présence même implique l'obligation de la mise en place de transporteurs spécifiques, notamment pour les nutriments alimentaires (les vitamines, les minéraux, les acides gras et les acides aminés indispensables) qui doivent nécessairement pénétrer dans le cerveau pour assurer sa construction et son maintien, et par conséquent sa fonction.

Le contenu du crâne, dans lequel est enclos le système nerveux central, peut être considéré schématiquement comme constitué de trois compartiments : un compartiment sanguin, un compartiment liquidien et un compartiment parenchymateux (c'est-à-dire formé par le tissu cérébral lui-même).

Le compartiment sanguin est composé principalement du secteur des vaisseaux sanguins et des microvaisseaux cérébraux, au niveau desquels s'effectue la majorité des transferts. Sa surface d'échange est considérable : 50 m^2.

Le compartiment liquidien correspond au liquide céphalo-rachidien qui occupe deux secteurs distincts mais intercommunicants : le secteur ventriculaire et le secteur lepto-méningé ou sous-arachnoïdien.

Le compartiment parenchymateux, qui est le tissu nerveux proprement dit, est également subdivisé en deux secteurs. L'un est cellulaire, constitué par les neurones et les cellules gliales, l'autre est l'espace extracellulaire correspondant au liquide extracellulaire distribué entre toutes les cellules du cerveau.

Les microvaisseaux du système nerveux (dénommés aussi capillaires cérébraux) présentent des particularités adaptées à des fonctions spécifiques. En effet, leurs cellules (dénommées endothéliales) ne jouent pas simplement les rôles classiques dévolus à ces types cellulaires : maintenir la circulation sanguine et sa fluidité, réguler le tonus vasculaire, moduler l'adhésion et la « trans-migration » des leucocytes (globules blancs) et des plaquettes. Ils diffèrent des microvaisseaux des autres organes par au moins six particularités fondamentales.

La première résulte de la présence de jonctions intercellulaires serrées (accolées les unes aux autres par des jonctions étanches, elles interdisent les passages péricellulaires). Les capillaires cérébraux présentent donc la particularité d'être continus et par conséquent non fenêtrés ; leur « porosité » est donc faible, contrairement à ce qui se passe dans pratiquement tous les autres organes. La deuxième particularité découle de l'absence de fenestrations (il n'y a donc pas d'orifices pour pénétrer), la troisième est due à une pauvreté en vésicules de pinocytose (pas de passage de structures complexes par invagination de la membrane cellulaire qui entraîne son contenu, formé du milieu extracellulaire et de son contenu).

La quatrième s'explique par la présence de nombreuses mitochondries manifestant une activité métabolique intense : elles dégradent toutes les molécules qui ne doivent pas passer dans le cerveau. Avec une vision finaliste des choses, cela est heureux : en effet, certaines substances présentes dans l'alimentation sont d'authentiques neuromédiateurs ; s'il advenait qu'elles se retrouvent sans régulations dans le milieu cérébral, leur présence induirait de véritables courts-circuits.

La cinquième se manifeste par une résistance électrique très élevée. Ce qui restreint considérablement le passage des ions et des petites molécules hydrophiles, évitant les entrées et sorties intempestives de courants électriques. La sixième particularité met en jeu une remarquable pompe d'efflux, particulièrement active, rejetant vers le sang nombre de composés plus ou moins indésirables.

D'une manière générale, certaines substances nutritionnelles exercent un effet direct sur la structure et la fonction des cellules endothéliales : les acides gras oméga-3 (des graisses indispensables, que nous allons revoir longuement), les folates, les antioxydants (en particulier les vitamines C et E), l'arginine (un acide aminé particulier).

Incidemment, les hormones, quelles que soient leurs natures, doivent traverser cette barrière hémato-encéphalique pour exercer leurs actions dans le cerveau. Mais il existe des régions sans barrière, permettant des passages (sorte d'effraction) privilégiés, qui peuvent s'accompagner d'une diffusion éventuelle dans l'ensemble du cerveau. Elles constituent donc des zones qui permettent le passage de polypeptides, en particulier des hormones hypothalamiques, capables de quitter tranquillement le cerveau sans nécessiter des ruptures de la barrière hémato-encéphalique.

• Le transport des maillons de protéines

Le cerveau a besoin d'un apport continu en acides aminés (les maillons constitutifs des protéines) pour assurer la synthèse des protéines, des peptides, et de nombre de neuromédiateurs. Le transport des acides aminés à travers les capillaires cérébraux est totalement indépendant de celui des sucres ou des acides gras.

Il existe quatre systèmes de transport des acides aminés dans la membrane de la cellule endothéliale qui fait face à la circulation du sang. (Un premier transporte les grands acides aminés neutres, un deuxième les acides aminés basiques, le troisième les acides aminés acides, et, enfin, le quatrième transporte des petits acides aminés neutres.) Mais des phénomènes de compétition se produisent. La notion d'équilibre judicieux est primordiale : si un acide aminé se trouve en excès, il empêchera les autres de passer, en encombrant les transporteurs. Une carence peut donc apparaître pour deux raisons : le manque de l'intéressé ou le trop-plein d'un concurrent.

Dans certaines pathologies, par exemple dans la phénylcétonurie, une diminution de la synthèse protéique est possible. Dans cette redoutable maladie héréditaire, la phénylalanine n'est pas dégradée. Elle s'accumule, exerçant de ce fait des effets toxiques, et empêche les autres acides aminés de passer. Elle provoque, entre autres, une arriération mentale importante mais peut être évitée par des règles diététiques très strictes au début de la vie.

À l'opposé, l'autre utilisation des acides aminés, qui est la synthèse de neurotransmetteurs, est aussi sous la dépendance de ces phénomènes de compétition. Par exemple, la synthèse de l'un de ceux-ci, la sérotonine, dépend des quantités relatives dans le plasma sanguin de tryptophane et d'acides aminés compétiteurs (tyrosine, phénylalanine, leucine, isoleucine, valine). Ce phénomène de rivalité peut moduler l'effet de certains médicaments, qui utilisent les transporteurs des acides aminés pour pénétrer dans le cerveau.

Ces concurrences jouent aussi vraisemblablement un rôle dans l'effet reconnu du régime alimentaire sur la synthèse de la sérotonine. Un repas riche en glucides entraîne une augmentation de la sécrétion d'insuline, qui cause une réduction de la concentration plasmatique en acides aminés. De ce fait, le transport sang-cerveau de tryptophane augmente ainsi que la concentration cérébrale de tryptophane, expliquant, peut-être, le besoin de sieste après un gros repas... car la sérotonine est le neuromédiateur du sommeil. En revanche, après un repas riche en protéines, non seulement le tryptophane plasmatique s'élève, mais aussi celui des acides aminés rivaux. Comme l'augmentation relative de ces différents acides aminés est la même, il ne se produit pas d'accroissement de la concentration cérébrale en tryptophane : donc pas d'effet sur le sommeil.

Le cerveau de nos grands ancêtres

Sur le plan de la nutrition, nous sommes tous des Cro-Magnon, sans exception ! Du point de vue génétique, compte tenu de la sélection naturelle millénaire, nous avons la biologie de grands chasseurs soumis à une alimentation de producteur sédentaire ; l'homme a passé 99,9 %

de son histoire et de son évolution au régime alimentaire préhistorique. Le patrimoine génétique n'a pratiquement pas varié depuis 40 000 ans, faute de temps et de raisons. Nos gènes, et les mécanismes biologiques qu'ils gouvernent, sont donc toujours les mêmes ; les aliments que notre corps sait utiliser sont par conséquent identiques... Entre Cro-Magnon et nous, quelques dizaines de milliers d'années se sont écoulées, la nourriture a un peu évolué, mais le patrimoine génétique est resté le même ; il convient donc de veiller à ce que notre alimentation ne devienne pas trop différente de celle pour laquelle notre corps a été programmé. En réalité, nous ne sommes pas préparés à toutes les « modes » alimentaires, notre matériel génétique est adapté à une alimentation « traditionnelle ».

Les fameuses maladies dites de civilisation, pathologies cardio-vasculaires, cancer, hypertension, diabète et obésité sont apparues chez nous récemment. Elles explosent littéralement chez les populations actuelles de chasseurs-cueilleurs qui sont soumis depuis peu à notre « régime » (dans le sens politique carcéral) alimentaire : dans certaines îles du Pacifique, le diabète touche 40 % de la population, alors qu'il était inexistant il y a quelques décennies !

Il est probable que l'*Homo sapiens sapiens*, dès qu'il est apparu, avait déjà la totalité des potentialités intellectuelles de l'homme moderne, ses aliments lui étaient adaptés, ils étaient déjà le fruit d'une sélection multimillénaire ; ces aliments, ce sont les nôtres.

Pour lui-même, l'homme a modifié les règles du jeu de la nature : il n'y a plus de sélection naturelle ; la sélection culturelle et sociale, qui l'a remplacée, ne peut pas prendre en compte des modifications alimentaires pour en faire profiter quelques-uns. Les favorisés sont ceux qui mangent comme nos ancêtres, c'est-à-dire varié et sans ostracisme. Toute exclusion stricte d'aliments est le fait de sectes, dont les dirigeants utilisent la carence alimentaire pour mieux asservir leurs sujets.

Les membranes des neurones : identité et échange

La membrane définit la frontière et la physiologie de la cellule. Elle est le support de son identité, elle détermine ou négocie ses relations avec ses congénères, voisines amies ou ennemies. Elle est aussi l'organe de tous les « sens » de la cellule : sa bouche, son nez, sa main, son oreille.

Les cellules différencient des formes et des structures selon leur environnement et leurs fonctions. Elles peuvent présenter une organisation extrêmement complexe. Dans l'organisme humain, où les spécialisations cellulaires sont très poussées, il existe plus de 200 types différents de cellules. Certains sont permanents, leur population maximale est établie à la naissance et a perdu la capacité de se multiplier : la cellule détruite est alors irrémédiablement perdue. C'est le cas des neurones et des cellules musculaires. D'où, incidemment, le danger de certains régimes amaigrissants qui tuent des cellules musculaires : le trou est rebouché, à la fin de la restriction, par... de la graisse ! D'autres cellules différenciées, comme celles du foie, dénommées hépatocytes, ont une durée de vie très longue, mais conservent toutefois la capacité de se reproduire par division. Enfin, il existe des cellules dont la durée de vie est brève. Elles sont produites et renouvelées à partir de cellules-souches indifférenciées durant toute la vie de l'individu. C'est le cas des spermatozoïdes, des cellules épithéliales (de la peau par exemple) ou encore des cellules sanguines. Ainsi, chaque seconde, 2 millions de globules rouges sont détruits et remplacés dans le corps humain. Au total, ce sont environ 100 millions de milliards de divisions cellulaires qui se produisent au sein de l'organisme au cours d'une vie humaine. Mais aucune division pour les neurones... Le neurone, nec plus ultra, ne se reproduit pas. Et pourtant il est le patron de notre corps, une société de cellules qui communiquent entre elles par des nerfs et des hormones, un système immunitaire et des nutriments.

Dans l'espèce humaine, parmi les plus petites cellules figurent les petits leucocytes, globules blancs du sang dont le diamètre est voisin de 5 µm. Parmi les plus grandes, on peut citer les ovules, cellules sexuelles féminines qui ont un diamètre de 100 à 140 µm, et les neurones, dont le prolongement dénommé axone peut atteindre une longueur de plusieurs dizaines de centimètres.

Tous les éléments d'une cellule, ses organites, sont composés – du moins en partie – de membranes biologiques. La surface cellulaire est limitée par une membrane bien différenciée. Celle-ci est intégrée à l'ensemble fonctionnel de la machinerie active vivante et dynamique de la cellule. Elle joue en particulier un rôle primordial dans les échanges de matériel et d'informations entre la cellule et le milieu extérieur et dans les relations intercellulaires au sein d'un organisme. Les membranes, en isolant la cellule du milieu environnant, ont pour fonction essentielle de contrôler les échanges de substances : la perméabilité sélective est une de leurs propriétés physiologiques fondamentales. Elles sont à la fois pompe aspirante et barrière de défense. Elles peuvent se comporter de façon passive, laissant passer certaines molécules et retenant d'autres substances. Mais elles jouent aussi un rôle actif, accélérant le transport de molécules particulières ou favorisant le déplacement de certaines autres.

Une membrane biologique fonctionne aussi comme séparateur de compartiments différents à l'intérieur de la cellule, pour dissocier sur le plan métabolique les diverses activités biochimiques de la cellule. Cette sectorisation de la masse cellulaire est souvent évolutive avec le temps : plasticité, extension et invagination, coalescence et fusion sont des propriétés communes à toutes les membranes biologiques, y compris pour celles des neurones. Les membranes de compartimentation augmentent l'efficacité de la cellule et facilitent certainement la division du travail métabolique en leur sein. Elles individualisent aussi d'innombrables secteurs dans la masse cellulaire, cloisonnant la cellule en de multiples petits volumes, dans lesquels les accumulations des diverses molécules peuvent être assez élevées, alors que ces concentrations seraient très basses si la substance cellulaire (un milieu dénommé cytoplasme) n'était pas re-cloisonnée. Dans chaque compartiment peuvent se dérouler des réactions enzymatiques particulières et spécifiques. Les très nombreuses activités biochimiques de la cellule sont ainsi favorisées, rendues plus efficaces, plus ordonnées. Par exemple, les gènes s'expriment dans le noyau. Dans les mitochondries, les réactions produisent l'ATP, la « monnaie énergétique » de la cellule ; dans les lysosomes et les peroxysomes, site de destruction des déchets, se dégrade tout élément intrus pénétrant dans la cellule, ainsi que les résidus qui s'y trouvent.

Cerveau, une construction de membranes biologiques : on pense avec le gras !

Le cerveau est constitué d'un fantastique assemblage de membranes, il se caractérise par une concentration exceptionnelle en lipides (strict synonyme du mot « graisses »), qui le situe juste après celle des masses adipeuses.

Ceci résulte du fait que toute membrane biologique est formée de graisses. Par conséquent, n'importe quel aliment brut, végétal ou animal, ne peut absolument pas être 0 % de matière grasse, car il contient obligatoirement des membranes biologiques. Les 3 % de graisses du jambon ou du steak sont principalement constitués de membranes, formées de lipides à forte valeur nutritionnelle ; avec ses 15 % de matières grasses, l'entrecôte contient la même quantité de membranes, mais beaucoup de graisses de réserve. Évidemment, les cellules du grain de blé ou de riz sont des sortes de bulles gonflées d'amidon ; la quantité de graisse y est donc faible. La cellule qui fait la cellulite, l'adipocyte, est elle aussi gonflée, mais de graisses.

De nombreux chercheurs et techniciens, dans des centaines de laboratoires, sont tout particulièrement préoccupés par les récepteurs présents sur les membranes, récepteurs qui sont de véritables serrures pour entrer dans les cellules (la clef étant alors une substance chimique naturelle ou un médicament). Malheureusement, beaucoup moins nombreux sont ceux qui se préoccupent de la porte elle-même ou du mur sur laquelle elle est fixée, c'est-à-dire la membrane. Or, un bon pêne ne se justifie que sur une porte solide ! Dans le cerveau, certains de ces récepteurs contrôlent notre « humeur » ; les soigner peut donc s'apparenter à poser un cautère sur une jambe de bois, si la membrane est délabrée, par malnutrition par exemple. Malheureusement, certains pharmacologues sectaires prétendument neurophysiologistes s'ingénient à ne pas vouloir le comprendre.

• Une architecture de lipides et de protéines

Une membrane biologique est un véritable film d'huile. En effet, l'ensemble des molécules la formant est un agrégat de lipides et de protéines. Ces molécules sont toujours placées de telle sorte qu'une zone lipidique centrale, formant le cœur de la membrane, soit entourée de part et d'autre par des régions plus hydrophiles au contact des fluides aqueux présents à l'intérieur et à l'extérieur de la cellule. La stabilité des membranes est assurée par le très grand nombre de liaisons de faible énergie existant entre les milliards de molécules lipidiques qui se pressent l'une contre l'autre dans le plan de la membrane. Il faut environ 20 milliards de molécules de lipides pour couvrir la surface d'une cellule de taille très moyenne, quoique ce chiffre varie énormément selon son type. Par contre, la superposition de deux molécules bout à bout suffit pour donner son épaisseur à la membrane cellulaire ! Cette extraordinaire finesse est associée à une formidable solidité : le long prolongement du neurone, l'axone, peut s'étirer sur plusieurs dizaines de centimètres. À une autre échelle, il s'agirait d'une feuille de papier de plusieurs kilomètres, qui ne casserait pas, malgré des contraintes provoquées par le passage d'une voiture qui roulerait dessus !

L'analyse chimique des membranes biologiques montre que, globalement, celles-ci sont formées de protéines et de lipides en proportions sensiblement égales ; mais les variations peuvent être très importantes selon les types de cellules vivantes. Les protéines sont en quelque sorte des icebergs flottant dans une mer « lipidienne », la membrane. Les sucres complexes, associés aux protéines ou bien aux lipides, n'en représentent en général qu'une faible part.

La membrane du neurone peut renfermer plus de 400 types moléculaires différents de phospholipides, molécules lipidiques complexes contenant du phosphore : elles nous font, réellement, phosphorer ! Ces molécules diffusent latéralement, c'est-à-dire dans le plan de la surface de la membrane, avec une vitesse probablement impressionnante. En effet, on sait qu'une molécule de phospholipide peut faire le tour complet d'une bactérie d'environ 1 µm de long, comme le colibacille, en 3 secondes !

Les phospholipides se caractérisent par l'existence d'acides gras à longues chaînes, ayant de 14 à 24 atomes de carbone, dont plus d'un tiers dérivent des acides gras poly-insaturés essentiels et donc obligatoirement alimentaires, les acides linoléique et alpha-linolénique. Il n'y a pas si longtemps, avant d'être chimiquement définis, ils s'appelaient globalement vitamine F. Une membrane insaturée sera souple, fluide, flexible, dynamique ; une membrane saturée sera rigide, peu active. L'alimentation, et plus particulièrement certains acides gras essentiels, contrôlent la qualité des membranes cérébrales. Et donc leurs fonctions.

Outre les phospholipides, qui représentent 50 à 60 % des constituants lipidiques des membranes, on trouve aussi du cholestérol (1/5 des lipides) et divers autres types moléculaires.

Les membranes biologiques sont asymétriques, leurs deux faces ne sont pas semblables et ne présentent donc pas les mêmes propriétés. Cette inégale répartition concerne aussi bien la distribution des lipides dans chacune des deux couches que la répartition des protéines faisant saillie sur l'une ou l'autre face. En particulier, les sucres associés aux lipides (formant des glycolipides) ou aux protéines (formant des glycoprotéines) tapissent toujours une seule des deux faces de la membrane, celle qui est au contact direct du milieu extracellulaire ; ils assurent, entre autres, l'identité des familles de cellules. C'est leur « empreinte digitale ». Un exemple : ils définissent les groupes sanguins.

La membrane de toute cellule vivante constitue un générateur électrique miniature, dont le pôle négatif est la face interne de la membrane. De part et d'autre de cette frontière physique de la cellule, il existe en permanence une différence de potentiel électrique de l'ordre de 70 mV. Ce phénomène peut paraître faible, mais rapporté à l'épaisseur de la membrane (un millionième de cm), il correspond à 70 000 V pour 1 cm, ce qui est considérable ! Ce potentiel repos est créé par la répartition inégale d'ions minéraux, c'est-à-dire des particules électriquement chargées, soit positives, soit négatives, de part et d'autre de la membrane. En particulier, la concentration d'ions sodium dans le liquide intérieur de la cellule est 10 fois plus faible que dans le milieu extracellulaire ; à l'inverse, le potassium est 30 fois plus concentré à l'intérieur de la cellule qu'à l'extérieur.

Le cerveau contrôle la prise alimentaire

> « La nature humaine a pour ressort le plaisir et le déplaisir, qui sont destinés à la porter vers le bien et à l'éloigner du mal. »
>
> Saint THOMAS.

S'alimenter remplit deux fonctions principales, qui sont contrôlées par le cerveau : le maintien de l'équilibre énergétique et les relations avec l'environnement. La conservation et le développement de la vie impliquent la satisfaction de besoins énergétiques, matériels, affectifs et moraux. Ce sont les nutriments qui fournissent un apport constant d'énergie et de matière à la cellule vivante et donc aux neurones.

Les signaux qui déclenchent ou accompagnent la prise alimentaire (la sensation de faim) et ceux qui la terminent (la sensation de satiété) sont d'abord déterminés par les sous-produits formés lors de l'utilisation biochimique des multiples substances, y compris celles d'origine alimentaire ; processus que l'on nomme métabolique. Leur nombre n'a d'égal que leur imprécision. Chaque « chapelle », chaque « écurie » de biochimistes prétend que son poulain contrôle les autres. Plusieurs types de stimuli métaboliques ont été ainsi promus.

On a longtemps pensé que le signal d'alarme était un faible taux de sucre dans le sang. En réalité, le stimulus est plutôt lié au degré d'utilisation du glucose, mesuré par sa différence de concentration entre les artères et les veines. Lorsque cette différence est forte, la faim apparaît. Il existe ainsi des récepteurs glucidiques au niveau du foie et du cerveau, plus précisément dans l'hypothalamus. Il semble également que la faim et la satiété soient déclenchées par un mécanisme lié aux lipides, très complexe et particulièrement subtil. En effet, on sait maintenant que la dégradation des lipides, des graisses, ainsi que l'élévation de la concentration des acides gras libres plasmatiques réduisent la prise alimentaire. En revanche, le jeûne, avec sensation de faim intense, s'accompagne aussi d'une destruction de lipides (lipolyse) accrue. Les contrôleurs sont aussi les acides aminés, car les protéines ont un pouvoir rassasiant particulièrement élevé. Bien plus, un seul acide aminé, la sérotonine, constitue l'un des neuromédiateurs de la satiété.

Les sensations gastriques ont toujours été populaires. Le rôle de l'impression de vacuité ou de plénitude gastrique est maintenant considéré comme accessoire, bien que le fameux « creux à l'estomac » ait la vie dure, voire la dent longue ! L'intestin alerte, lui aussi, l'organisme (et donc le cerveau) à l'aide de récepteurs à diverses molécules chimiques (appelés chémorécepteurs intestinaux) qui sont sensibles aux concentrations en acides aminés ou en glucides. Les récepteurs gastriques et intestinaux participent sûrement au contrôle du volume des repas, en informant les centres cérébraux sur la quantité et la nature des aliments ingérés.

Une structure très particulière du cerveau, l'hypothalamus, joue un rôle dans la faim et la satiété. Mais de nombreuses régions cérébrales contribuent également au contrôle et à la régulation de ces centres (la plus importante est limbique). Elle met la prise alimentaire en connexion avec les autres influences comportementales, la sexualité, mais aussi la mémoire, l'apprentissage. Enfin, le comportement alimentaire peut être modulé par des neurotransmetteurs regroupés sous le terme générique de catécholamines. Ils ont une influence sur la faim et certains stimulent la prise alimentaire, tandis que d'autres l'inhibent. La sérotonine serait active sur les centres de la satiété. Des neuropeptides (les enképhalines) ont probablement aussi un effet, qui n'est pas encore parfaitement élucidé.

Certaines substances pharmacologiques ont été très utilisées pour leur action anorexigène, c'est-à-dire coupe-faim, de même qu'un grand nombre de dérivés d'amphétamines qui donnent une sensation euphorique. Mais leur emploi n'est pas sans danger, puisqu'elles risquent de produire des effets secondaires désagréables, quand elles ne sont pas véritablement dangereuses !

• La nature humaine

Avec la petite madeleine de Proust : les huîtres, la soupe aux choux et bien évidemment le pain :

> « L'Océan me fait rêver huîtres et la dernière fois que j'ai passé les Alpes, un certain gigot de chamois que j'avais mangé quatre ans auparavant, au Simplon, me donnait des hallucinations. »
>
> Gustave FLAUBERT. *Correspondance.*

> « Léontine avait fait préparer une soupe aux choux, une soupe aux choux dont je sens encore le fumet. »
>
> GONCOURT. *Journal.*

« Je pense doucement, doucement au parfum du pain qu'on apportait à midi, au parfum du fromage de campagne à quatre heures, à "la cerise" de ma grand'mère, à toutes les saines odeurs des placards, des armoires et du jardin. Un autre pays qui est celui de mes rêves, où je passe toujours. »

ALAIN-FOURNIER. *Correspondance*.

« C'étaient les odeurs de pain chaud qui sortaient en nappes d'une boutique ouverte ; l'odeur pâteuse et lourde, qui entrait dans la tête, et réveillait des souvenirs anciens. »

Jean-Marie Le CLÉZIO. *Le Déluge*.

« Il respirait l'odeur du pain tiède, et les souvenirs mis à nu se doublaient d'amertume. »

Yann QUEFFÉLEC. *Les Noces barbares*.

« Mais on communie avec l'enfance ensevelie au moyen de saveurs – qui est qui, lorsqu'en même temps on savoure la même chose, cette friture à la piémontaise de viandes et de légumes accompagnés de flans de semoule à l'orange et au chocolat ? »

Hector BIANCIOTTI.
Comme la trace d'un oiseau dans l'air.

Pour l'enfant, « manger » est le mot le plus important après « papa » et « maman ». Il détermine toute sa vie, au point que chacun finit par devenir ce qu'il mange, dans une certaine mesure. Bien que l'alimentation réponde d'abord à la nécessité physiologique de maintenir l'équilibre énergétique et structural de l'organisme, nous mangeons également par besoin de satisfaire nos désirs, comme on comble une passion amoureuse. Manger plus que le nécessaire, trouver dans l'aliment ou la boisson le plaisir, la consolation, l'oubli, l'évasion ou la communication avec l'autre, ou au contraire refuser de s'alimenter pour protester contre une injustice, tous ces comportements sont des motivations affectives, psychosensorielles et symboliques. Irrationnelles, elles n'en sont pas moins adaptées et ciblées. Elles contribuent à la recherche et à l'affirmation d'un soi fragile.

Mais à son tour, le comportement alimentaire dépend de facteurs physiologiques et psychologiques dont la finalité est d'assurer la couverture des besoins de l'organisme grâce à une ration alimentaire équilibrée. Cette notion s'est d'ailleurs développée en même temps que le degré de civilisation. L'homme primitif n'avait que les produits de sa chasse, de sa pêche et de sa cueillette pour survivre avec plus ou moins de fortune. Par la suite, il a cultivé, sélectionné, élevé et promu des aliments plus abondants et plus variés, il a créé une cuisine et des plats plus attrayants, aux goûts plus subtils. La faim, l'appétit et la gastronomie : trois étapes qui distinguent l'homme de l'animal, parce qu'il a un cerveau... La vie est un équilibre entretenu.

Mais, en pratique, qu'en est-il des aliments qui construisent le cerveau ?

Exemples d'aliments pour construire le cerveau : les neurones rupins

> « Comment bien manger sans réellement se nourrir ? telle pourrait être la question à laquelle cherche à répondre la gastronomie. Avoir faim n'est pas toujours un état favorable à l'appréciation des mets, puisque tous paraissent alors délicieux. Inversement, la satiété, la semi-réplétion permanente dans laquelle vit l'homme des contrées prospères, si elles le rendent sensible aux exploits des chefs, limitent l'étendue et la fréquence de l'usage qu'il peut faire de leurs talents et des legs de la tradition. »
>
> Jean-François REVEL. *Un festin de paroles*.

La physiologie de base et les mécanismes biochimiques fondamentaux sont globalement identiques dans toutes les cellules de notre corps. Mais les spécialisations fonctionnelles des différentes cellules – en particulier des neurones – leur font exprimer des potentialités particulières, ce qui implique des besoins spécifiques en certains nutriments. Les neurones et les autres cellules du cerveau n'échappent pas à la règle : certaines carences alimentaires peuvent altérer le fonctionnement cérébral.

Le cerveau exige de l'énergie, en permanence et sans à-coups, jour et nuit. C'est-à-dire du carburant (100 mg/minute de glucose, qui est un sucre particulier) et du comburant (l'oxygène). Au repos, il capte à lui seul 20 % de l'énergie alimentaire consommée et 20 % de l'oxygène respiré. Chez les enfants, ce chiffre est encore plus élevé, il atteint même 60 % chez les nourrissons ! Or, chez un adulte, ce cerveau ne représente que 2 % du poids du corps. Il consomme donc, proportionnellement, 10 fois plus d'énergie que les autres organes ! Il est logique que son efficacité dépende de la qualité (et de la quantité) de l'énergie alimentaire absorbée !

Le cerveau est le fruit d'une extraordinaire construction de cellules. Pour travailler, cette énigmatique machinerie exige le concours d'enzymes et de protéines qui remplissent des missions particulières. Elles sont constituées d'acides aminés, dérivés des protéines alimentaires. À leur tour, pour agir, enzymes et protéines ont absolument besoin de vitamines et de minéraux. Les agents de transmission entre les neurones sont des substances formées, notamment pour certaines, d'acides aminés indispensables puisés dans les protéines alimentaires.

L'affirmation suivante n'est pas une provocation : non seulement il existe de bonnes graisses, mais certaines sont indispensables ; sans elles, la vie est impossible ! On les a d'ailleurs longtemps appelées vitamine F ; on sait aujourd'hui qu'il s'agit de graisses dénommées « acides gras poly-insaturés ». Car les membranes cellulaires, y compris celles des neurones, sont structurées autour des graisses. Il est donc logique que le cerveau, phénoménal assemblage de membranes, soit l'organe le plus riche en graisses, juste après... le tissu adipeux. Pourtant, au sein du cerveau, elles n'ont aucune destinée énergétique, ni aucun rôle de réserve. C'est ainsi que nous pensons avec des corps gras ! De fait, la vie est irréalisable en l'absence de graisses ; par impossibilité d'élaboration de membranes biologiques, donc de cellules, donc d'organes, donc d'êtres vivants.

Plus finement, la carence en l'un des acides gras indispensables, l'acide alpha-linolénique, altère la structure et la fonction des membranes, et entraîne de légers dysfonctionnements cérébraux, comme cela a été montré sur les modèles animaux puis chez les nourrissons humains ! Cette carence perturbe l'approvisionnement du cerveau en énergie, elle diminue subtilement la perception du plaisir, en altérant légèrement l'efficacité des organes sensoriels et en affectant certaines structures cérébrales ! Au cours du vieillissement, la baisse de l'audition, de la vue et de l'odorat résultent tout autant de la diminution de l'efficacité des parties du cerveau concernées que des perturbations de l'oreille interne ou de la rétine ! Un niveau de perception donné du goût du sucré exige, par exemple, une quantité de sucre plus grande chez ceux qui sont déficients en ce précieux acide gras !

De plus, sans lipides, c'est-à-dire sans graisses (puisque les deux dénominations sont strictement synonymes), notre alimentation serait bien triste, car le goût des aliments riches en protéines est dû en grande partie à celui du gras qui les accompagne.

Certaines vitamines participent très étroitement au fonctionnement des neurones et des autres cellules cérébrales. Ainsi, la vitamine B1 est formidablement importante pour le cerveau, car elle lui permet d'utiliser le glucose, assurant donc la production d'énergie. Quant à la maladie provoquée par la carence en vitamine B3, elle fut dénommée « mal de la teste », témoignant – entre autres – de son effet psychiatrique.

Pour ce qui est de la restriction en vitamine B12, elle produit des symptômes nerveux et psychiatriques. Pendant la grossesse, le déficit en vitamine B9 (l'acide folique) induit de redoutables anomalies lors de l'élaboration du système nerveux de l'enfant ; chez les personnes âgées, sa carence diminue l'activité intellectuelle. La vitamine E, aidée par le sélénium, protège contre le vieillissement, notamment cérébral. Il serait ainsi possible d'égrener les qualités de toutes les vitamines.

Pour que l'oxygène parvienne au cerveau, il faut qu'il soit transporté par les globules rouges ; afin d'assurer cette fonction, ces petites cellules rondes doivent impérativement contenir suffisamment de fer, puisé obligatoirement dans les aliments. Or, seul le fer des viandes (et des charcuteries, géniales inventions de l'esprit humain) est correctement absorbé lors de la digestion, tandis que celui des végétaux, c'est-à-dire celui des épinards de Popeye, s'avère faiblement efficace. Nombre de fatigues nerveuses et de maladies qui traînent ne sont que l'expression de la carence en fer ; en France, cela concerne directement 1 femme sur 4.

Le zinc participe aux mécanismes de la perception du goût et à l'olfaction : privé de cet oligo-élément, on perd le goût des aliments, et celui de la vie. Un véritable cercle vicieux peut alors se déclencher, qui est hélas fréquent chez les personnes malnutries ou âgées : la carence en zinc (due, notamment, à la diminution de la part des aliments carnés) entraîne une réduction de l'appréciation du goût. Les aliments, paraissant alors insipides, ne sont plus consommés, faute de procurer du plaisir ; ce qui provoque une aggravation de la carence ; ainsi s'instaure le cercle vicieux. La restriction en iode rend crétin, dans l'acception médicale du terme ; le rationnement en magnésium porte sur les nerfs ; trop de manganèse fait délirer, trop peu abrutit ; le déficit en cuivre « rétame » le cerveau.

CHAPITRE 2

Grossesse et allaitement : le cerveau s'élabore avec les aliments mangés par la mère avant la conception !

> « Vous flottez dans une bulle de plaisir et d'angoisse (sait-on jamais quelle sera l'issue de cette aventure !). La grossesse est la forme courante de l'extase. »
>
> Julia KRISTEVA. *Les Samouraïs*.

Nutrition fœtale : mettre en place le cerveau définitif de l'enfant pendant la grossesse

Les structures cérébrales du futur enfant se mettent en place selon une chronologie extrêmement précise, génétiquement programmée. C'est pourquoi, apporter certains nutriments trop tôt est inutile, de même que les fournir trop tard ne permet plus de rattraper le temps perdu. C'est au milieu de la 3e semaine du développement de l'œuf fécondé qu'apparaît la première ébauche du système nerveux. En quelques mois, plusieurs dizaines de milliards de cellules y sont créées. À certains moments, leur rythme de production atteint même jusqu'à 250 000 cellules/minute ! Seize semaines après la fécondation, les divisions des neurones s'arrêtent, de sorte que, bien avant la naissance, le nombre maximal et définitif de neurones du cortex cérébral est atteint. Ensuite, ils migrent à l'intérieur du cerveau, pour trouver leur place définitive. Beaucoup meurent au cours de cette pérégrination.

L'homme naît donc avec un cerveau dont le nombre de neurones ne fera que diminuer. À la naissance, le cerveau pèse près de 300 g ; pour atteindre, à 1 an, environ 800 g. En fait, il double de poids en 6 mois, alors que la taille de l'enfant n'atteint le double de sa valeur à la naissance, c'est-à-dire 1 mètre, qu'à l'âge de 4 ans. Le cerveau de l'enfant de 1 an représente 90 % de son poids définitif, sa taille seulement 50 % ! L'alimentation de la mère enceinte, tout comme celle du nouveau-né, est capitale. Durant les premiers mois de la vie, le poids du nourrisson augmente d'à peu près 25 g par jour. Le poids de son cerveau augmente, quant à lui, de 2 g par jour. Si l'accroissement du poids cérébral est très rapide jusqu'à 2 ans, il progresse ensuite beaucoup plus lentement jusqu'à 20 ans.

Le cerveau du bébé humain se construit lentement. Avantage lui conférant plus de temps pour apprendre, pour s'ouvrir au monde.

Mais il est extrêmement fragile : pendant la période de son développement, il est certes particulièrement sensible

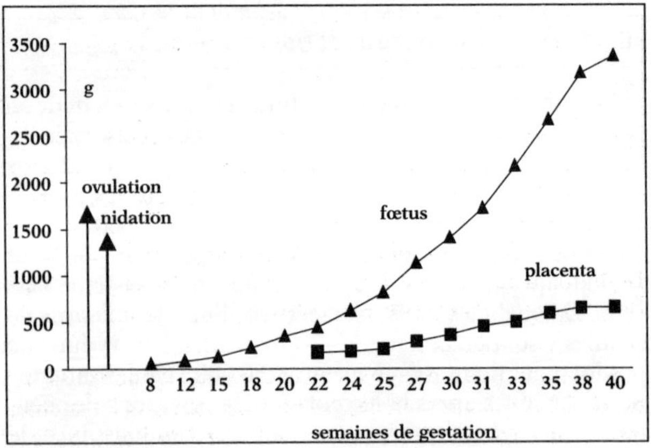

(D'après Ricour, 1993.)

Évolution du poids fœtal et placentaire

aux déficits alimentaires, mais aussi aux toxiques présents dans l'environnement, et donc éventuellement dans la nourriture qu'absorbe sa mère. Par exemple, le mercure, le plomb ou les dioxines ; ou surtout les PCB (Polychlorobiphényles), récemment portés sur la cimaise de la chronique à juste titre, eux qui altèrent finement la construction du cerveau, et perturbent donc ultérieurement l'intelligence. Vaste problème, qui ne relève plus de la diététique, mais de la toxicologie !

• Bébé attend maman !

Le développement harmonieux du futur bébé est conditionné non seulement par la capacité du placenta à transférer les nutriments d'origine maternelle dans la circulation fœtale, mais aussi par la bonne régulation hormonale de l'ensemble indissociable dénommé « unité fœto-placentaire ». Dans ce placenta, la surface d'échange (c'est-à-dire celle des villosités) est multipliée par 4 entre la 10e et la 40e semaine de grossesse ; dans le même temps, le débit sanguin dans le placenta passe de 50 à 500 ml/minute !

Unité fœto-placentaire	10 000 kcal
Tissus maternels :	
Divers	35 000
Réserves lipidiques	30 000

Bilan énergétique du développement fœtal

Les 7/8 vont à la mère ! Il est donc vrai que bébé attend maman, plutôt que l'inverse ! Le « berceau-maman » se prépare...

Comment calculer en calories ? Le coût d'une grossesse est de 72 000 kcal. Mais les besoins ne sont pas les mêmes en début qu'en fin. En moyenne, il faut 100 kcal par jour en plus le 1er trimestre, 200 le 2e et 400 le 3e. Ainsi, le trop comme le trop peu sont dangereux, pour la mère tout autant que pour l'enfant. Quand la future maman absorbe moins de 1500 kcal par jour, le risque d'hypotrophie du fœtus est considérablement accru, de même que le risque de mort *in utero* ! Incidemment, spécificité de l'espèce humaine, le cerveau fœtal consomme 70 % de l'énergie délivrée par la mère à tout le fœtus.

Dans le fœtus, 80 % de l'oxygène consommé sert à brûler le glucose, 12 % les acides aminés et 8 % les acides gras.

Le poids du fœtus est crucial. Trop important (macrosomie, ce qui peut signer un diabète de la mère), il lui fait supporter des risques pour le futur. Trop faible (en France, 1,5 % des nouveau-nés sont des hypotrophes), il lui fait sélectionner une économie métabolique d'épargne : il s'adapte à la disette. Venu au monde, bénéficiant d'une alimentation normale, il risque de devenir obèse – surprenant et dangereux ! Bien plus étonnant, sinon préoccupant, votre alimentation engage jusqu'à la santé de vos enfants et petits-enfants ! Ainsi, un fœtus soumis à de lourdes restrictions alimentaires pendant la grossesse de sa mère (et qui naîtra avec un poids très inférieur à celui que sa physiologie lui aurait conféré) présentera des risques accrus de diabète et d'obésité, qu'il transmettra parfois à la génération suivante ! Car l'alimentation induit de véritables effets transgénérationnels immédiats, une sorte d'hérédité de certains caractères acquis, révolution dans les découvertes récentes de la génétique ! Dans l'histoire de l'humanité, ce fut sans doute un avantage, car il n'y avait pas besoin d'attendre la sélection naturelle néo-darwinienne pour s'adapter à une nouvelle situation ; tout en conservant de façon transitoire la possibilité de revenir à l'état antérieur.

L'enjeu de la grossesse, puis de la première année de l'enfant, est de fournir les aliments adaptés à cette croissance cérébrale. Quelques chiffres précisent que faire en pratique.

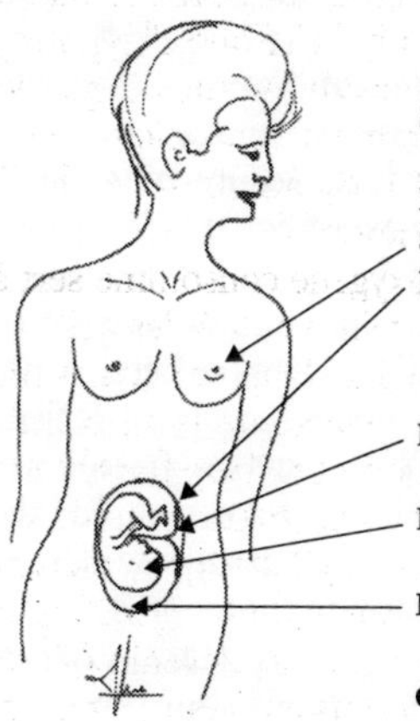

Pendant la grossesse : quels kilos et où ?

• Cerveau de bébé : les aliments mangés par maman avant la conception

> « Or, à qui fera-t-on croire que les femmes enceintes n'ont envie que de boire du vin, du café au lait, ou de manger des fruits rouges et, si l'on veut, du godiveau ? »
>
> Anatole FRANCE. *L'Orme du mail.*

Si la future maman ne doit pas manger pour deux, elle doit manger plus, et surtout mieux ! En n'oubliant pas que le volume de son sang est accru considérablement (+ 1,5 l) ; ce qui exige, entre autres, du fer pour assurer des globules rouges en nombre suffisant… afin d'oxygéner le fœtus. La diminution de l'apport d'oxygène peut notamment lui provoquer de redoutables troubles du développement, de la croissance cérébrale. Moins de fer chez la future maman implique – mécaniquement – le même déficit chez son enfant, ce qui aggrave les perturbations. La concentration de fer dans le sang du cordon ombilical est proportionnelle au QI futur !

Or, chez la femme enceinte, l'anémie par manque de fer augmente le risque d'avortement spontané, la prématurité, l'hypotrophie, la sensibilité de la future mère aux infections. Pire : en Malaisie, par exemple, le taux de mortalité maternelle a été estimé à 15,5 % chez les femmes sévèrement anémiques contre 3,5 % pour celles qui ne l'étaient pas. En Inde, des études réalisées dans différents hôpitaux ont révélé que 20 à 40 % des décès maternels étaient associés à une anémie. Globalement, dans un groupe d'enfants nés de mères déficientes en fer, il y a 6 fois plus de petits poids à la naissance, 5 fois plus de petites tailles, environ 2 fois plus de troubles cardiaques, 2 fois plus de détresses respiratoires et près de 3 fois plus de malformations congénitales. Les avortements spontanés sont plus fréquents, la mortalité fœtale et néonatale est 2 fois plus importante. Un tiers des femmes déficientes en fer présente des anomalies placentaires : troubles circulatoires, inflammations, infiltrations, nécroses. Pour faire dramatiquement bref, le risque de prématurité et les pathologies sont parfaitement corrélés au degré d'anémie maternelle. Autant d'anomalies qui risquent de perturber le développement cérébral et intellectuel de l'enfant. Il serait grand temps que l'on se préoccupe sérieusement du fer des jeunes femmes françaises !

Le calcium mangé par la mère conditionne l'ossification du fœtus, et dans une bonne mesure l'ostéoporose de la femme future. Pour être véritablement efficace, la vitamine B9 doit être donnée dès avant la grossesse.

Les recommandations prévoient une augmentation de 10 à 20 g de protéines par jour, ce qui représente tout de même 100 g de viande ou de poisson, 2 œufs ou 70 g d'un fromage comme l'emmental ou le comté. Pourquoi ? Parce que 600 g de protéines construisent le futur bébé et 400 sont nécessaires à son environnement (placenta, etc.).

À 80 %, le glucose sert de combustible ; le reste est dévolu à la synthèse des lipides. En cas d'insuffisance de l'apport en sucre (mais avec un apport équilibré en protéi-

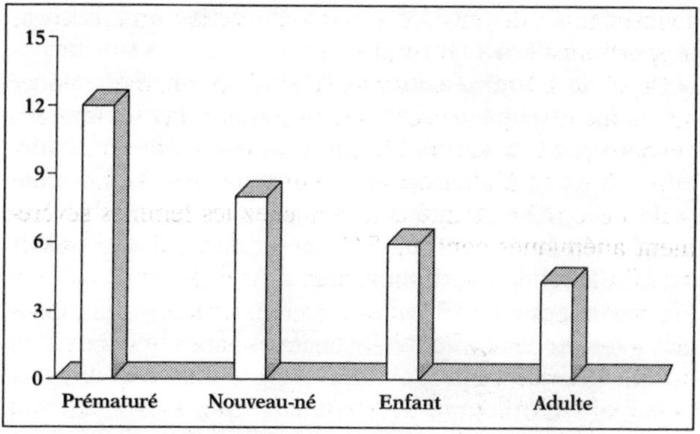

(D'après Ricour et Girard, 1993.)

Renouvellement des protéines (g/kg/jour)

Les besoins en protéines sont donc considérablement différents selon les âges, car elles se renouvellent avec des vitesses qui ne sont pas du tout les mêmes : deux fois plus rapidement chez le nouveau-né par rapport à l'adulte !

nes et lipides), on observe une diminution, significative et dangereuse, du poids de l'enfant à la naissance. En revanche, une consommation importante en sucres rapides induit des pics d'hyperinsulinisme, éventuellement des hypoglycémies pouvant aboutir à un malaise, ou entraîner l'obésité et la croissance trop rapide du fœtus, ce qui est évidemment regrettable. C'est pourquoi les sucres rapides ne doivent pas dépasser 10 % de la ration énergétique. Attention, très sérieusement, aux sodas et autres barres sucrées diverses ! Vive le pain, les pâtes et les légumes secs, entre autres !

Les lipides absorbés par le fœtus ont un double rôle : assurer le stockage dans son tissu adipeux sous-cutané, ce qui lui sera très utile (notamment en fin de grossesse) et surtout assurer la synthèse des membranes cellulaires, y compris celles de son cerveau, au premier chef, comme c'est le cas de le dire. Les acides gras indispensables occupent une place majeure, ils étaient autrefois dénommés

« vitamine F » ; nous les avons déjà brièvement rencontrés, nous les évoquerons plus tard, ce sont des substances portant le mon d'acide linoléique et d'acide alpha-linolénique. Il ne faut absolument pas négliger les graisses de qualité, car le cerveau du futur enfant pousse très vite, et se trouve être son organe le plus gras ! Pendant la grossesse, 600 g d'acides gras indispensables sont transférés de la mère au fœtus, ce qui représente la quantité colossale de 2,2 g quotidiens, en moyenne.

Dans le tissu adipeux de la femme, seulement la moitié des graisses est renouvelée chaque année (ce que l'on appelle la demi-vie de leurs acides gras). Cela veut dire que la plupart de celles qui nourrissent le futur enfant pendant la grossesse ont été mangées… avant la conception.

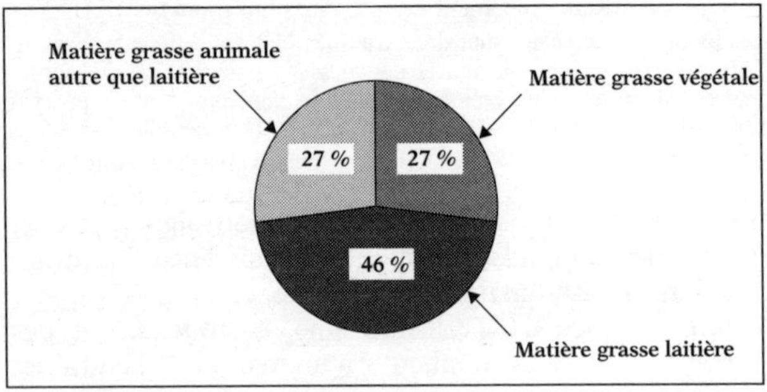

(D'après Combe, 2001, région Aquitaine.)

Contribution (%) des matières grasses à l'apport quotidien en acide alpha-linolénique

Or, il ressort d'une étude réalisée récemment en Aquitaine que les femmes en âge d'être enceintes ou qui le sont absorbent dans leur alimentation 90 % de l'acide linoléique dont elles sont besoin, mais seulement 40 % de l'acide alpha-linolénique ! Alors que l'utilisation généreuse d'huile de colza ou de noix, voire la consommation de certains œufs, suffirait à corriger cette carence. Quand on sait que cet acide occupe une place phénoménale dans le cerveau, on peut s'interroger sur les conséquences d'un tel déficit alimentaire. Certes il n'induit pas de risque vital, peut-être pas non plus de danger de maladie, mais probablement une perturbation de la qualité de la vie de l'enfant à naître, car elle ne sera pas optimale. Pendant la grossesse, la consommation de graisse de la femme doit être augmentée globalement de 15 %, mais avec le doublement d'un acide gras dit « à longue chaîne » de la famille oméga-3 (dérivés de l'acide alpha-linolénique), qui porte le nom... d'acide cervonique (DHA), car le cerveau est la structure vivante qui en contient le plus : c'est dans cet organe qu'il a été découvert. Outre les huiles déjà citées, il faut ajouter certains œufs (oméga-3, en l'occurrence), et surtout des poissons de qualité nutritionnelle réelle, ce qui peut n'être pas le cas pour ceux d'élevage, comme nous allons le voir prochainement.

En fait, sans modifier les habitudes alimentaires, mais en sélectionnant des œufs ou des viandes issus d'animaux nourris avec des graines de lin, il est possible de doubler exactement le contenu en acide alpha-linolénique de l'assiette, et d'approcher les recommandations, comme vient de le montrer une équipe bretonne : par exemple, les œufs issus de tels élevages contiennent 12 fois plus de ce précieux acide gras, le poulet 4 fois plus, la viande de porc et le lait 3 fois plus ! Le surcoût pour le porte-monnaie se devait d'être modeste, comme nous le constaterons dans le chapitre consacré aux graisses. Conserver dans le même temps l'huile de colza et le poisson confine à la perfection nutritionnelle...

La chaîne alimentaire marine ou lacustre fournit beaucoup plus d'acides gras à très longues chaînes carbonées préformées que les viandes terrestres. Le taux de DHA y est au moins 3 fois supérieur. L'exploitation des rivières et des estuaires, des poissons et coquillages, et même des œufs, a fourni à l'*Homo* ces acides gras qui ont permis l'accroissement de son cerveau et l'ont fait devenir *Homo sapiens*.

• Nutriments : où en êtes-vous ?

Pendant la grossesse, les augmentations des besoins ne sont pas considérables, sauf pour quelques minéraux comme le fer, le zinc ou certaines vitamines, comme la vitamine D. Mais elles sont notables. D'autant que ces tableaux supposent que l'alimentation de la future mère était bonne, ce qui est malheureusement rare, comme le montre l'étude SUVIMAX. En effet, une fraction notable des femmes absorbent dans leur alimentation moins des 2/3 des quantités recommandées pour nombre de vitamines, de minéraux et d'oligo-éléments. Nous verrons les chiffres précis au début des chapitres consacrés aux vitamines et aux minéraux.

Un exemple peut d'ores et déjà être fourni. Pour ce qui concerne le fer, 45 % des femmes absorbent moins de ces 2/3 conseillés. Or, une femme normalement rassasiée en ce métal devrait presque doubler sa consommation en fin de grossesse. La confrontation de cette constatation, et de la prescription précédente, aboutit à la malheureuse conclusion que près de la moitié des femmes devraient presque quadrupler leur consommation de fer ! Un raisonnement analogue pourrait s'appliquer à la vitamine B1, ou à l'acide alpha-linolénique, ou encore son dérivé, l'acide cervonique…

	Calcium	Phosphore	Magnésium	Fer	Zinc	Cuivre	Sélénium
Grossesse 3e trimestre	11	7	11	87	40	33	20
Allaitement	11	13	8	–	90	33	20

% d'augmentation de minéraux et oligo-éléments

	A	B1	B2	B3	B6	B9	B12	C	D
Grossesse 3e trimestre	17	38	7	0	33	33	8	9	100
Allaitement	58	38	20	40	33	33	17	18	100

% d'augmentation de vitamines

	Alpha-linolénique	Cervonique (DHA)
% d'augmentation	40	250

% d'augmentation des acides gras oméga-3 indispensables

• Allaiter : continuer la grossesse

« Enfanter, ce n'est rien ; mais nourrir, c'est enfanter à toute heure. »

Honoré de BALZAC.
Mémoire de deux jeunes mariés.

L'allaitement au sein favorise la croissance et le QI. Sans aucun doute. Sachant que le geste compte autant que les aliments qu'il apporte.

Pour l'OMS, qui édicte des règles valables pour tous les pays, et qui doit donc tenir compte des habitudes culturelles et alimentaires de toutes les civilisations, la diversification de la nourriture est obligatoire à partir du 6e mois. Sinon, il y a danger pour le nourrisson, en particulier avec un risque de carence, donc de retard de croissance, voire de fonctionnement intellectuel. En France, diversifier à partir du 4e mois semble judicieux, à condition de le faire petit à petit.

Un tiers seulement des acides gras indispensables du lait maternel provient de l'alimentation de la mère à ce moment-là, les 2/3 restant étant puisés dans son tissu adipeux de réserve, constitué avant la grossesse. La qualité d'une grossesse et d'un allaitement se décide ainsi des mois avant la fécondation... Durant la lactation, plus de 2 kg de protéines sont sécrétés par la maman ! À elle donc de sélectionner des protéines de qualité.

Après l'allaitement maternel, et parfois après s'y être substitué, le lait de vache occupe une place prépondérante.

Maître Cerveau sur son corps perché : grâce aux laitages

« La mère manque de lait, le père manque de travail, les cerveaux manquent de lumière. »

Victor HUGO. *William Shakespeare.*

Les détracteurs du lait profèrent que nulle dans la nature ne sait utiliser le lait d'une autre espèce. Car ils croient discerner dans la consommation du lait l'origine de tous nos maux. Or, la vérité se trouve strictement à l'opposé.

En effet, le trait de génie des humains primitifs fut évidemment d'oser utiliser le lait produit par les animaux. Le résultat fut certainement spectaculaire ; grâce au calcium et aux protéines, la station debout fut facilitée, assurant des os plus solides, plus efficaces, mieux plantés. Le rachitisme fut vaincu. Le cerveau put dominer le corps, commander des mains enfin libérées, dompter la nature pour s'y nourrir mieux encore.

Plus que l'invention de l'agriculture, qui permit simplement de sédentariser les hommes et facilita leur multiplication, l'utilisation du lait constitua une étape à marquer d'une pierre blanche. La grande révolution du néolithique, avec sa forte croissance démographique, fut l'exploitation du lait des animaux domestiqués, mis en élevage. Il s'agissait alors de chèvres et de moutons. Puis les laits fermentés furent découverts, notamment en faisant tremper des végétaux dans le lait, qui apportaient leurs bactéries spécifiques. Yoghourt, kéfir, koumys sont ainsi nés, ouvrant une nouvelle page dans l'histoire des produits laitiers. Présentes dans le lait, les protéines animales d'excellente qualité, les vitamines et les minéraux pouvaient ainsi être absorbés toute l'année, en évitant d'avoir à entamer le « capital viande » du troupeau laitier. Un peu plus tard, avec la faisselle, la santé se retira alors dans un... fromage.

• Le lait n'est pas une vacherie !

Les laits « bidon »

Le veau : un sous-produit du lait ! Oui, car dame Nature a ses impératifs : pour qu'une vache puisse fabriquer du lait, elle doit impérativement avoir été grosse, et avoir vêlé ; c'est-à-dire que la naissance d'un veau est indispensable pour qu'une vache produise du lait. Mais que faire de ce charmant petit animal, si les consommateurs deviennent végétariens, négligeant le veau pour ne consommer que le lait ? Le « végétariennement correct » de quelques-uns se doit d'ignorer ce problème, pourtant bien réel ; pour ne pas sangloter comme... des veaux ! En pratique, en Angleterre, pays de forte consommation de lait, mais qui compte de nombreux végétariens, les veaux sont « pudiquement » escamotés, c'est-à-dire euthanasiés à 8 jours... Ce qui signifie simplement qu'ils sont abattus réglementairement, mais à la sauvette.

Pour éviter cette hécatombe, une première solution pourrait être d'allonger le temps de lactation chez les vaches : faire plus de lait avec moins de veaux. Mais le prix à payer est celui demandé par l'industrie chimique, à travers la pharmacie vétérinaire ; car seul un bricolage pharmacologique pourrait engendrer ce résultat. Une deuxième solution consisterait à faire des vaches-OGM, véritables... veaux d'or ou plutôt vache à lait, qui pourraient produire indéfiniment du lait, sans passer par le veau. Est-ce vraiment cela que les mêmes souhaitent ? Quant à ceux qui affirment avec componction que boire une goutte de lait, c'est boire une goutte de sang, ils relèvent, en urgence, de la psychiatrie.

Attention ! il ne faut pas se laisser abuser par la dénomination de lait : le lait de soja, sur le plan nutritionnel, n'a strictement rien à voir avec le lait de mammifères ! Les nourrissons allergiques au lait de vache reçoivent certes du lait de soja ; mais ce produit ne constitue qu'un simpliste support liquide blanchâtre, enrichi en de multiples minéraux, vitamines et éléments essentiels qui ne sont pas naturellement présents dans ce « lait ».

Prenez du plâtre (plus exactement de l'hydroxyde de calcium) et ajoutez de l'eau : vous obtiendrez du lait de chaux. Avez-vous envie de boire goulûment une lampée agressive, décapante et mortelle de ce lait tout à fait spécial ? Plus digeste est certainement le suc blanchâtre issu de certains végétaux, comme celui de la laitue, dénommé laiteron, mot qui désigne une sorte de latex contenu dans les tiges et les feuilles de ces plantes (répondant au charmant nom de composacées). Il est vrai que ce laiteron est parfois baptisé lait d'âne ! Le lait de coco présente une composition totalement différente du lait d'amande, qui est une émulsion d'amandes. Le lait de beauté ne se consomme pas plus que le lait démaquillant. Quant au lait de poule, il constitue une sorte de mutant culinaire de ce gallinacé, le jaune d'œuf étant battu dans du lait sucré et aromatisé… parfois avec de l'alcool !

• Le fromage : la monnaie et la santé, le beurre et l'argent du beurre

> « L'amateur de fromage est lui aussi le produit d'un long et délicat affinage. »
>
> James DE COQUET. *Propos de table*.

Comme le lait caille presque spontanément, l'astuce fut de le laisser s'égoutter, puis de favoriser ce caillage. La fabuleuse invention fut l'élaboration du fromage. Il n'est pas né d'hier : le Néolithique le découvrit par hasard, et l'adopta par nécessité : celle d'avoir sous la main et la dent une réserve alimentaire disponible à tous moments de l'année. En Grèce, plus tard, le caillage fut maîtrisé en brassant le lait avec des branches de figuier fraîchement coupées et incisées. Puis, par les Romains, en ajoutant le contenu de l'estomac de jeunes ruminants non sevrés, de la panse de veau, ce qui fut appelé beaucoup plus tard la présure. Car on savait depuis longtemps, par l'empirisme de l'observation, que le lait tiède coagule, caille, quand il est stocké dans une gourde rudimentaire confectionnée avec l'estomac d'un ruminant. De quoi se nourrir en permanence toute l'année, et même créer ainsi une monnaie d'échange.

Les plus anciennes faisselles connues datent du néolithique en Mésopotamie. Cinq mille ans avant notre ère, les Alpes étaient déjà une région laitière. Le mot de fromage découle de *forma*, forme, mise en forme. Avant d'utiliser le sel, l'homme utilisait des cendres de diverses essences, qui provoquaient un assèchement superficiel et amélioraient la fabrication du fromage, tout en lui donnant du goût. L'histoire des fromages est déjà contée sur certains bas-reliefs sumériens, 3 500 ans avant Jésus-Christ, Pline l'Ancien et Columelle leur témoignèrent beaucoup d'intérêt. La ration du soldat, pendant des siècles, fut centrée sur le fromage. Et cela perdura des millénaires : sous Charlemagne, grâce aux moines, l'industrie fromagère devint florissante, et même économiquement puissante. L'histoire de l'humanité est jalonnée des senteurs et des parfums rustiques des fromages.

Il nous incombe de les préserver, les exploiter, les exalter.

Ce que dit la MGEN

> « Car je ne crois point du tout qu'il faille être avare pour rêver de faire bonne chère avec peu d'argent. »
>
> ALAIN. *Système des Beaux-Arts.*

Une expertise collective réalisée par l'INSERM à la demande de la MGEN, en 1999, pointe les carences les plus fréquentes en vitamines et oligo-éléments ; or, 3 sur 7 concernent des substances qui ont un rôle privilégié dans le cerveau.

	Carences
Enfants	Vitamine D, iode, fer, fluor
Femmes « en âge de procréer »	Fer
Femmes enceintes	Folates*, fer, calcium
Sujets âgés	Fer, calcium, vitamines D et B, folates*

Source : site www.inserm.fr
* Folates : vitamine B9.

Sur les cinq questions posées dans cette expertise (chacune correspondant à un problème de santé publique), l'une concerne la carence en acides gras essentiels : « Chez le nouveau-né et les très jeunes enfants, la carence en acides gras essentiels (non synthétisés par l'organisme) peut se caractériser par un retard de développement du système nerveux central. Il est conseillé aux femmes enceintes et allaitantes d'enrichir leur alimentation en acides gras essentiels au bénéfice du bébé. Chez les personnes âgées, on peut observer des atteintes de la peau et des retards de cicatrisation, ainsi qu'une susceptibilité accrue aux infections. »

On ne peut être plus clair. Ceci est évident, mais tout à fait nouveau : où est le temps où certains psychiatres et neurologues « experts » me jugeaient fou quand je proposais que certaines graisses alimentaires (pourtant indispensables, précisément les acides gras oméga-3, nous allons les revoir longuement) interviennent sur la structure et donc la fonction du cerveau ?

CHAPITRE 3

Les sucres lents : l'énergie utilisable

« Oui, ma profession serait, dans ce cas-là, une des plus gentilles ! dit le meunier avec un sourire de vive intelligence. Le blé est la plus noble des plantes, le pain le plus pur des aliments. »

George SAND. *Le Meunier d'Angibault.*

Les glucides et les sucres

Il est important de connaître la définition des sucres, notamment pour ne pas se laisser piéger par des étiquettes faussement alléchantes ! Sur le plan de la nomenclature « sucres », « hydrate de carbone » et « saccharide » sont des dénominations synonymes. Les glucides (dont le terme trouve son étymologie dans le grec *glukos* qui signifie doux), dénommés aussi « sucres » avec un « s », constituent l'une des trois grandes familles de macronutriments apportés par notre alimentation, avec les lipides et les protéines. « Macro » parce qu'il en faut des dizaines de grammes quotidiens. Les glucides sont des substances organiques naturelles qui contiennent des atomes d'hydrogène, d'oxygène et de carbone dans la proportion 2 : 1 : 1. Leur formule chimique empirique générale est $C_x(H_2O)_x$, de ce fait ils sont également appelés hydrates de carbone. Comme de nombreux glucides confèrent aux aliments une saveur sucrée, ils sont désignés sous le terme générique de « sucres », un mot qui est toujours au pluriel.

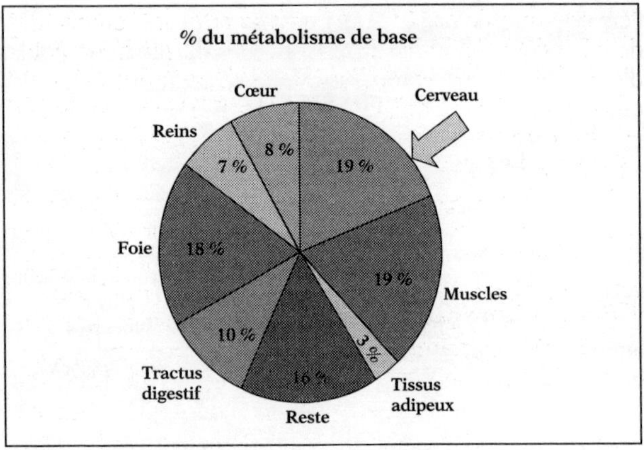

Contribution des organes aux dépenses énergétiques de l'organisme
Métabolisme de base signifie : activité énergétique au repos (en l'absence d'activité physique).

L'énergie du moteur : des sucres lents pour un esprit vif

Le cerveau peut être comparé à un moteur. Toutefois, le bloc moteur n'est pas en fonte ou en aluminium, mais... en graisses ! Le carburant, c'est-à-dire l'essence, est précisément le glucose (100 mg/minute). Le comburant est le même pour les deux machines : il s'agit de l'oxygène. L'injecteur est constitué par les microvaisseaux. La bougie, qui provoque l'allumage, est un ensemble d'enzymes, notamment l'une d'entre elles, extraordinaire, dénommée cytochrome oxydase, qui fonctionne d'ailleurs au fer.

Incidemment, l'oxygène consommé par le cerveau d'un homme est équivalent à celui produit par un chêne, grâce à ses 100 000 feuilles, qui, étalées côte à côte, couvrent une surface de 6 000 m^2 ! Celui qui l'a planté n'a donc pas perdu son temps !

La « machine cerveau » a grand besoin d'énergie. À titre de comparaison, elle consomme l'équivalent des 2/3 de l'énergie utilisée par le cœur, muscle puissant, pompe qui débite 8 600 l quotidiens, soit pas loin du modique poids d'une tonne. Autre comparaison : le cerveau utilise les 3/4 de l'énergie nécessaire aux reins pour filtrer, sur 20 km de conduits, 1 500 l de sang par jour, pour seulement 1,5 l de « pipi » évacué !

Le cerveau exige donc de l'énergie, en permanence et sans à-coups, jour et nuit. Le glucose en est normalement la seule source ; dans certains cas, il peut toutefois utiliser les corps cétoniques fabriqués par le foie à partir des lipides.

Comme nous l'avons précédemment brièvement entrevu, au repos, le cerveau adulte, à lui seul, dévore environ 20 % de l'énergie alimentaire consommée et 20 % de l'oxygène respiré. Par une journée normale, d'activité physique modérée, le chiffre « tombe » tout de même à 15 % ! Or, chez un adulte, le cerveau ne représente que 2 % du poids du corps. Il consomme donc 10 fois plus d'énergie que les autres organes ! Chez les enfants, ce chiffre est évidemment plus élevé, il atteint même 60 % chez les nourrissons. La part du glucose utilisé par le cerveau est énorme chez le nouveau-né :

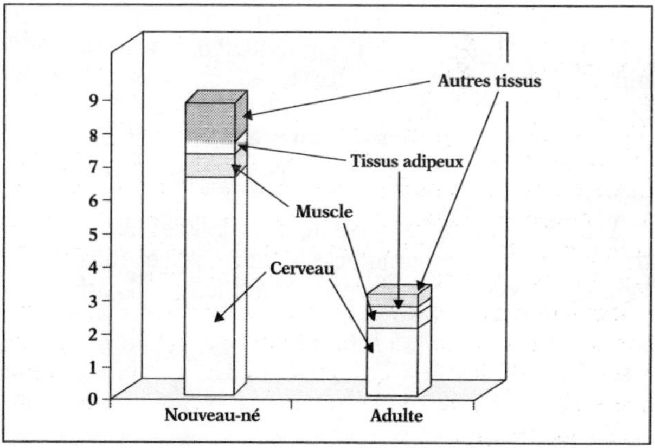

(D'après Cézard, 1996.)

Utilisation du glucose (g/kg poids corporel/jour)

Il est donc logique que le strict fonctionnement cérébral, avec son corollaire, l'équilibre mental, dépendent de la qualité (et de la quantité) de l'énergie alimentaire ! Le secret de l'efficacité du cerveau : maintenir constante la concentration de glucose dans le sang, pour s'y approvisionner chaque fraction de seconde. L'attention et la vigilance peuvent incontestablement être stimulées par un meilleur apport de glucides, judicieusement choisis et mieux répartis dans la journée, ceux du pain bien évidemment (accompagné d'autres aliments), mais aussi des pâtes, des légumes secs, par exemple. L'effet sera plus puissant que le coup de fouet temporaire d'un excitant, fût-ce celui d'une tasse de café. À l'opposé, l'excès de glucose dans le sang altère insidieusement tous les organes. L'efficacité réside donc dans l'équilibre.

Faut-il en arriver à cette absurdité : l'invention, aux États-Unis, d'un nouveau pain, riche en fibres et pauvre en glucides ? Affiché avec 1/4 de la quantité du pain normal. À quand l'omelette sans œufs et le vin sans raisin ?

Quand l'apport est insuffisant, la diminution de la concentration en glucose du sang perturbe le fonctionnement nerveux. C'est la fameuse hypoglycémie ! Elle amoindrit la fonction cérébrale ; en se prolongeant, elle la ralentit, puis l'anesthésie, la paralyse. Plus grave encore : 3 minutes sans comburant (oxygène) ou sans carburant (glucose) tuent irrémédiablement les neurones. Le glucose produit 18 fois plus d'énergie en présence d'oxygène qu'en son absence : le carburant du cerveau n'est efficace qu'en présence du comburant.

À propos, outre le cerveau, les globules rouges (qui transportent le comburant, c'est-à-dire l'oxygène) fonctionnent eux aussi avec le glucose, qui est leur seul carburant.

Du pain, des pâtes, des légumes secs et des pruneaux, à toute faim utile !

« Le soir, un potage avec un peu de beurre, à la mode du pays, de bons pruneaux, de bons épinards. »

Madame de SÉVIGNÉ. *Correspondance*.

Globalement, en l'absence (recommandée ?) de morceaux de sucre et de confiture, le rôle exclusif de 40 % du pain de votre petit déjeuner sera de faire fonctionner votre seul cerveau ! En effet, selon les recommandations récentes des nutritionnistes, vous devez absorber 50 % de votre ration calorique sous forme de glucides ; étant donné que votre cerveau monopolise 20 % de la ration calorique totale, mais seulement sous forme de glucose, il est logique de déduire par le calcul qu'il utilise en fait les 20 % du total sur les seuls 50 % de glucides, ce qui représente finalement 40 % de ces glucides.

Incidemment, même en dormant, le cerveau exige beaucoup d'énergie, sans aucune défaillance ! Ce qui signifie que le repas du soir ne doit pas être trop léger... Il faut donc prendre des sucres « lents » au dîner. Pendant le sommeil, le cerveau organise, classe et stocke les informations reçues pendant la journée. Les performances de l'imagerie médicale permettent de montrer que les régions cérébrales qui sont sollicitées par un apprentissage durant la journée le sont elles-mêmes à nouveau pendant la nuit ! Il se passe alors une sorte de classement du « fichier mémoire ». Par conséquent, si le sommeil est bon, la restitution de ce qui a été appris sera excellente le lendemain, médiocre si le sommeil est léger ! Un mauvais sommeil dilapide l'effort intellectuel de la journée. Bien mieux, pendant le rêve, certaines régions cérébrales augmentent leur consommation de glucose de 50 %, plus encore lors de cauchemars. Si le dîner est loin du coucher, une poignée de pruneaux, par exemple, sera profitable.

La réussite de la journée est déterminée par la qualité du premier repas du matin. Contre-exemple commun, de trop nombreux enfants prennent un petit déjeuner très sommaire, ils subissent donc le « coup de pompe » de milieu de matinée. Exemple démonstratif : dans les infirmeries des écoles d'apprentissage, les 4/5 des admissions consécutives à des blessures se situent entre 11 heures et midi. Des analyses de sang ont montré que les élèves étaient en hypoglycémie lors des accidents.

Plus encore, l'ingestion de glucides « lents » améliore la mémorisation des enseignements ! Les petits déjeuners qui induisent la meilleure glycémie (la concentration de glucose dans le sang) en fin de matinée sont également ceux qui assurent l'humeur la plus constante et l'efficacité intellectuelle optimale pendant la matinée. L'omission du petit déjeuner est encore plus catastrophique sur l'enfant mal-nourri ou sous-nutri, dans la mesure où ses temps de réaction, sa mémoire spatiale et sa mémoire immédiate sont encore plus touchés.

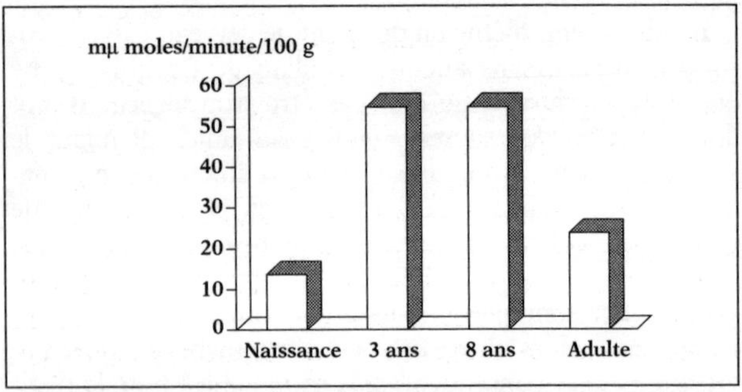

Plus forte consommation de glucose dans le cerveau de l'enfant

Constatation formidablement importante : par 100 g de cerveau, c'est-à-dire pour presque le même poids de neurones, un enfant utilise plus de 2 fois plus d'énergie sous forme de glucose qu'un adulte. Il est donc très sensible à l'hypoglycémie, d'où les accidents et les baisses de performances scolaires évoqués...

Comme les enfants, les adultes sont concernés. Par exemple, les tâches sollicitant la plus grande attention, sur le temps le plus long, sont les plus sensibles à la bonne régulation de la glycémie. Ainsi, il a été établi sur un simulateur que le glucose influence les performances de conduite automobile seulement au-delà du 70ᵉ km.

Récemment, il a clairement été prouvé que les personnes dont la glycémie est irrégulière, mal régulée, présentent des performances intellectuelles amoindries, notamment les personnes âgées (diminution – au moins – de 8 à 15 % en moyenne). En bref, leurs réponses à des tâches difficiles ou complexes est d'autant moins bonne que la glycémie est plus défavorable. Une ration de glucides en cours de journée améliore leurs performances mentales (alors que, preuve *a contrario* de l'effet positif de ces glucides, des édulcorants de type aspartame ou saccharine sont strictement sans effet). Une boisson sucrée fait à nouveau carburer la cervelle, presque immédiatement !

Quant aux diabétiques de type II, c'est-à-dire non insulino-dépendants, qui manifestent – par définition pourrait-on dire – une mauvaise régulation de la glycémie, ils souffrent de tests de mémoire perturbés, les résultats de calcul arithmétique sont (au mieux) légèrement perturbés, leur efficacité psychomotrice est un peu diminuée... Sans atteindre la catastrophe, cela reste tout de même préoccupant. Nombre de diabétiques sont en surpoids, ou pire.

Or, la réduction de l'obésité, qui accompagne le diabète dans 80 % des cas, fait disparaître le plus souvent ce diabète. Quand aux diabétiques de type I, c'est-à-dire insulino-dépendants, leurs hypoglycémies sont préoccupantes (du fait des traitements avec l'insuline), allant de problèmes de concentration jusqu'à la confusion, ou pire. D'une manière générale, plus mauvaise est la régulation de la concentration du glucose dans le sang, moins bons sont les tests cognitifs (et la mémorisation). Pour le moment, on ne sait pas encore ni comment ni pourquoi.

Dans un autre domaine, qui intéresse l'athlète comme le jogger du dimanche, lors d'activités sportives de longue durée, absorber des glucides améliore les performances intellectuelles, c'est-à-dire assure plus de punch – ce qui est particulièrement recherché lors de compétitions –, en évitant le flottement des neurones, qui commandent mieux au corps.

• L'escargot mieux que le lièvre

Ce glucose est rarement isolé, sauf dans le miel. En revanche, il se trouve lié à une seule autre molécule de glucide... dans le morceau de sucre, ou dans d'autres substances, toutes généralement appelées sucres « rapides », c'est-à-dire rapidement absorbés par la machinerie biologique, dénommée métabolisme. Un exemple simple, pour ne pas dire simpliste, permet de justifier ce qualificatif cinétique. Ainsi, les 20 g des 4 morceaux de sucre que vous absorbez en milieu de journée (dans une boisson sucrée...) arrivent dans l'estomac pour en sortir immédiatement, avant d'être très rapidement digérés par les intestins ; ils affluent alors dans le sang, qui ne trouve pas d'organe à qui les fournir, à moins qu'un effort musculaire ne soit en cours. L'organisme stocke alors cette énergie sous la forme prévue par la nature, c'est-à-dire de... graisses. Ce sucre de mauvaise réputation est par conséquent dit « rapide ».

Par contre, une multitude de molécules glucose arrimées les unes aux autres forment des assemblages, dont le plus connu s'appelle amidon. Vingt grammes de celui-ci, trouvés dans environ 30 à 40 g de pain ou de pâtes (qui sont des glucides, pour 60 à 80 % de leur poids), sont lentement malaxés par l'estomac, digérés avec une sage lenteur par les intestins ; le sang reçoit ces bons sucres « lents » en petites doses, et pendant longtemps. Ils vont donc approvisionner utilement en énergie l'organisme, et particulièrement le cerveau, suppléant régulièrement à ses besoins pendant plusieurs heures. Ce sont les sucres « lents », ainsi dénommés car ils se distribuent lentement dans le corps. Grâce à eux, la glycémie est maintenue constante, pour le plus grand bénéfice des neurones.

Point extrêmement important, tous les nutritionnistes constatent que la consommation de glucides est globalement satisfaisante en France, voire un peu trop faible. Mais ils demandent – ils exigent – que nous réduisions la prise de sucres rapides ; et, par principe des vases communicants, que nous augmentions celle des glucides lents ! Première mondiale : l'OMS a instamment demandé début 2003 que *le sucre* ne dépasse pas 10 % de la ration calorique quotidienne. Pour une femme, cela représente un crédit (sorte d'autorisation physiologique) de 220 calories. Soit 11 morceaux de sucres. Ils sont trouvés « allègrement » dans une seule canette de soda (qui « fait » au moins 6 sucres) et une part de gâteau. Quel que soit le niveau d'ensoleillement de la journée, il est fortement déconseillée d'y ajouter quelque sucrerie que ce soit, solide ou liquide... Sinon, la forme devient difforme, la ligne devient trop courbe.

De plus, les fibres, que nous devrions absorber en quantité au moins 2 fois plus grande, sont elles-mêmes des glucides particuliers.

L'index glycémique : mesurer l'efficacité des sucres

En fait, les mécanismes physiologiques ne sont pas très complexes : pour approvisionner régulièrement le cerveau, il faut que le sucre alimentaire arrive lentement mais régulièrement dans le sang, ce qui est notamment le résultat d'un temps de vidange gastrique (un TVG lent) et d'une digestion intestinale aussi lents que possible. Le tout génère un index glycémique bas (et une faible sécrétion d'insuline), ce qui est recherché. Mais de quoi s'agit-il ?

Tous les aliments contenant des glucides n'induisent pas la même réponse glycémique au sein de l'organisme : le glucose passe plus ou moins rapidement et massivement dans le sang selon son origine. D'où la notion d'index glycémique des aliments. Il a été défini pour les classer selon l'importance et la durée de l'élévation de la glycémie qu'ils provoquent lorsqu'ils sont ingérés. Il se caractérise, à quantité égale de glucides, comme l'effet hyperglycémiant (augmentation de la teneur de glucose dans le sang) d'un aliment comparé à un liquide glucosé. Il est très exactement calculé par un chiffre déterminé par une fraction. Au numérateur de celle-ci figure la surface mesurée sous la courbe glycémique durant 3 heures, après ingestion de 50 g de glucides contenus dans l'aliment testé ; au dénominateur est comptabilisée la surface glycémique pendant 3 heures après l'ingestion d'une solution standard de 50 g de glucose. En pratique, chez une même personne, le numérateur est déterminé le premier matin, le dénominateur le lendemain. Véritable novation, cet indice est d'autant meilleur qu'il est plus faible.

La mesure de l'index glycémique constitue un progrès considérable, car il s'agit d'un paramètre physiologique qui définit objectivement la qualité d'un aliment ; alors que, pour les autres nutriments, on en reste aux quantités telles que définies dans les ANC (apports nutritionnels conseillés, définis par les experts) ou encore les AJR (apports journaliers recommandés, exigés par le législateur). Au contenu chimique de l'aliment est substituée une réponse biologique.

Cet index est actuellement l'instrument de mesure le plus fiable, compte tenu des connaissances scientifiques et médicales. L'index insulinémique (qui fournit la rapidité de réponse hormonale à l'arrivée de glucose, sous forme de sécrétion d'insuline) est certes plus pertinent, mais il est plus complexe et plus coûteux à doser.

En tout état de cause, la satiété est inversement proportionnelle à l'index glycémique d'un aliment. C'est-à-dire que plus un sucre est « lent », mieux il coupe la faim. Incidemment, chez l'adolescent obèse, la prise volontaire libre d'aliments après un repas à index glycémique fort est de 80 % supérieure à ce qu'elle est après un repas similaire, mais d'index glycémique faible.

En fait, l'examen détaillé des chiffres du tableau montre que la nature du sucre – simple ou complexe – ne permet pas d'inférer systématiquement l'ordre de grandeur de l'index glycémique. Ainsi, le glucose donne un index de 100, par définition ; alors que le fructose (autre sucre sim-

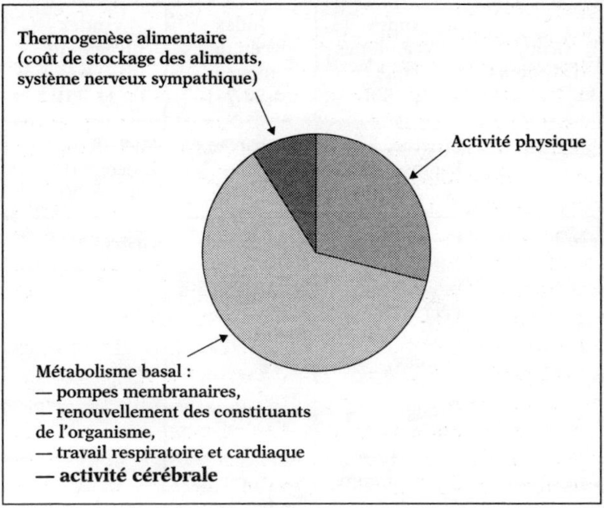

Composantes des dépenses énergétiques sur 24 heures
(personne sédentaire)

ple) présente un index de 23, ce qui explique que les fruits aient des index bas. Les disaccharides (constitués par définition de deux sucres simples) ont des index moyennement élevés, allant de 73 pour le miel (car il est en partie « inversé », c'est-à-dire qu'il contient en fait une bonne quantité de glucose), à 65 pour le saccharose (celui du sucre en morceaux ou des boissons sucrées, formé de deux molécules arrimées l'une à l'autre : le glucose et le fructose) pour descendre à 45 avec le lactose (celui du lait, composé de glucose attaché au galactose) ; dame Nature a bien évidemment prévu que le sucre du lait soit le plus efficace possible !

Un exemple de la complexité des phénomènes : une banane peu mûre contient surtout de l'amidon (donc un bon sucre « lent »), mais quand elle est à maturité et sucrée, il y a surtout du sucre (donc du sucre « rapide »). En réalité, la composition de chaque aliment intervient

Groupe d'aliments	Index glycémiques bas (< 50)	Index glycémiques moyens (50-74)	Index glycémiques élevés (> 75)
Sucres	Fructose 23 Lactose 46	Saccharose 65	Miel 73 Glucose 100 Maltose 105
Fruits	Cerise 22 Pamplemousse 25 Pêche 28 Abricot sec 31 Pomme, poire 36 Orange, raisin 43	Kiwi 52 Banane, pruneaux 53 Mangue 55 Ananas 66	Pastèque 72
Boissons	Jus de pomme 41	Jus d'orange 57 Fanta 68	
Céréales petit déjeuner	All-Bran 30	Porridge 61	Kellogg's 77 Cornflakes 84
Pains	Pain au son d'avoine 44 Pain aux céréales 45	Pain noir (seigle) 50 Pain blanc 70	Baguette française 95 Pain complet 77
Céréales/pâtes	Pâtes aux œufs 32 Ravioli à la viande 39 Spaghettis 41 Nouilles 47	Riz blanc 57 Riz brun 55 Couscous 65	Riz rapide 91
Légumes	Pois chiche 33 Petit pois 48 Igname 51	Pomme de terre Pontiac 56 Pomme de terre nouvelle 62 Betterave 64 Carotte 71	Rutabaga 72 Pomme de terre frite 75 Pomme de terre flocons 83

Groupe d'aliments	Index glycémiques bas (< 50)	Index glycémiques moyens (50-74)	Index glycémiques élevés (> 75)
Collations, en-cas, confiseries	Cacahuète 14 Chocolat 49	Chips 54 Pop-corn 55 Mars 68 Chips de maïs 73	
Gâteaux	Muffin aux pommes 44 à la banane 47	Croissant 67 Pâtisserie 59	Gaufre 76
Légumineuses	Haricot sec 27 Lentille 29 Haricot blanc 38		Fève 79
Produits laitiers	Lait entier 27 Lait écrémé 32 Yaourt parfumé maigre 33	Crème glacée 61	

(D'après Bellisle *et coll.*, *Apports nutritionnels conseillés*, Martin Ed. Tec et Doc Lavoisier, 2001.)

Index glycémique de quelques aliments
(L'aliment de référence est le glucose.)

sur les caractéristiques – lentes ou rapides – de ses propres sucres. Un classement global des céréales et des légumes, qualitatif et non simplement quantitatif, valorise les pâtes alimentaires qui constituent les meilleurs « sucres lents ». Elles sont suivies des lentilles, pois et haricots secs. Le riz complet et le pain complet sont plus lents que le riz raffiné ou le pain blanc ; alors que les sucres de la pomme de terre et du pain blanc sont relativement rapides. En pratique, les choses ne sont pas aussi simplistes que le vocabulaire habituel : certains sucres simples comme ceux contenus dans le pruneau ont des comportements de sucres lents, du fait de la présence de fructose, mais aussi de sorbitol, amplifiée par l'action des polyphénols et des fibres !

La présence de graisses (consommées en même temps que les glucides) diminue l'index glycémique : alors qu'il est de 65 pour le saccharose, il passe à 49 dans le chocolat (constitué de graisses et de sucres), ce qui représente une bénédiction pour les gourmands ! La combinaison de graisses et de protéines diminue encore l'index : de 45 pour les pâtes, il passe à 39 avec les raviolis (grâce à la présence de protéines) pour se retrouver à 32 pour les pâtes aux œufs (protéines + graisses). Dans le même esprit, l'index glycémique du lait écrémé (32) est inférieur à celui du lactose (46), conséquence de la présence des protéines, celui du lait entier est encore plus petit (27) grâce à la présence simultanée des protéines et des graisses.

L'effet de la taille des morceaux, ou pour être plus précis de leur granulométrie, est évident quand on compare pommes de terre et purée : l'index passe de 56 à 98. Les frites ont par contre un index plus élevé que les pommes de terre, malgré la présence de graisses ; en effet, la cuisson transforme l'amidon et augmente son index, qui est cependant ralenti par l'huile qui a imprégné les frites, mais pas suffisamment... Les chiffres sont donc impitoyables !

Pour ce qui est du pain, l'index glycémique s'avère différent selon la variété choisie : il peut être élevé quand il s'agit de la baguette française, bas avec le pain au son, car les fibres diminuent l'index. Sans compter que la présence de celles-ci permet un fonctionnement harmonieux de la digestion, et donc une meilleure utilisation des autres aliments. Mais, en pratique alimentaire, le pain n'est presque jamais consommé seul : au cours du repas, il est au minimum accompagné d'un peu de beurre, de fromage, d'une tranche de jambon ou de quelques rondelles d'œuf. Ces délicieux assortiments diminuent de manière importante son index glycémique. Dans le pain complet, la présence du germe, constitué de graisses et de protéines, réduit l'index ; outre le fait que ce germe bénéficie de la propriété exceptionnelle de contenir de fortes quantités de vitamines, de minéraux et d'acides gras indispensables.

À tous les âges de la vie, dans toutes les situations physiologiques, la substance énergétique clef est le glucose à distribution lente des céréales. Pour assurer une bonne glycémie, dont la constance est le gage de l'efficacité, elles doivent être consommées à tous les repas. En dehors des céréales, l'amidon n'est utilitairement présent que dans les pommes de terre, les pois, les châtaignes et les lentilles. La paléontologie montre que les céréales ont toujours constitué un aliment de base pour toutes les populations, d'autant que leurs grains pouvaient se conserver ; d'où, pour certains, l'origine de l'invention de la poterie. Leur cueillette puis leur culture et leur préparation ont fédéré les groupes humains, ont fait naître les premières sociétés. La variété et la préparation culinaire des céréales ont participé à la stabilisation du tissu géographique, au ciment social, à l'identification des groupes humains et des cultures. Car, selon les conditions climatiques et les régions, toutes les civilisations ont largement tiré profit des céréales : le blé en Europe, le riz en Asie, le maïs en Amérique, le sorgho et le millet en Afrique. En Chine, l'agriculture semble être apparue dans deux berceaux distincts : il y a environ 8 000 ans, le millet commença à être cultivé dans le bassin du fleuve Jaune, et le riz dans le bassin du fleuve Bleu. La sublimation des céréales s'est traduite par leur divinisation : Cérès leur a donné leur nom.

• Outre les céréales : les châtaignes avant les pommes de terre !

> « Il y avait bon lait, beaux fruits, bonnes châtaignes et beaucoup de tranquillité. »
>
> Jean GUÉHENNO. *Jean-Jacques*.

Les cerveaux des paysans, malins pour ne pas dire roublards, ont carburé à la châtaigne, avec une remarquable efficacité ! Car toutes les populations n'ont pas eu la chance d'avoir accès aux céréales, du fait de la nature géologique des sols ou de l'altitude un peu trop élevée de leurs territoires. Jusqu'à l'arrivée de la pomme de terre, depuis le néolithique tout au moins, le châtaignier fut un authentique arbre nourricier, au point que l'on parle de véritable civilisation de la châtaigne, pour certaines régions de France comme les Cévennes, la Corse et surtout le Limousin ! En dehors peut-être du blé, symbole même de vie, exceptionnels sont en effet les plantes ou les arbres qui ont reçu autant de louanges et de témoignages de reconnaissance que le châtaignier, en raison de son rôle primordial dans l'alimentation des populations rurales au cours des siècles...

Servant de doublures aux matelas de plumes, souples, élastiques et nerveuses, ses feuilles s'affaissaient en gémissant, pour se relever ensuite comme du crin. Ces lits de feuilles de châtaignier, réputés confortables, ne devaient cependant pas être particulièrement silencieux, si l'on en croit le surnom de : « lits de Parlement » parce que la feuille gazouille lorsqu'on se couche, se retourne ou se lève. Tout un programme de discrétion familiale, surtout quand on sait que tout le petit monde dormait dans la même pièce.

En réalité, c'est à Parmentier – sans rancune – que l'on doit la première description détaillée de la préparation des châtaignes blanchies dans son *Traité de la châtaigne* publié en 1780. Ayant observé, à la suite de ses expériences, que la farine de châtaigne n'avait pas la qualité suffisante pour remplacer celle des céréales pour la fabrication du pain, Parmentier en conclut que la meilleure façon de se nourrir quotidiennement de châtaignes était « la manière limousine ». ... Bel hommage rendu par le célèbre promoteur de la pomme de terre aux châtaignes blanchies du Limousin.

Quelle digestibilité, quels rôles ?

Du point de vue nutritionnel, on distingue d'une part les glucides assimilables et d'autre part les glucides indigestibles, donc inassimilables. Les glucides assimilables sont globalement identifiés en trois familles : les monosaccharides, les disaccharides et les glucides complexes. Les principaux monosaccharides sont le glucose, le fructose et le galactose ; parmi les disaccharides se distinguent le saccharose (association d'une molécule de glucose à une molécule de fructose), le maltose (association de deux molécules de glucose) et le lactose, présent dans le lait, comme son nom l'indique, combinaison d'une molécule de galactose et d'une molécule de glucose.

Les glucides complexes, quant à eux, possèdent des formules chimiques assez compliquées qui justifient cette dénomination ; par opposition aux précédents, appelés parfois glucides simples. Dans l'alimentation, les glucides complexes assimilables sont essentiellement représentés par les amidons, qui sont les glucides des végétaux ; mais aussi, en très faible quantité, par le glycogène, qui est le glucide animal de stockage. Ils sont formés d'une grande quantité de molécules de glucose accrochées les unes aux autres.

Comme leur nom l'indique, les glucides dits indigestibles sont inassimilables tels quels. Du point de vue de l'alimentation et de la digestion, il faut toutefois distinguer d'une part les glucides fermentescibles et d'autre part ceux qui ne le sont pas. Sur le plan pratique, cette discrimination est très importante, car leurs apports réels respectifs en énergie sont différents. En effet, les glucides capables de fermenter dans le gros intestin produisent des acides gras dont les chaînes carbonées sont courtes, qui sont utilisées par les bactéries de l'intestin, mais aussi par le corps. Ils sont donc réellement énergétiques. Consommés en quantités importantes, ils provoquent en outre des fermentations intestinales sources d'inconfort digestif, avec notamment des flatulences. Attention donc aux aliments et boissons supplémentés en fibres qui ne sont pas zéro-calories, comme le prétendent pourtant certaines étiquettes !

• Les glucides : plus que de l'énergie

Les glucides constituent la plus grande partie de la matière organique terrestre ; ils interviennent à de très nombreux niveaux, dans une multitude de formes de vie.

Ils servent de réservoirs d'énergie, ils participent à la structure de molécules produisant directement de l'énergie, ils jouent aussi des rôles d'intermédiaires métaboliques. Ainsi, l'amidon des végétaux et le glycogène des animaux constituent les polysaccharides les plus rapidement mobilisables pour fournir du glucose, molécule fondamentale pour la création d'énergie. L'ATP, monnaie universelle d'énergie, est un dérivé phosphorylé d'un glucide simple, lui-même dénommé « ose ». Si le cerveau n'est plus irrigué par le sang, ne recevant plus de glucose, il ne peut résister que trois petites minutes en brûlant le glycogène qu'il contient et la « monnaie » qu'il a en réserve. En fait, le malaise est déjà là depuis longtemps. Car 10 secondes de privation d'oxygène provoquent une perte de connaissance : le temps, pour le cerveau, de consommer l'oxygène déjà présent dans l'organe et celui du sang qui se situe encore dans ses vaisseaux sanguins.

Mais ce glucose intervient aussi dans une multitude de fonctions neuronales. Par exemple, il concourt à l'élaboration d'un neuromédiateur : l'acétylcholine. Les glucides sont liés à nombre de lipides et de protéines ; ils participent ainsi à l'identité des neurones, comme ils le font pour les groupes sanguins sur les cellules du sang.

Par ailleurs, des sucres particuliers dénommés oses, le ribose et le désoxyribose, sont des substances qui participent directement à la structure de l'ADN (le composant des chromosomes, porteurs de l'information génétique) et de l'ARN (le messager qui sert de « patron » pour transformer l'information génétique en construction de protéines). Enfin, les polysaccharides sont des éléments importants de la structure des parois cellulaires des bactéries et des végétaux, ainsi que de la carapace (l'exosquelette) des arthropodes et des invertébrés dont le corps, formé de pièces articulées, est recouvert de chitine, tels les crustacés, les insectes et les arachnides. Cette chitine, un polysaccharide, est une substance organique proche de la cellulose. Elle est totalement inassimilable.

Les hypoglycémies

> « Je m'étais tourné vers Dieu à plusieurs reprises dans mon adolescence, et je m'étais même converti pour de bon, bien que provisoirement, lorsque ma mère avait fait sa première crise d'hypoglycémie et que j'avais assisté, impuissant, à son coma insulinique. La vue du visage terreux, de la tête penchée, de la main sur la poitrine, de cet abandon total des forces.... »
>
> Romain GARY. *La Promesse de l'aube.*

Quelles sont alors les principales causes d'hypoglycémie ? La première est classique : une alimentation insuffisante ou inadaptée. La deuxième est plus surprenante : suivant les repas de quelques heures, elle est dite réactionnelle. La troisième est provoquée par certaines maladies ou consécutive à la prise de médicaments particuliers.

L'hypoglycémie d'origine alimentaire se traduit par des manifestations récidivantes, stéréotypées et réversibles. Elles surviennent suivant une chronologie rythmée par les repas, leur insuffisance ou leur absence. Les manifestations sont : palpitations, sensation de faim impérieuse, pâleur, anxiété, mal de tête, sueurs froides et tremblements. Des symptômes plus graves leurs succèdent, dont, par ordre de gravité croissante : grande fatigue soudaine (asthénie), vue trouble ou double, confusion mentale d'installation progressive ou aiguë, altération du comportement, convulsions et enfin coma.

La deuxième cause d'hypoglycémie semble paradoxale. Comment trop de sucre peut-il provoquer une hypoglycémie réactionnelle ? Pourquoi quelques morceaux de sucre absorbés avant une compétition rendent les jambes molles au moment du départ ? Car, après un repas sucré, l'organisme réagit en sécrétant de l'insuline, laquelle permet de stocker ce sucre-énergie sous forme de graisse, s'il n'est pas brûlé dans l'exercice physique. Mais l'insuline reste encore présente dans le sang, bien après que le glucose d'origine alimentaire ait été utilisé. Elle induit alors l'utilisation du glucose restant dans le sang, dont la concentration diminue, jusqu'à se trouver en dessous du seuil de la normalité, d'où la sensation de faim... et la recherche d'un autre morceau de sucre. C'est précisément l'hypoglycémie réactionnelle. Ainsi, la boisson sucrée prise en fin de matinée, loin de couper l'appétit, l'ouvre en réalité, car l'hypoglycémie donne faim... Avis donc aux amateurs !

Le diagnostic d'hypoglycémie réactionnelle peut être confirmé sous surveillance médicale ; à l'aide d'un test qui consiste à manger des morceaux de sucre, puis à faire des prélèvements de sang à intervalles réguliers. Cette épreuve, dite d'hyperglycémie provoquée par voie orale, dure 5 heures. Elle entraîne secondairement, chez les personnes sensibles, une chute franche de la glycémie associée aux signes évocateurs qu'il convient alors de corriger rapidement. Ces signes disparaissent avec l'administration de glucose, et non avec un placebo. Le test est important, car il n'est pas rare que certains hypoglycémiques ne soient, en réalité, que des angoissés.

En cas de véritables hypoglycémies post-alimentaires, le traitement repose évidemment sur des consignes diététiques. Il est alors conseillé de prendre un petit déjeuner glucido-lipo-protidique (en d'autres termes complet ; du lait, des œufs et du pain font parfaitement l'affaire) enrichi en fibres végétales (donc plutôt du pain complet ou bien au son), de manger régulièrement des repas riches en « sucres lents », de supprimer les sucres d'assimilation rapide et l'alcool, qui provoquent des fluctuations importantes de la glycémie et de la concentration d'insuline dans le sang.

La troisième cause d'hypoglycémie est logique : elle peut évidemment survenir au cours d'un effort physique prolongé. Les sports, tout particulièrement ceux d'endurance, imposent un apport glucidique après deux heures d'effort, afin d'éviter la fatigue, la baisse de performance, les crampes épigastriques (faim douloureuse), les manifestations générales de l'hypoglycémie, physiques et mentales. La réhydratation en cours d'exercice par des boissons sucrées permet d'apporter le glucose nécessaire. Le sucre rapide permet alors de combler avec célérité le déficit. Sous forme de barres de céréales sucrées, comme chacun ne le sait que trop bien ; ou, mieux, par une poignée de pruneaux.

Zoom sur le TVG

« L'estomac plein ressemble à une conscience satisfaite. »

Victor HUGO. *Les Travailleurs de la mer.*

La vitesse avec laquelle s'effectue l'évacuation de l'estomac, que les spécialistes appellent prosaïquement la vidange gastrique, représente probablement l'un des facteurs les plus importants du contrôle de la vitesse de l'absorption intestinale. En réalité, selon que l'aliment est consommé seul ou non, les durées de temps de vidange gastrique (le TVG) sont différentes. Ce temps conditionne la vitesse de distribution dans l'intestin grêle du glucose produit préalablement dans l'estomac, ainsi que des amidons restants ; il induit, par conséquent, les réponses glycémiques qui suivent l'absorption d'aliment.

Le TVG dirige et organise, il délivre petit à petit les nutriments, évite les à-coups, assure l'étalement de l'apport en glucose à l'organisme sur plusieurs heures.

Globalement, selon qu'un aliment glucidique donne lieu à un TVG rapide ou lent, le pic de concentration de sucre dans le sang est plus ou moins accentué ; il est suivi d'ailleurs, dans un second temps, d'un pic hyperinsulinémique. Il convient que ces deux pics soient aussi peu marqués que possible.

Différents facteurs peuvent influencer le temps de vidange gastrique. D'abord la teneur en lipides : plus le repas en est riche et plus le temps de vidange est long. Ensuite, les quantités de glucides complexes eux-mêmes : ils augmentent le temps de vidange. C'est ainsi qu'une fine purée de pommes de terre bien cuite, sans graisse, est absorbée par l'intestin presque aussi vite que de l'eau contenant une quantité équivalente de glucose : c'est alors un véritable sucre « rapide ». D'où l'intérêt, de « ralentir » les sucres, avec du beurre ou, mieux, du fromage râpé, de quelques gouttes d'une excellente huile végétale polyinsaturée, telle celle de noix qui donne un goût sublime ! Un dessert bien sucré pris en fin de repas, après une salade copieusement agrémentée de vinaigrette à l'huile, peut ainsi devenir un sucre « lent », et n'être pas interdit à un diabétique.

L'alcool joue aussi un rôle : mais, contrairement aux croyances populaires, le « trou normand » n'accélère pas l'évacuation de l'estomac, puisqu'en réalité l'alcool allonge le TVG. L'alcool intervient, semble-t-il, en induisant une distension ou une atonie des fibres musculaires lisses de l'estomac, qui fait disparaître la sensation de plénitude ; cette « anesthésie » permet de poursuivre le repas.

Enfin, le moment de la journée n'est pas indifférent : un même repas aurait un TVG plus court s'il était pris le matin plutôt que le soir.

Après avoir été libéré par l'estomac, l'aliment doit évidemment être digéré dans les intestins. Or, cette opération peut être modulée par sa préparation. Ainsi, normalement, 1/50 environ de l'amidon de pommes de terre cuites échappe à la digestion dans l'intestin grêle. Ce déficit monte à plus de 1/10 lors de l'ingestion de pommes de terre cuites puis refroidies pendant une nuit au réfrigérateur. D'ailleurs, en réchauffant ces dernières, leur digestibilité dans l'intestin grêle s'améliore, mais il reste un déficit de 1/15 de malabsorption. L'amylopectine, l'une des formes chimiques de l'amidon, est partiellement responsable de cet effet. Enfin, certains végétaux contiennent des inhibiteurs naturels de l'amylase : lectine, acide phytique ou encore tanins, ces éléments pourraient également réduire leur digestibilité.

Plus les particules ingérées sont grosses, plus la vidange est lente, mais cela ne veut pas dire qu'il ne faille pas mastiquer. Par ailleurs, la faible réponse glycémique obtenue avec les légumes secs contenant des particules solides de grande taille, riches en fibres alimentaires et en protéines par rapport à d'autres hydrates de carbone, résulte non seulement d'une digestibilité intestinale plus longue, mais également d'une vidange gastrique plus lente.

Outre le TVG, l'index glycémique d'un aliment dépend aussi de nombreux facteurs, parmi lesquels il faut signaler bien évidemment les tolérances individuelles et les procédés technologiques qui lui ont été appliqués (la cuisson notamment). Par conséquent, cet index glycémique ne peut être objectivement considéré que comme une donnée totalement descriptive ; il reste cependant l'indicateur le plus intéressant, compte tenu des connaissances scientifiques actuelles.

Sur le plan expérimental et technologique, les index glycémiques sont déterminés chez des personnes « volontaires cobayes » saines (c'est-à-dire sans maladies qui pourraient interférer, comme le diabète, bien entendu) qui doivent évidemment être au repos. Mais, finalement, la vitesse d'accumulation du sucre dans le sang, qui est objectivée par l'aspect de la courbe glycémique, est déterminée par l'équilibre entre le flux de glucose entrant dans le sang et la vitesse avec laquelle il le quitte pour être assimilé par les tissus. Après avoir bu un soda bien sucré, si vous pédalez comme un forcené, l'élévation de la glycémie sera tout de même modeste, car le glucose est immédiatement utilisé dès son arrivée dans le sang.

*Les fibres :
« toucher du bois » pour bien digérer !*

Les fibres n'exercent pas d'effet connu sur la structure ou la fonction du cerveau. Mais elles permettent une bonne digestibilité de nutriments qui lui sont particulièrement utiles.

Les nutriments constituent les substances incluses dans les aliments qui sont digérées, captées et utilisées par notre corps, soit pour le construire et le maintenir, soit pour lui permettre de fonctionner, ou lui apporter l'incontournable énergie. Or, chacun le sait bien, les fibres sont indispensables à une bonne digestion, mais ne constituent pas pour autant des nutriments au sens propre du terme. Il s'agit donc de substances particulières. Pour assurer une digestion harmonieuse, il faut savoir combien de fibres sont nécessaires. L'alimentation française apporte actuellement entre 15 et 20 g de fibres par jour (50 % provenant des céréales, 32 % des légumes, 15 % des fruits, 3 % des légumes secs). Cette consommation est très insuffisante : en effet, les quantités généralement recommandées par les experts de l'AFSSA sont environ de 2 fois supérieures.

Concernant les fibres alimentaires, les Français se trouvent donc confrontés à une véritable carence nutritionnelle.

Les fibres végétales alimentaires sont des polysaccharides d'agencement et d'organisation variables, à l'exception de la lignine formée de polyphénols. Tout aliment végétal contient, en proportions différentes, divers types de polysaccharides. Pour simplifier, globalement, parmi les fibres végétales alimentaires que nous consommons, se distinguent principalement la lignine, la cellulose et l'hémicellulose. La lignine, ni digérée ni fermentée, est donc strictement inassimilable. Ainsi que le rappelle son étymologie (ligneux signifie de la nature du bois), c'est une fibre dure. Contrairement aux autres fibres, elle ne retient que de très faibles quantités d'eau. La teneur en lignine augmente au cours du vieillissement des végétaux. Par conséquent, les légumes âgés et ceux dont la croissance est lente en sont les plus riches. En général, spontanément, nous les évitons.

Les fibres participent activement à la digestion sur le plan de la physiologie comme au niveau mécanique. Cette réalité ne peut pas pudiquement être escamotée, il s'agirait d'ingratitude ! D'autant qu'on oublie trop souvent que s'active dans notre intestin une vie extrêmement intense. Car il contient 10 fois plus de bactéries qu'il n'y a de cellules dans tout notre corps ! Après la petite digestion sélective en bouche, puis celle qui se poursuit dans l'estomac, suivie de celle de l'intestin grêle, le gros intestin réceptionne finalement ce qui n'a pas encore été digéré. Il propulse lentement son contenu, qui finit par être éliminé sous la forme des selles.

Sur le plan nutritionnel, alimentaire et physiologique, une caractéristique importante des fibres réside dans leur pouvoir de rétention de l'eau. Celui-ci peut être considérable : certaines d'entre elles, insolubles, peuvent gonfler en absorbant jusqu'à 20 fois leur poids d'eau. Les fibres solubles, quant à elles, sont capables de former soit des solutions épaissies à la viscosité importante (gommes, certaines hémicelluloses), soit des gels (comme les alginates, les carraghénanes ou les pectines). Ces propriétés sont fréquemment utilisées par l'industrie agro-alimentaire, les fibres constituant alors de véritables additifs, le plus souvent gélifiants. À lire les étiquettes, on les trouve presque partout !

Avantage fort apprécié, que vous savez aussi mettre à profit dans nombre de préparations culinaires : la pectine, sorte de ciment entre les autres fibres des parois internes des végétaux, forme un gel en présence d'eau. Elle fournit, par exemple, la consistance voulue aux délicieuses confitures. Elle se trouve principalement dans les fruits (la pomme en est très riche) et les jeunes légumes.

CHAPITRE 4

Organiser les circuits de neurones

« Parce que les houppes de votre palais ne sont pas encore faites à la sublimité de la substance qu'elles dégustent. Dites-moi, est-ce que dès la première fois vous avez aimé les huîtres, le thé, le porto, les truffes, toutes choses que vous avez adorées par la suite ? »

Alexandre DUMAS. *Le Comte de Monte-Cristo.*

« Je voulais prouver qu'on pouvait aller dans un restaurant beau, étonnant, avec plein de surprises, de raffinement, manger des choses bonnes, des choses belles, dans un rapport plus humain, en écoutant de la bonne musique. »

Philippe STARCK. *Centre Pompidou*, 2003.

Feu d'artifice des sensations : la vue crée l'émotion et l'extase, le goût suscite le plaisir, l'odorat conforte la mémoire aux souvenirs agréables, l'ouïe fait frissonner de délice, le toucher sublime la sensualité. Regarder plutôt que voir, écouter plutôt qu'entendre, humer plutôt que sentir, goûter plutôt que... En intégrant les perceptions tactiles, celles engendrées par l'aliment savoureux envahissant voluptueusement la bouche. Tout s'élabore selon Charles Baudelaire : « Les parfums, les couleurs et les sons se répondent. » Toutefois, le succès de l'utilisation des sens repose sur leur apprentissage.

Car certaines perceptions sont plus ou moins innées, comme celles de la langue : nous sommes « animalement » faits pour aimer le goût du sucré ; alors que toutes les autres perceptions sont apprises, acquises. Elles doivent donc avoir été enseignées. Sinon, un véritable handicap des sens, associé à une infirmité culturelle, induit une mauvaise qualité de vie, une santé déficiente, un cerveau mal construit, une intelligence amoindrie.

Les apprentissages sensoriels doivent être faits par le nourrisson puis l'enfant à certaines périodes bien précises de leur existence. En effet, comme tout ce qui vit, le cerveau s'élabore selon une chronobiologie parfaitement déterminée, imperturbablement gouvernée par les gènes. Sachant que tous les organes des sens doivent acquérir un minimum de mécanismes ; socle fonctionnel indispensable pour que la partie spécifiquement humaine du cerveau, frontale, profite de la culture toute la vie durant, puisqu'elle aura appris à apprendre. L'animal est gouverné par une sorte de logiciel, parfois très complexe, mais dont il ne peut guère s'écarter, la nature représente pour lui toute sa culture. Tandis que pour l'être humain, après l'obligatoire apprentissage, c'est l'éducation qui lui permet d'acquérir une culture.

Les enfants ne mangent volontiers que ce qu'ils connaissent, ils redoutent ce qui leur est inconnu ; conservateurs, ils aiment se sentir en sécurité : ce comportement s'appelle la néophobie, la peur du nouveau. Le meilleur antidote se trouve dans la présentation répétée de l'aliment, qui induit la familiarité, pour n'être finalement qu'une somme d'expériences positives. Ainsi, petit à petit, le goût *de* l'aliment se transforme en goût *pour* l'aliment. De plus, les enfants sélectionnent instinctivement les aliments qui les rassasient le mieux, car étant les plus énergétiques. C'est pourquoi, entre autres, ils n'apprécient pas de prime abord les légumes (au contraire des fruits, qui sont sucrés). Pour leur apprendre à aimer les endives ou les épinards, il faut les accompagner de pommes de terre. En d'autres termes, il faut les rendre « bourratifs ». Apprendre à manger consiste à organiser dans le cerveau un véritable conditionnement. Sinon, les adultes seront de véritables handicapés. Car celui qui consomme un aliment parce qu'il n'en a pas connu de dissemblables développe des attitudes différentes de cet autre qui en préfère un parmi ceux qui lui sont présentés : seulement dans ce cas il a le choix, et par conséquent la liberté. Le droit à manger est indissociable du droit à choisir ! La cause et la conséquence de la santé du cerveau dans sa dimension intellectuelle résident dans l'appréciation du beau, et du bon. Avec la culture alimentaire, les goûts s'affinent, se complexifient.

Cependant, l'éducation doit se faire avec délicatesse. En effet, réminiscence du mammifère survivant dans un milieu hostile, notre cerveau retient mieux un danger, ou un dégoût, qu'un plaisir. Des enquêtes poussées, initiées par des limiers de la nutrition, ont démontré que les aversions alimentaires observées chez des septuagénaires provenaient de situations conflictuelles qu'ils avaient eues avec certains aliments avant l'âge de 12 ans, dont ils ne se souvenaient généralement pas ! Il est long d'apprendre à aimer, alors qu'on apprend à détester définitivement en une fois !

Les chaînes de petites cellules grises : organiser pour agir

> « Les vrais amis des phrases sont comme les fabricants de colliers. Ils enfilent des perles et de l'or. Mais les mots ne sont pas seulement beaux. Ils disent la vérité. »
>
> Érik ORSENNA.
> *La grammaire est une chanson douce.*

Il convient d'être initié aux lettres pour faire des mots, aux mots pour composer des phrases, à la grammaire pour écrire une page de texte ou un discours ; dans le même esprit, il est obligatoire de connaître les aliments avant de construire des repas ; avant d'être capable d'élaborer un équilibre alimentaire qui se conjugue sur plusieurs jours, en mangeant de tout, un peu (plus ou moins). Tel est le secret pour être bien dans sa tête, moins gros dans son physique, bien dans sa peau ajustée à son corps

Car, de même qu'il faut apprendre à marcher, à lire et à écrire, il faut impérativement apprendre à manger. C'est-à-dire connaître l'existence des lettres (les nutriments) pour former des mots (les aliments) et créer des phrases (les repas) ; sans oublier les règles élémentaires de la grammaire : le plat de résistance est après les entrées, et avant les fromages et dessert, pour des raisons physiologiques et chronobiologiques, et pas seulement culturelles. Enfilez donc les perles culinaires. Mais que font donc ces apprentissages dans la structure cérébrale, dans l'organisation des neurones ?

Au moment de la naissance, le cerveau est envahi par une sorte de gigantesque court-circuit : chaque neurone communique avec des centaines de milliers de ses voisins, ce qui est tout à fait excessif, sans efficacité, voire générateur de désordres. C'est pourquoi les mouvements du nouveau-né sont totalement non coordonnés, car ses muscles reçoivent des ordres et des contre-ordres. Mais, fort heureusement, l'apprentissage sélectionne des chaînes de neurones : de ce fait, une multitude de points de communication inutiles sont éliminés, alors que ceux qui ont la caractéristique d'être fonctionnels sont préservés. Apprendre, c'est stabiliser certaines combinaisons de communications préétablies entre les neurones. C'est aussi en éliminer beaucoup d'autres. Par exemple, un neurone qui a bénéficié d'un apprentissage n'est plus en contact qu'avec 1 000 à 2 000 confrères ; alors qu'initialement il communiquait inefficacement avec 10 fois plus d'entre eux. Le cerveau est programmé pour apprendre, pour permettre à l'expérience de sélectionner certains points de communication de préférence à d'autres. Si les neurones ne sont pas stimulés, ils disparaissent faute d'occupation, et cela pour toujours. Les malheureux petits Roumains découverts il y a quelques années dans de sinistres asiles avaient des multitudes de neurones en moins, faute de nourriture, de stimulations sensorielles et sociales ; cela se voyait même au microscope !

Cette organisation, après une sorte de « formatage » et de « défragmentage », en termes d'informaticien, doit obligatoirement s'effectuer à certains moments de l'existence, sinon les structures qui auraient dû mémoriser dégénèrent, pour disparaître à tout jamais. En effet un neurone qui meurt n'est malheureusement pratiquement jamais remplacé par un autre ; de sorte que, dès sa naissance, l'être humain ne peut que perdre ces précieuses cellules. Incidemment, rappelez-vous qu'il est d'ailleurs heureux que les neurones soient privés du pouvoir de se diviser dès qu'ils deviennent fonctionnels, car les complications seraient inimaginables s'il prenait à l'un d'entre eux, connecté à plusieurs milliers de ses voisins, le caprice de se diviser ! La venue de ces intrus ne manquerait pas de semer la pagaille la plus complète. Les mouvements seraient erratiques, il faudrait réapprendre en permanence les gestes de base. Les souvenirs seraient confus ; le caractère se modifierait en permanence !

• Voir et comprendre

Un exemple expérimental concernant la vision permet d'illustrer l'obligation d'organisation de ce que certains appellent le « cerveau-machine ». Cette découverte a d'ailleurs valu le prix Nobel à ses auteurs. Quel travail ont-ils réalisé ? Parmi les multiples résultats qu'ils ont obtenus, deux sont démonstratifs.

Première expérience, spectaculaire : à l'instant de sa naissance, ils ont occulté les deux yeux d'un animal ; puis, quelques semaines plus tard, ils ont enlevé les caches. Ils ont alors constaté que l'intéressé restait aveugle pour le restant de ses jours. Pourquoi ? Parce que les neurones d'une région bien précise du cerveau, qui auraient dû apprendre à voir, n'ont pas été sollicités ni utilisés en temps voulu ; ils ont donc dégénéré, puis définitivement disparu. L'œil restait cependant normal, la rétine parfaite, le nerf optique fonctionnel, et pourtant l'animal ne voyait rien : ses structures cérébrales, normalement utilisées pour la vision, s'étaient évanouies à tout jamais. Il en va de même pour un enfant nouveau-né souffrant d'une importante cataracte. S'il n'est pas opéré immédiatement après sa naissance, il souffrira d'une vision très déficiente. Malheureusement, jusqu'à une date récente, on retardait par compassion l'heure des interventions chirurgicales, car opérer un nourrisson peut paraître cruel sinon difficile. L'erreur était gigantesque, car plus le délai était important, moins la vision future pouvait être bonne.

Une démonstration plus fine de l'indispensable chronobiologie de cette organisation nécessaire dans l'organisation du cerveau a même été réalisée : un animal élevé pendant un certain temps dans un univers constitué uniquement de traits horizontaux butera pendant tout le reste de son existence contre des barreaux verticaux, à partir du jour où il sera mis dans une cage normale. En effet, les structures de son cerveau « prévues » pour voir vertical ont dégénéré, faute d'avoir été sollicitées.

Cette observation a des conséquences importantes pour les nourrissons humains. En effet, un enfant qui « louche » doit être rapidement rééduqué et traité, sinon un seul de ses yeux travaille, puisque son cerveau sélectionne celui qui y prédomine, appelé l'œil directeur ; à l'incorporation au service militaire, il s'agit de celui que le sous-officier faisait rechercher pour apprendre à tirer au fusil. Pour les contraindre à utiliser leurs deux yeux, on fait porter à certains tout-petits des lunettes spéciales qui les obligent à faire travailler l'œil que le cerveau a tendance à considérer comme aveugle. Car, s'ils ne le font pas, ils ne pourront plus jamais voir en relief. En effet, pour ne pas voir trouble, le cerveau de ces nouveau-nés sélectionne la vision d'un seul œil : cette vision monoculaire ne peut pas, par définition, être trouble, puisqu'une seule image est formée ; et non pas deux qui, en l'occurrence, ne pourraient pas se superposer. Rapidement, ces enfants deviendront « aveugles » au niveau du cerveau pour l'œil non directeur ; les circuits neuronaux qui lui sont affectés dégénérant, par manque de stimulation. Or, il sera impossible de les ressusciter plus tard. Pour éviter ce handicap, ces petits enfants sont donc affublés de curieuses lunettes, qui empêchent l'utilisation de l'œil directeur (le bon œil), pour les obliger à solliciter l'autre, et bénéficier ainsi ultérieurement de la vision en relief, dont l'absence est particulièrement handicapante.

Ainsi avez-vous peut-être observé qu'une personne jeune depuis plus longtemps que les autres, c'est-à-dire suffisamment âgée pour ne pas avoir bénéficié des résultats des prix Nobel en question, et qui louche de manière importante ne se sert jamais de vin seule quand elle n'est pas chez elle ? Elle en est incapable car elle ne connaît pas le verre, ignore sa taille et la dimension de son orifice, sa place exacte sur la table. Toute tentative se solderait par un échec cuisant : le vin serait versé juste à côté du verre, quelle malchance ! En revanche, après avoir touché du bout du doigt le verre et son orifice, elle est capable de se servir seule, même les yeux fermés, le verre dans une main et la bouteille dans l'autre, car elle est informée par ses articulations (qui renseignent en permanence le cerveau de la position des parties du corps). Incidemment, si, les yeux fermés, vous ne connaissez pas exactement la position de vos membres, il convient de consulter un neurologue. Le corsaire borgne qui se lançait à l'assaut du galion accroché à une corde est une ineptie ; car, sans la vision en relief, il n'aurait pas manqué de louper son objectif, de se casser les membres sur les obstacles, de s'emmêler les pieds dans les cordages, ou encore de se les transpercer dans les chausse-trappes, ces redoutables engins forgés à quatre pointes que l'assaillant déversait sur le pont des navires ennemis pour paralyser les mouvements de troupes !

Un enfant acquiert difficilement la lecture à 15 ans, les quelques authentiques enfants sauvages prétendument élevés par des animaux sont irrémédiablement arriérés ; un sexagénaire apprend péniblement à nager ou à faire de la bicyclette. En effet, leur cerveau n'a pas enregistré, quand il le fallait, un certain nombre d'actes élémentaires. Ce déficit ne peut être corrigé, car les neurones prévus pour de telles pratiques ont disparu. Ce mécanisme peut être catastrophique. Par exemple, quand les muscles de sa mâchoire ou de son pharynx n'ont pas appris à parler, l'enfant ne peut que difficilement acquérir plus tard la parole, donc le langage. Incapable de s'exprimer, souffrant d'énormes difficultés à communiquer, il ne pourra développer son intelligence. Ses facultés intellectuelles seront donc irrémédiablement affaiblies.

Sans apprentissage, sans éducation et sans expérience, l'œil voit et pourtant le cerveau reste aveugle. Pour éviter cela, une multitude de chaînes de neurones doivent être organisées en temps voulu.

• Chronobiologie des plaisirs

Pour toutes les perceptions sensorielles, il en va probablement de même que pour la vision. Dans un premier temps, les circuits de neurones doivent s'organiser : il s'agit d'apprendre l'existence des goûts des aliments et de leurs cuisines, en mettant en place, dans le cerveau, les chaînes de neurones qui participent aux perceptions sensorielles ; et en organisant ceux qui les évaluent, les estiment et les mémorisent. La phrase de Charles Péguy est pertinente dans ce cadre : « Tout est joué avant douze ans. » Dans un deuxième temps, la culture et l'éducation artistique doivent surajouter leur empreinte pour permettre d'apprécier les saveurs par le plaisir.

Toute la vie, il faut ensuite actionner les alliances entre les petites cellules grises ; leur manque de souffle et leur épuisement précèdent de peu leur mort. Le cerveau, comme le muscle, doit travailler. Comme lui, il doit évidemment être nourri. Après l'apprentissage à un moment donné de la vie, il faut encore absolument stabiliser ces combinaisons de communications par leur utilisation. Seuls seront maintenus les circuits neuronaux qui auront appris, les autres disparaîtront. Cette organisation s'appelle l'épigenèse ; elle a été définie par un neurobiologiste français, Jean-Pierre Changeux. C'est pourquoi, contrairement à une pile célèbre, le cerveau ne s'use que si l'on ne s'en sert pas. Il convient d'apprendre, puis d'entretenir sa culture.

Ainsi, il règne, au moins outre-Atlantique, une « malnutrition pléthorique », définition curieuse, qui signifie simplement que, certes les consommateurs trouvent à leur disposition 4 000 produits alimentaires dans les grandes et les moyennes surfaces ; mais, en pratique, ils ne choisissent que les aliments sucrés. Les exemples sont nombreux, prenons-en deux.

Jusqu'à une date peu lointaine, aux États-Unis, une jeune maman n'achetait pour son bébé que des petits pots insidieusement sucrés. En effet, le réel « pur poisson » ou « pur poulet » ou encore « pur haricot », qu'elle testait avant de le donner à son enfant était pour elle insipide, par manque d'éducation alimentaire. Elle ne pouvait donc imaginer nourrir son enfant et lui faire plaisir avec un aliment sans intérêt pour elle. Pour l'inciter à acheter, l'industriel ajoutait du sucre ! De ce fait, ce qui était affiché « pur... » contenait 30 % de sucres. Cela est maintenant interdit, les dégâts sanitaires ayant été considérables, l'obésité au rendez-vous.

Certains adultes sont incapables de manger du poisson, bien qu'ils en connaissent le bénéfice particulier, qui est la réduction du risque de maladie cardio-vasculaire (en France, l'huile de chair de poisson fut longtemps remboursée par la Sécurité sociale). En effet, enfants, ils n'ont pas appris cet aliment, avec ses particularités de goût, d'odeur, de texture et de tolérance vis-à-vis des arêtes ; pour eux, dessiner un poisson consistait à tracer un rectangle !

La vision : que vos yeux y tâtent avant d'y goûter. Colorier la délectation

> « Les yeux des êtres vivants possèdent la plus étonnante des propriétés : le regard. Il n'y a pas de plus singulier. On ne dit pas des oreilles des créatures qu'elles ont des "écoutards", ni de leurs narines qu'elles ont un "sensard" ou un "reniflard". »
>
> Amélie NOTHOMB. *Métaphysique des tubes.*

Notre perception du monde extérieur provient à 80 % des yeux ; c'est dire l'importance d'une vision sans défauts.

Ne serait-ce que par l'effet du nombre des récepteurs : 135 millions dans la rétine, contre 6 millions pour l'odorat, 700 000 pour le toucher, et 30 000 pour l'ouïe. La vision occupe une place fondamentale : l'univers sensoriel de l'homme est essentiellement visuel.

Le coup d'œil en arrivant à table, au restaurant, est crucial. Quand le lieu est accueillant, la décoration et l'aménagement contribuent à l'évaluation du repas, l'humeur est déjà bonne et favorable. L'éclairage participe à l'appréciation des plats : trop important et trop cru, il tue les nuances ; trop faible, il empêche de les saisir. Mais il convient surtout que les mets soient eux-mêmes beaux à voir : ce qui est beau se devrait d'être bon. Quelques notes de couleur agrémentent merveilleusement une salade ! Dans l'assiette, la complémentarité des couleurs se doit d'accompagner celle des aliments.

On tend à privilégier certains plaisirs, ceux de la vision, ne serait-ce que parce qu'ils sont parmi les premiers à être perceptibles, au détriment de ceux du goût. La vision compte pour beaucoup dans l'identification. Les yeux ont tendance à prendre un plaisir particulier, jusqu'à table, précurseur de la joie du goût. Le sommet de la recherche visuelle est par exemple atteint dans le frugal repas japonais traditionnel, où chaque mets constitue d'abord un enchantement pour les yeux, à l'égal de celui d'une œuvre d'art.

Comme s'il existait une hiérarchie ou une priorité, les informations visuelles semblent prédominer sur les renseignements gustatifs et olfactifs comme facteurs déterminants dans la perception... de l'odeur par exemple. Apparemment, de nombreuses personnes réagissent davantage à la couleur des denrées alimentaires qu'à leur odeur, quand elles effectuent une identification et un choix. Cette habitude peut d'ailleurs aboutir à une perception erronée. En effet, à partir d'informations strictement visuelles, chacun extrapole inconsciemment à d'autres sensibilités. Ainsi, un bonbon au cassis se doit d'être violet. L'intensité de la saveur attribuée au citron des pâtisseries augmente avec la concentration du colorant jaune. Un sirop vaguement translucide n'aura jamais réellement le bon goût de fraise, de grenadine ni de menthe, il doit être franchement rouge ou vert ; en revanche il convient de ne pas se laisser abuser par ces couleurs bleuâtres qui sont censées témoigner d'un exotisme de bon aloi. L'odeur du saucisson est perçue comme plus caractéristique lorsque les rondelles sont présentées irrégulières et ovales avec leur peau que lorsqu'elles sont redécoupées pour les réduire à un même diamètre !

Une pomme verte est présumée astringente et acidulée, tandis que jaune ou rouge elle sera imaginée sucrée. Ces réflexes sont sources de déceptions avec certains fruits standardisés : ils n'ont plus le goût de leur aspect. Par ailleurs, les couleurs sont « judicieusement » sélectionnées, en fonction des modes, l'aspect doit être irréprochable, la couleur homogène. Que sont donc devenues les pommes reinettes, tachées, piquetées, ridées, mais succulentes ? Mais l'incantation obsédante qu'un fruit de qualité est beau n'est pas une garantie alimentaire. Quand l'œil identifie un objet, il lui attribue une couleur. S'il y a discordance, le cerveau sonne le tocsin et l'estomac conteste.

Seul l'apprentissage et l'éducation permettent la satisfaction de l'œil qui admire un beau tableau. Or le repas se doit d'être lui aussi un chef-d'œuvre visuel ! Outre le fait qu'elles personnalisent les formes, les couleurs possèdent un symbolisme important : le vin est blanc ou rouge, non pas jaune (ou doré) ou violet ; car le blanc est pur et le rouge est sang ; en effet les alchimistes de la pensée et de la couleur ne connaissaient que le blanc, le noir et le rouge.

Une viande semble d'autant meilleure pour la santé qu'elle est plus rouge : cette vieille sagesse populaire repose sur une réalité chimique : le rouge est témoin de la présence de fer ! La luminosité de la viande intervient aussi, humide et hachée, elle est scintillante. Par conséquent, il faut se méfier des ampoules colorées de certains étalages qui colorent artificiellement une viande triste et terne...

Que de performances visuelles à découvrir ! Celles exprimées par la palette du peintre, avec un jaune qui peut être clair, moyen ou ocre jaune, des verts Véronèse, émeraude, du Japon ; des rouges vermillon carmin ou ocre rouge, des bleus cobalt, outremer ou bleu de Prusse.

Prendre langue avec la gustation

> « Mieux que les fleurs des champs, les papilles gustatives de la langue et dégustatives du palais chantent la gloire de Dieu, et la cuisine des hommes qui fume sur toute la surface de la Terre, ce miracle quotidien et qui se renouvelle sans cesse, ce mystère d'où a jailli toute la civilisation humaine. »
>
> Blaise CENDRARS. *Bourlinguer*.

La gustation est bien évidemment l'une des perceptions sensorielles les plus importantes dans le choix de la nourriture, comme dans le plaisir qu'elle procure. La culture, la tradition et l'habitude lui ont donné une importance considérable, d'ailleurs excessive car le « goût » des aliments tel qu'il est perçu par un organe, la langue, ne représente qu'une petite partie de l'ensemble de leurs caractéristiques sensorielles.

« Avoir du goût » ne signifie pas seulement savoir goûter la nourriture, mais aussi être apte à réellement apprécier les beautés et les défauts d'une œuvre d'art, qu'elle soit matérielle ou spirituelle. Être « dégoûté » témoigne de l'aversion non seulement pour un aliment mais plus généralement pour quelqu'un ou quelque chose. D'ailleurs, dans le langage courant, le mot goût est ambigu : il désigne autant la modalité sensorielle, la sensation, que la saveur de l'aliment. Il s'applique simultanément à l'homme et à la matière.

Preuve de l'importance du goût dans la santé : un groupe de malades souffrant de la même maladie, un cancer de la région buccale en l'occurrence, a été récemment étudié. Or, un certain nombre d'entre eux avaient perdu le goût, et se trouvaient en moins bonne santé que ceux qui l'avaient gardé. Pourquoi ? Parce qu'ils mangeaient peu, sans intérêt et sans appétit, trouvant insipides les aliments qu'ils avaient pourtant l'habitude de consommer : avant leur maladie, ils se délectaient d'œufs sur le plat accompagnés de pain bien cuit ; malades, ils ne les demandaient pas. Réduisant ainsi la diversité de leur alimentation, ils se sont carencés, ce qui n'a pas manqué d'aggraver leur maladie.

• Les substances goûteuses, percuter les points exquis

La perception gustative est provoquée par les diverses substances de l'aliment qui ont chacune un goût, une saveur, capable d'exciter nos organes des sens. On les appelle les corps sapides. Sapide trouve son origine dans le latin *sapidus*, qui veut dire : qui a du goût.

Il y a des millénaires, la recherche de la nourriture fut la principale activité de survie. Le goût de la nourriture n'était pas encore réellement apprécié, sauf lorsqu'il était associé à un désagrément. Sa présence était le signal d'alerte, il permettait le rejet d'un aliment mauvais, dangereux. Mais, bien vite, la qualité de la nourriture s'imposa, l'alimentation se mêlant au plaisir. C'est d'ailleurs ce plaisir qui conduit à l'excès, qui devient finalement source de déplaisir. En effet, l'intensité du plaisir n'est pas en relation linéaire avec la quantité de l'aliment qui en est sa source. Le plaisir croît avec l'intensité du stimulus jusqu'à un maximum, pour ensuite décroître puis se transformer finalement en aversion pour les trop fortes stimulations. Cette courbe s'applique aux quatre sensations : le sucré, l'acide, le salé et l'amer. Le sommet est atteint à de faibles intensités pour le salé et l'amer, qui deviennent donc rapidement désagréables. Cela vaut à un moindre degré pour l'acide. En revanche, pour le sucré, le plaisir reste fort jusqu'à d'importantes quantités, avant d'atteindre la phase déplaisante. D'où sans doute notre propension à aller vers le sucre, cet aliment fondamental, essence énergétique qui fait fonctionner nos cellules, y compris cérébrales. L'homme est fait pour goûter le sucré ! À la fin d'un repas plantureux, tous les goûts sont épuisés et saturés, sauf celui du sucré : il est donc possible de continuer à manger des desserts... sucrés. C'est pour cela que cette place leur a été affectée dans l'ordonnancement des repas. À une époque où l'autorité sociale organisait l'ordonnancement des repas pour qu'ils soient copieux et plaisants du début à la fin ; le temps où l'embonpoint était le bienvenu, que l'on appellerait maintenant le « mal-en-point ».

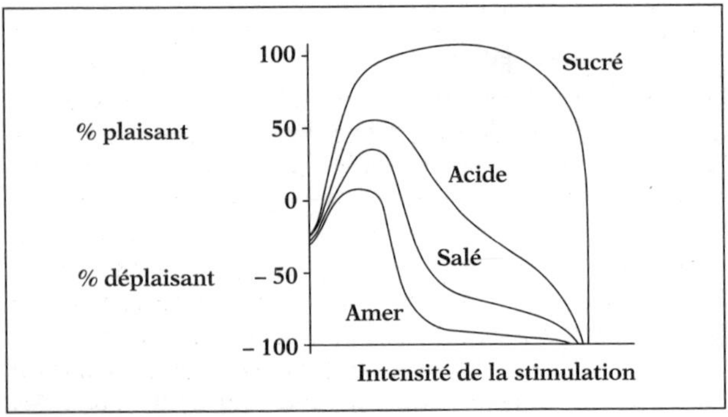

(D'après J.-D. Vincent.)

Stimulation, plaisir et déplaisir

La saveur amère n'est hélas pas toujours appréciée à sa juste valeur ! Surtout par les enfants, auxquels il est parfois difficile de faire avaler certains médicaments ou quelques excellents aliments. Accepter la disparition du goût amer relève tout simplement de la passivité criminelle. Il a en effet été montré, dans des écoles françaises, que la capacité d'appréciation du goût amer par les élèves (celui, par exemple, des véritables endives, appelées chicons) s'accompagne de meilleures performances scolaires ; non pas que manger amer rende plus intelligent, mais parce que l'apprentissage du goût amer s'est accompagné d'un enrichissement intellectuel global, au niveau du vocabulaire comme de celui de la curiosité et de la recherche.

Comment atteindre les points exquis de notre langue ? Comment percevons-nous le goût des aliments ? Nous avons environ 500 000 récepteurs gustatifs, regroupés en 7 à 8 000 formations anatomiques compactes, qui sont précisément les bourgeons du goût ; il s'agit de structures nerveuses en forme d'oignon, formées d'une vingtaine de cellules. Ces récepteurs sont principalement situés sur la face supérieure de la langue, mais aussi sur la muqueuse du palais, de l'arrière-bouche, de l'épiglotte et, pour quelques-uns, du pharynx.

Les sommets de ces bourgeons affleurent la surface, en formant une petite dépression, à travers laquelle passent les terminaisons nerveuses. Exception notable dans le système nerveux de l'homme, les cellules nerveuses de ces bourgeons se renouvellent environ tous les 10 jours. Le « nerf » de notre goût a le privilège de se rénover en permanence, alors que les neurones du cerveau auxquels ils transmettent leurs impressions, eux qui interprètent et stockent toutes les informations, sont définitivement en place dès avant la naissance ; et organisés peu après.

Spécificité de la langue : les bourgeons sont visibles à l'œil nu. Bien mieux, pour chaque saveur, il existe des récepteurs différents, situés en des zones distinctes de la langue. La sensibilité salée se retrouve sur presque tout le territoire de la langue ; alors que la perception de l'acide ne s'étend que sur ses bords. En revanche, la sensibilité du sucré est plus grande sur les bords et la pointe de la langue : de ce fait nous apprécions mieux une glace en léchant, en suçant la boule. Si la sucette se goûte avec la partie antérieure de la langue, la bière s'apprécie avec la partie plutôt postérieure. Pourquoi ? Parce que la sensibilité de l'amer se situe sur le « dos » de la langue, là où les papilles (dénommées caliciformes) forment le « V » lingual. Boire au goulot n'est donc pas rédhibitoire, car ces papilles sont encore stimulées, d'autant que les bières sont peu sucrées, le bout de la langue peut, dans une certaine mesure, être négligé, un peu et un temps.

Comment déguster son potage ? En portant simplement à ses lèvres la pointe de la cuillère ou son bord latéral ? Le dos de la cuillère cache une partie des papilles gustatives de la langue ; mais ne présenter que la pointe exige un mouvement quelque peu acrobatique du bras, fatal pour le maladroit, qui ne pourra éviter des dégoulinades redoutables pour l'intégrité des vêtements. Le bol est donc encore le meilleur moyen...

En fait, les perceptions de la langue ne se résument vraisemblablement pas à ces seules 4 composantes de base (le sucré, le salé, l'amer et l'acide). Une cinquième est reconnue : l'*unami*, en japonais, qui est celle du glutamate (le goût du Viandox, pour résumer).

Le nez : l'eau à la bouche

> « La bouche, qui nourrit le corps avec des aliments matériels, répand aussi la parole et la pensée. La chair se restaure par elle, en même temps que se communique l'idée. L'odorat, qui donne aux poumons l'air vital, donne au cerveau tous les parfums du monde : l'odeur des fleurs, des bois, des arbres, de la mer. »
>
> Guy de MAUPASSANT. *Contes et nouvelles*.

L'olfaction et la gustation sont les deux sens chimiques ; mais la première est au moins 10 000 fois plus sensible que la seconde. Avec les arômes et les odeurs, il y a une véritable contagion des plaisirs, ou plutôt un partage et une fusion. En vérité, sentir fait ressentir ; car l'odorat provoque une émotion. Les sensations générées par les aliments, désignées globalement par le mot de « goût », sont d'origines multiples et variées, alors qu'elles ont curieusement pour facteur principal l'odorat.

Le mot odeur est ambigu, ou plutôt général, dans la mesure où il désigne tout autant le stimulus que la sensation. D'aucuns estiment que l'affaiblissement de l'odorat va de pair avec l'avancement de la civilisation. Le nez est jugé d'importance secondaire. Étant donné le tout petit nombre d'odeurs que la majorité des personnes est capable d'identifier, et le nombre encore plus restreint de ceux qui savent les nommer, on ne peut qu'être inquiet. Ceux qui ont perdu l'odorat (ils souffrent d'anosmie) disent souvent qu'ils ont perdu le goût de la vie. Ils ne sont pas rares, car, observation malheureuse, 5 % des chocs à la tête sont suivis d'anosmie ! Le chiffre est probablement plus important, car le déficit olfactif est perçu par l'accidenté comme secondaire, tout au moins par rapport aux autres conséquences de l'accident ; bien pire, il n'est même pas toujours détecté. Les chocs occipitaux sont plus dangereux pour l'odorat que les chocs frontaux... Comment le nez parle-t-il au cerveau ? Car il le fait, et beaucoup. Les deux hémisphères du cerveau sont capables de reconnaître les odeurs, mais seul le gauche (pour la majorité des personnes) est apte à les nommer ; conjonction et synergie de la sensorialité et du vocabulaire ; car les aires cérébrales du langage sont situées à gauche.

L'odorat constitue la sensorialité qui est plus que largement associée aux comportements, et à ses diverses manifestations, d'attrait ou de répulsion. Les prédateurs, par exemple, dépendent directement de la sensibilité de leur odorat pour trouver leur nourriture, c'est-à-dire tout simplement pour vivre ! Qu'ils soient carnivores ou non. Pour les espèces végétariennes, l'arôme des fruits, le parfum des fleurs ou la senteur des herbes constituent une gigantesque gamme de signaux parmi lesquels le granivore, le fructivore ou l'herbivore doit se repérer efficacement. L'odeur oriente l'animal vers la nourriture, puis l'incite à la consommer, et finalement lui donne le signal de la satiété.

À sa naissance, le bébé possède un attrait pour le liquide amniotique, sans doute résultat de l'expérience olfactive qu'il a vécue avant sa naissance, car les récepteurs olfactifs sont formés bien longtemps avant le terme de la grossesse, et précèdent même l'ouverture des narines. D'ailleurs, on a vérifié expérimentalement que le cumin, l'anis ou l'ail consommés par la mère pendant sa grossesse, sont appréciés ultérieurement par le nouveau-né. Il conserve la préférence pour son liquide amniotique pendant plusieurs jours, même s'il est nourri au lait adapté (synonyme d'artificiel). En revanche, rapidement, il préférera le lait maternel s'il est nourri au sein.

Point absolument fondamental, la perception de l'odeur sollicite considérablement la mémoire. En effet, sans cette mémoire, toute perception serait une expérience nouvelle. Pour les animaux qui se dirigent selon les odeurs, cette vérité majeure est encore plus évidente.

• Sentir : le bol d'odeurs

> « Nous mangeâmes de la soupe où lentilles et poireaux mêlaient leurs parfums farauds à celui du pain qu'on coupe. L'eau coulait dans le cristal plus pure que lui, plus claire, meilleure que vin ou bière, boire idéal et fatal ! »
>
> Paul VERLAINE. *Œuvres poétiques*.

En flairant, nous aspirons par le nez une portion de l'air qui environne l'aliment. Celui-ci est chargé en molécules odorantes. La perception recueillie par les récepteurs olfactifs est assez différente de celle obtenue lorsque le même aliment est placé dans la bouche où, sous l'effet de la mastication, source de réactions chimiques, il monte en température, permettant à certains composés odoriférants de naître et de s'exprimer. Parfois, nous trouvons que l'aliment n'a pas le goût de son odeur : ce phénomène est dû au fait que de nouveaux parfums, les arômes, se créent ou se révèlent dans la bouche lors de la mastication, ils gagnent le nez par la voie rétro-nasale, et oblitèrent complètement le parfum initial. L'hydromel présente l'odeur du miel ; dans la bouche il prend le goût de la cire, alors que bien évidemment ce goût est une réalité inconnue, car nul ne s'est amusé à manger de l'encaustique ! En fait, dans la bouche, il dégage les arômes de la cire...

Ce processus est inopérant quand le nez est bouché. Le rhume rend les aliments fades, voire sans aucun goût ; ainsi les framboises sont alors strictement insipides, car leur goût est celui de leur parfum ! Bouchez-vous le nez en mangeant : le plaisir s'éloigne.

En fait, la composition du gaz remplissant la cavité buccale se trouve modifiée, par rapport à celle de l'air qui environne le même produit lorsqu'il n'est pas mis dans la bouche. Ces deux atmosphères gazeuses, quand elles atteignent les récepteurs olfactifs, soit par voie directe lors du flairage, soit par voie indirecte, dite rétro-nasale et produite lors de la mastication, donnent naissance à deux perceptions différentes : l'odeur dans le premier cas et l'arôme dans le second. Pour désigner l'ensemble des composés organiques volatils responsables de la perception, on parle d'arôme, alors que, dans le cas des odeurs, c'est de parfum dont il est question. Les arômes, ceux des aromates, ne sont pas forcément des odeurs. Somme toute, un parfum et un arôme sont tous deux des éléments volatils. Mais, le premier est inspiré, tandis que le second est ingéré. Dans leur immense majorité, les arômes n'apportent aucune contribution nutritive à l'aliment dans lequel ils se trouvent. Certains jouent un rôle privilégié, car ils représentent à eux seuls la note olfactive du mets ; d'autres subliment les saveurs sucrées ou les perceptions olfactives.

Les parfumeurs définissaient leurs parfums à partir de 7 familles fondamentales ; ils viennent d'en ajouter une huitième : les odeurs gourmandes, celles de l'alimentation, que l'on a envie de croquer....

Le toucher : contact sensuel

> « Il distinguait, et avec quelle compétence ! Les plus subtiles nuances d'une préparation, appréciant également la texture du bois de la table, ou du tissu de la nappe, la taille de la serviette, le galbe d'une coupe. »
>
> Hector BIANCIOTTI.
> *Comme la trace de l'oiseau dans l'air.*

Grâce à l'extraordinaire étendue du sens du toucher, la sensibilité tactile participe également au plaisir de la table. Les mains collaborent aux joies culinaires, pour piquer, appuyer, couper, ou parfois directement prendre.

La mâchoire, quant à elle, tâte, cisaille et broie ou mastique ; mais elle crée et transmet aussi des informations tactiles essentielles.

La sensation tactile dépend de la température : une soupe est estimée plus épaisse quand elle est froide, indépendamment du fait que la texture et la fluidité diminuent quand la chaleur baisse.

Certains voudraient que nous ressuscitions la subtile émotion physique du sculpteur qui travaille voluptueusement la terre de ses mains. Ils proposent tout simplement de supprimer fourchettes, couteaux et cuillères, pour inaugurer un plaisir nouveau de la table : toucher à pleines mains pour apprécier la température, le grain, la consistance, déchirer à belles dents. Le triste succès de certains restaurants rapides est partiellement dû au fait que l'on y mange avec les doigts. Tâter la consistance du sandwich procure une joie intense qui aide à apaiser la faim, le porter goulûment à la bouche est une sensation primitive qui consiste à donner bestialement satisfaction à son corps.

Le toucher fait-il partie des plaisirs de l'alimentation ? Évidemment ! L'expérience multi-séculaire a sélectionné des verres différents selon les régions, ils participent à l'expression optimale du bouquet, des arômes ; un excellent saint-émilion issu d'un Tetra Brick et versé sans précaution dans un gobelet en carton n'aura jamais la même richesse de goût que celui qui est servi avec cérémonie par le maître de maison dans un verre en cristal ; le champagne proposé dans une coupe en plastique désarçonne la main de l'amateur et perturbe les lèvres avant même que le précieux liquide n'atteigne la bouche.

La tendreté est une sensation tactile. Sa valeur, considérable, peut être définie comme la facilité avec laquelle l'aliment se laisse mastiquer, après que le couteau ait eu plus ou moins d'aisance à le couper, et la fourchette à s'y planter. La texture est aussi formidablement importante ; elle définit la structure du produit et son comportement mécanique ; par ailleurs, sa perception ne sollicite pas un système sensoriel particulier. La reconnaissance de la texture présente une composante tactile dépendant de l'état de surface du produit alimentaire perçu initialement, puis à un moment quelconque de sa transformation dans la bouche. De plus, la dureté d'un aliment évolue considérablement entre le moment où le produit est mis en bouche et celui où il est avalé. Ces modifications sont en elles-mêmes la source de plaisir alimentaire.

L'étymologie du mot manger est tout à fait significative. Aux époques héroïques de la physiologie balbutiante, la digestion se résumait au traitement buccal des aliments : manger se disait *mangier*, et dérivait du latin populaire *manducare*, mâcher, d'où dérive aussi mandibule...

Broyer et triturer avec les dents est nécessaire à la croissance de l'enfant puis au maintien d'une bonne santé, tout au long de sa vie. La mastication exhale les saveurs en permettant un contact plus long avec les papilles gustatives de la langue, elle favorise l'activité des glandes salivaires qui prépare le bol alimentaire, et constitue la première étape de la digestion. Les dents n'ont pas uniquement un rôle esthétique, relationnel : ce sont des outils coupants et broyeurs. Comme pour tous les bons outils, il faut veiller à les entretenir et les nettoyer régulièrement, pour les préserver.

Dès que l'ensemble des dents de lait a poussé, c'est-à-dire en général vers 2 ans, l'enfant peut mâcher la viande. Un refus absolu du cher petit peut parfois être la conséquence d'un mauvais contact dento-dentaire, qui provoque des glissements. De toute façon, une alimentation un peu dure contribue aux bons contacts entre les dents et participe au développement harmonieux de la dentition : carotte crue, viande, pomme, vrai pain, pâtes *al dente*, tous sont de rigueur. Manger trop mou ne muscle pas la mâchoire, et ne conforte pas les dents dans leurs alvéoles ! La façon dont certains se nourrissent actuellement mène tout droit vers l'orthodontiste. Mastiquer muscle donc la mâchoire et, dans le même temps, affermit la dentition : les petits-fils de Cro-Magnon l'avaient déjà compris : le plus vieux chewing-gum du monde, découvert par un archéologue suédois, était un morceau de résine de bouleau vieux de 9 000 ans, qui portait encore les traces des dents de son consommateur !

La réhabilitation de la formidable fonction masticatrice des dents s'avère nécessaire aux yeux de nombreux spécialistes, pédiatres, dentistes, gérontologues, dans un monde où l'on ne mâche plus et où l'on consomme de plus en plus mou, de plus en plus sucré, de plus en plus insipide. La mastication est une fonction qui doit s'éduquer très tôt ; elle s'apprend, pour devenir quasiment réflexe, contrairement à la succion qui est innée. Maintenue tout au long de la vie, elle contribue à apprécier la diversité des mets, à amplifier le goût, à entretenir le plaisir de manger ; quand cette joie est perdue ou même affaiblie, notamment chez un grand nombre de personnes âgées, la dénutrition peut s'accélérer gravement.

L'ouïe : entendre le croquant

Parmi les divers organes des sens, l'audition apparaît sans doute comme celui qui serait le moins directement impliqué dans les processus de la prise alimentaire. Cependant, l'ouïe intervient de manière non négligeable ; grâce notamment au premier outil de la gastronomie, la dent, qui laisse entendre au moins trois sensations voisines, mais distinctes. D'abord le croustillant, composant fondamental des produits céréaliers, et bien évidemment du pain, car croustiller c'est d'abord manger de la croûte. Ensuite le croquant, avec ses sons plus graves : les oignons en saumure et les cornichons se doivent de l'être, plus encore le succulent fromage de tête qu'ils accompagnent ; il en est de même de la blanquette de veau. Enfin le craquant, celui que l'on attend d'une belle pomme ; mais certainement pas d'une fraise, encore moins d'une banane. Les belles salades fraîches, tout comme les concombres, ne sont agréables que craquants sous la dent, les biscuits qui étoffent l'apéritif sont mauvais s'ils ne sont pas craquants. Pour les apprécier, il convient que s'associent la vue, pour la forme et la couleur, le goût, pour le salé, l'odeur, pour le fromage éventuel, le toucher à la main ou en bouche, pour le croquant et la friabilité, l'ouïe, pour le « croquant ». L'amateur de bière écoute l'agréable chuintement subtil de sa mousse. Le crépitement de la friture informe que l'huile est chaude à point nommé : l'oreille fait alors office de thermomètre. L'affineur ne sonne-t-il pas les fromages avec le manche de la sonde, après en avoir extrait une carotte pour le goûter ? Le sonneur de tonneaux est capable d'évaluer la qualité du vin au simple son qu'il perçoit. Frapper une pastèque ou un melon étalonne leur mûrissement et leur teneur en sucre. La percussion de l'huître indique sa qualité et sa fraîcheur.

Les bruits et les sons en relation avec le goût ont deux origines principales : soit ils sont directement liés à l'aliment lui-même, soit ils proviennent de l'environnement (pour agrémenter ou perturber le repas).

On jouit d'abord des gourmandises grâce à la vue, laquelle permet d'anticiper les plaisirs qui vont suivre. Puis, l'odorat constitue le précurseur des voluptés du goût, celui-ci se confondant avec le toucher lingual. « Et l'ouïe, qu'en faites-vous ? L'ouïe perçoit la musique introduite par les instruments culinaires. Elle est inscrite dans le moindre coulis ou le plus simple hachis... », note Jean-Didier Vincent. On salive en claquant de la langue. La cloche de l'école génère un véritable réflexe de Pavlov : elle fait abondamment saliver, annonçant le repas tant attendu. Plus subtilement, les multiples petits bruits d'un restaurant gastronomique mettent l'eau à la bouche.

La musique d'ambiance masque, édulcore la peur du silence, qui signe l'isolement ; elle protège et isole, au restaurant, les conversations particulières ; elle entoure les rêveries amoureuses. Une musique évocatrice comme une conversation animée, fût-elle gastronomique, aiguisent le plaisir de la bonne chère. Entendre et parler, ou plutôt écouter et bavarder sont les accessoires et les parures du repas. Sans aller jusqu'à suivre ceux qui prétendent que la gastronomie est moins l'art de bien manger que de bien parler de ce que l'on mange. Et tous les joueurs de « Trivial Pursuit » savent qu'à une question piège : Quel est le sens le plus affaibli après un bon repas ? Il faut répondre... l'audition !

Où se situe le plaisir d'écouter la musique ? Chez des cellules cérébrales qui sont activées par la nourriture ou par l'activité sexuelle, car elles le sont également par la musique... Cela est vu en imagerie médicale.

Ne pas mélanger les plaisirs : une musique douce peut être appréciable pendant le repas, tant qu'elle n'empêche pas de saisir le craquant subtil de la croûte qui crisse aussi sous la dent. Le brouhaha empêche d'apprécier le pain grillé qui accompagne le foie gras ! Un environnement assourdissant est gênant. Quand donc les guides donneront-ils le nombre de décibels des restaurants qu'ils couchent sur la cimaise ?

Instinctif mais dangereux

> « L'effort personnel pour assimiler ce qui peut être appris est un devoir aussi élémentaire dans le domaine de l'art que dans celui de la vie courante. Il faut que l'enfant apprenne à manger, à être propre, il faut lui enseigner la lecture et l'écriture. L'étude de tout ce qui est susceptible d'être enseigné ne fait pas obstacle au développement de l'individu, elle le favorise et l'enrichit, au contraire. »
>
> Hermann HESSE. *Lettre à un jeune artiste.*

Chez l'être humain, le seul nutriment pour lequel un instinct soit démontré est le sel. Il existe une appétence spécifique pour le sel, sorte de réflexe, boucle physiologique, pour assurer l'équilibre hydro-minéral. Pendant la grossesse, une forte consommation en sel de la future mère induit, chez son enfant après sa naissance, un niveau de consommation spontanée supérieur à la moyenne, et il y restera fixé, hélas ! En revanche, un enfant qui aura été habitué à consommer beaucoup de sel donc (après sa naissance) pourra revenir à une consommation inférieure ultérieurement. Il y a du sodium dans le glutamate, dans le bicarbonate et encore dans d'autres substances. Mais, curieusement, il y a des industries qui suppriment le glutamate au prétexte de l'authenticité, mais qui le remplacent par des arômes... sur du sel, qui représente 95 % de la masse de l'arôme ! Le glutamate est en fait plus un « camoufleur » de goût qu'un exhausteur de goût ! 10 à 20 % de la population consomme plus de 12 grammes de sel par jour. Mais en fait, ce ne sont pas des gens qui rajoutent du sel, mais des gros mangeurs, en particulier de pain, de fromage, de charcuteries. Les gros consommateurs de sel sont de simples gros mangeurs. En Italie, on mange moins salé, y compris le pain – en Toscane il existe des pains traditionnels sans sel.

Pour les hommes, la beauté d'une femme est une drogue. Elle apporte une gratification aussi importante que la nourriture à ceux qui ont faim, ou la drogue aux toxicomanes. La partie du cerveau concernée est le cerveau reptilien ! Ainsi, l'attirance pour la beauté n'est pas uniquement le produit d'un niveau de pensée élevé, il ne s'agit pas d'un réflexe conditionné, mais du fonctionnement du cerveau dans sa partie la plus simple.

La température de conservation d'un aliment n'est pas celle de sa consommation, qui fait plaisir aux sens. Les œnologues le savent bien. D'une manière générale, la température d'ambiance idéale est de 22 °C, ce qui n'est pas précisément bouillant, avec une humidité de 60 %. À bon restaurateur, salut ! Sucré et salé sont mieux perçus à 18 °C, acide et amer à 8 °C.

Sensibiliser les sens

> « Comme quoi il n'est qu'une clef pour accéder au savoir, et c'est le désir. »
>
> Amélie Nothomb. *Robert des noms propres.*

Le plaisir procuré par les aliments s'apprend. Le cerveau doit être « organisé », les circuits neuronaux de l'enfant doivent être mis en place et structurés, pour lui permettre de construire son patrimoine culturel, puis de l'enrichir. Mais ce n'est pas tout !

Le goût assure la santé ; santé mentale par profit des plaisirs spécifiques qu'il prodigue, santé physique par choix judicieux de la variété des aliments. Les aliments jugés insipides – par ignorance notamment – ne tentent pas : ils sont délaissés, voire rejetés ! Le corps est alors privé des nutriments précieux qu'ils peuvent contenir, et dont il a besoin. Le subtil équilibre des aliments indispensables ne peut s'obtenir que si les sens, commandés par le cerveau, les recherchent pour s'en délecter. Sinon le cerveau n'est plus approvisionné en certaines molécules nécessaires à son fonctionnement, et, par voie de conséquence, l'efficacité du corps n'est pas optimale.

Toutefois, les perceptions sensorielles sont très inégales par leur nature, leur autonomie et leur modalité d'acquisition. Nous avons très peu de liberté par rapport aux sensations de la langue (salé, sucré, amer et acide). Il semble que notre cerveau ait été imprégné comme par un sceau, c'est-à-dire organisé, dans le sein de notre mère, où nous avons avalé force liquide amniotique, lequel est sucré. Quand la future maman enceinte reçoit une perfusion de glucose, son fœtus déglutit avec une fréquence accrue ; il esquisse même parfois un sourire ! Ces sensations de base de la langue sont « innées », elles se retrouvent dans toutes les cultures humaines, mais aussi dans d'autres espèces : le fait de déposer une goutte de solution sucrée sur la langue du nouveau-né l'attire, de manière identique, qu'il soit crocodile, souris ou humain. Il en va de même pour les enfants nés anencéphales, horrible anomalie qui les prive d'une grande partie du cerveau. Le chien, pourtant carnivore, apprécie la récompense donnée sous forme d'un morceau de sucre ; tout comme le lion, le lama, la panthère ou l'éléphant, ainsi que le savent bien les dompteurs dans les cirques. Pour tous, une solution amère fait par contre détourner la tête, réaction indiscutablement innée.

En revanche, toutes les autres perceptions sont acquises, c'est-à-dire apprises et par conséquent culturelles.

D'ailleurs, le nourrisson présente des réactions favorables aux aliments que sa mère a consommés en fin de grossesse ou durant l'allaitement.

Les choix d'aliments traditionnels dans une région donnée n'étant pas innombrables, il faut les préserver. Car la question actuelle, dans de nombreux pays, n'est plus de se procurer suffisamment d'aliments, comme cela le fut pour l'humanité pendant des millénaires, mais de les choisir et de les aimer dans leur diversité : la gestion de la pléthore (déséquilibrée) nécessite impérativement une éducation scientifique minimale, mais aussi un apprentissage sensoriel. Sinon, la sélection sera restreinte aux perceptions innées du sucré (celles de la langue) tandis que les autres, culturelles, seront ignorées ; ratage pour la santé, échec pour l'intelligence, déroute pour la culture : l'homme est alors ravalé au rang du mammifère animal. Or, 40 % des aliments pour enfants contiennent du sucre ou du jus de fruits, ils constituent donc un véritable danger sanitaire et culturel ! Formant une génération de dépravés de la papille, avec le mou et le sucré.

Car un homme qui ne sait pas apprécier la variété des aliments non seulement ne satisfait pas aux besoins de son corps mais il n'est pas réellement libre. Il est handicapé du corps et de l'esprit, invalide des sens, retardé culturel ; le succès lui échappe, alors que celui-ci réside dans le prolongement de la nature, c'est-à-dire la cuisine : le corps en profite, les sens en jouissent, le cerveau triomphe. Mais la réussite de l'adulte est le strict résultat de l'éducation et de l'apprentissage de l'enfant !

> « Je ne suis pas sûr d'avoir bon goût, mais j'ai le dégoût très sûr. »
>
> Jean-François DENIAU. *Histoires de courage*.

CHAPITRE 5

Les protéines animales et les autres

« Le lundi, jour de lessive, on mangeait les tranches froides du gigot de la veille avec des pommes de terre mayonnaise. Le mardi était le jour du haricot de mouton. Le mercredi régnaient les côtes de porc à la sauce tomate avec câpres et arôme Patrelle. Le jeudi, c'était quelque ragoût : bœuf mode ou Strogonoff, veau en blanquette ou à la provençale, lapin rôti à l'auvergnate ou potée. Le vendredi apparaissait du poisson. »

Robert SABATIER. *Trois sucettes à la menthe*.

Seules dans l'organisme les cellules glandulaires effectuent des synthèses de même importance que les neurones : un tiers du contenu protéique est renouvelé tous les jours ! Cette intense activité de synthèse est très diversifiée. Elle comprend la synthèse des protéines de structure, constitutives de la membrane de la cellule (notamment du neurone) et de ses compartiments internes (ses organites), la synthèse des protéines enzymatiques dont certaines élaborent des neurotransmetteurs et des récepteurs recevant les messages pour édicter des ordres, de certaines protéines exerçant un rôle nourricier (qui est scientifiquement appelé trophique), et enfin la synthèse de polypeptides hormonaux (de petits polymères d'acides aminés) intervenant dans les mécanismes de la neurosécrétion. La synthèse des polypeptides ou des protéines du cerveau se fait, comme celle de toutes les cellules, à partir d'acides aminés venus de l'alimentation via le sang ; obligatoirement pour certains alors que d'autres sont fabriqués sur place. Le montage des chaînes protéiques, qui est une polymérisation d'acides aminés, s'effectue en fonction du code génétique contenu dans les chaînes d'ADN du noyau et contretypé par les ARN messagers.

Les sucres (les glucides) et surtout les graisses (les lipides) peuvent être stockés dans l'organisme de l'homme : ils constituent un réservoir d'énergie à disposition. En revanche, contrairement aux matières grasses, les protéines ne peuvent pas être mises en réserve dans le corps humain, qui ne possède pratiquement aucune réserve de protéines mobilisables, tout au moins sans réel dommage. Une ingestion régulière et permanente s'avère donc absolument nécessaire à tous les repas, matin (le lait est alors extraordinairement précieux), midi et soir. En conséquence, deux conditions impératives définissent une alimentation de qualité : non seulement elle doit contenir des protéines en quantité suffisante, mais celles-ci doivent également être de qualité, c'est-à-dire contenir les acides aminés essentiels dans de bonnes proportions.

Affaire à suivre : la surconsommation de protéines végétales (le tofu et le soja en l'occurrence) pourrait accélérer le vieillissement cérébral, comme l'a montré une cohorte asiatique ! Bien pire : la malnutrition protéique qui s'observe malheureusement chez les enfants du tiers-monde entraîne des conséquences dramatiques connues, notamment une redoutable maladie : le kwashiorkor.

Manger des protéines pour pouvoir en élaborer d'autres, cérébrales

« La viande, voyez-vous, c'est ça qui fait la chair. »

Victor Hugo. *Les Quatre Vents de l'espoir*.

Le corps humain est pratiquement incapable de fabriquer des protéines à partir d'autres nutriments, si ce n'est à partir des protéines elles-mêmes. Or, ces molécules complexes occupent une place extraordinairement importante dans sa biologie. Le corps humain « standard » en contient une douzaine de kilos ; dont 300 g sont renouvelés quotidiennement. Si les muscles contiennent la majeure partie des protéines de l'organisme (plus des 2/3), celles-ci sont néanmoins présentes partout, et leurs fonctions sont multiples. Il y en a plus de 12 000 classes différentes dans l'organisme de l'homme !

• Qualité des protéines du repas d'hier : bonne digestion de demain

> « Je n'auray plus envie
> de boire ne manger, c'est le corps qui sa vie
> par la viande allonge, et par refection :
> l'esprit n'en a besoin. »
>
> Pierre de Ronsard. *Sonnet pour Hélène*.

Mais attention ! Quand votre tube digestif traite 170 g de protéines, 100 g seulement proviennent directement des aliments. Les 70 g restants ont été fabriqués par votre organisme lui-même, les jours précédents, à partir de la nourriture alors absorbée : il s'agit des protéines que les intestins élaborent, mais aussi de celles qui sont délivrées par le foie et le pancréas (notamment les enzymes, constituant ce que l'on a longtemps dénommé les « sucs digestifs »). Ainsi, c'est la qualité des protéines consommées hier qui induit, pour le lendemain, une bonne digestion ; non seulement des protéines, mais aussi de tous les autres nutriments, grâce en particulier à la qualité des « diastases » qui sont les enzymes – c'est-à-dire des protéines – responsables de la digestion de tous les aliments. L'urée, dans l'urine, représente les déchets, elle mesure les 10 g éliminés dans les féces (nom technique des excréments). L'efficacité des intestins exige que près de la moitié de leurs protéines soit renouvelée quotidiennement !

• Bilan de l'azote : pas de protéines en réserve

> « Apprenez au vieillard à vieillir, au moral (c'est une question de chaleur) comme au physique (un bon régime, une diététique sûre sont d'une extrême importance car nul, plus vite que lui, "ne creuse sa fosse avec ses dents"). Assurez-lui surtout la satisfaction d'être. »
>
> Hervé BAZIN. *La Fin des asiles.*

Le terme de protéine désigne l'ensemble des matières azotées naturelles de poids moléculaire élevé qui donnent par fragmentation (mécanisme que les biochimistes appellent hydrolyse) des acides aminés, dénommés aussi amino-acides. En fait, la majeure partie de l'azote présent dans l'organisme est située au niveau des protéines. En effet, environ 96 % de l'azote corporel est présent sous forme de protéines, alors que les 4 % restants correspondent aux acides aminés libres, à l'urée, aux nucléotides constituant, en particulier, le matériel génétique. La principale fonction des protéines d'origine alimentaire est d'assurer une bonne couverture des besoins azotés de l'organisme, d'un point de vue quantitatif et qualitatif, car les maillons des protéines, les acides aminés, contiennent d'appréciables quantités d'azote. Les acides aminés sont formés d'une chaîne de 2 à 12 atomes de carbone, toujours terminée par une fonction acide, l'avant-dernier chaînon carboné portant une fonction amine. Cette amine contient précisément de l'azote : le métabolisme des acides aminés est généralement estimé en mesurant l'azote ; on résume et simplifie en parlant de bilan azoté. Les acides aminés naturels les plus courants sont au nombre d'une vingtaine. La plupart possède une chaîne linéaire, mais certains ont aussi un noyau aromatique (on le dit alors cyclique). Quelques-uns ont une seconde fonction chimique acide, amine ou alcool, d'autres sont porteurs d'un atome de soufre.

La fixation de l'azote atmosphérique (qui se définit comme la transformation de l'azote en une substance utilisable par certaines formes de vie) est réalisée par les bactéries et les algues bleu-vert, les cyanobactéries. Certains micro-organismes sont extraordinairement efficaces et intéressants ; parmi lesquels la bactérie symbiotique rhyzobium qui envahit les racines des légumineuses (et de certains arbres comme les acacias ou pseudo-robiniers) pour y former des nodules où s'effectue la fixation de l'azote, qui est ainsi fourni à la bactérie elle-même et à la plante. Ce mécanisme représente 60 % de l'azote nouvellement fixé sur la Terre. Ce qui représente annuellement le « modique » poids de 10^{11} kilos, c'est-à-dire 100 millions de tonnes ! Les éclairs créés par les orages et les radiations ultraviolettes en fixent 15 %. Le reste, c'est-à-dire 25 %, sont extraits à certains endroits du globe par des procédés industriels, pour être épandus ailleurs, et servir principalement d'engrais. Manger des protéines est obligatoire, car l'azote de l'air atmosphérique ne peut pas directement être assimilé, ni par les plantes ni par les animaux. Dans la chaîne alimentaire, les végétaux exploitent l'ammoniaque pour le transformer en substances complexes, dont les acides aminés.

Un bilan azoté négatif signifie que les besoins en protéines de l'individu ne sont pas couverts par son alimentation. Les muscles en pâtissent, tout comme les autres organes. Les protéines jouant un rôle considérable dans l'organisme, cette déficience sera responsable d'un certain nombre de perturbations telles que, principalement, des dysfonctionnements du système immunitaire, une réduction du développement comme de la force musculaire.

C'est ainsi que certains régimes, qui fleurissent en général les mois précédant les vacances estivales, sont tout simplement meurtriers ; leurs gourous, thuriféraires et propagateurs, sont parfois criminels. En effet, supprimer les protéines de l'alimentation (ou n'en consommer exagérément que d'une sorte, comme l'imposent dogmatiquement certaines « diètes » hyperprotéinées mal conçues, exclusivement à base de protéines végétales) contraint l'organisme à un véritable auto-cannibalisme : les muscles, dont le cœur, sont alors partiellement digérés, c'est-à-dire détruits ; ceci pour approvisionner d'autres organes prioritaires comme le cerveau, qui fonctionne en permanence et doit élaborer sans jamais aucune interruption des agents de communications entre les neurones dénommés neuromédiateurs – qui sont pour certains des constructions d'acides aminés. Or, une cellule musculaire qui disparaît ne repousse jamais, le cœur fragilisé flanche, avec ou sans infarctus. D'ailleurs, le vieillissement musculaire commence à... 30 ans ! La musculature de tout le corps diminue de moitié entre 30 et 70 ans, en partie faute d'une alimentation correcte ! La femme, un peu avantagée, voit sa fonte musculaire un peu plus tardivement. Le vieillissement cardiaque est bien évidemment lui aussi la résultante d'une alimentation déséquilibrée quant à la qualité des protéines, ce qui induit une moindre efficacité des fibres musculaires du cœur, les affaiblit, jusqu'à pouvoir le faire mourir avant l'heure. En nombre trop restreint, de fonctionnement chaotique, elles ne peuvent plus faire face aux besoins du cœur, qui s'arrête alors prématurément.

Valeur biologique des viandes

> « Cela ne suffit pas d'aimer, il faut aussi être compatible. »
>
> Marc Lévy. *Où es-tu ?*

Parmi la vingtaine d'acides aminés constituant les protéines, certains peuvent être fabriqués par l'organisme humain à partir de substances chimiques plus ou moins voisines. D'autres au contraire ne le peuvent pas, ou ne sont synthétisés qu'en quantité beaucoup trop restreinte pour répondre aux besoins. Ils sont alors dits indispensables ou essentiels, le qualificatif est au choix. Ce sont la lysine, la thréonine, le tryptophane, la méthionine, la valine, l'isoleucine, la leucine, la phénylalanine. Les besoins correspondants sont proportionnellement plus élevés chez l'enfant que chez l'adulte, et ils sont particulièrement importants chez le nourrisson.

Les protéines alimentaires sont d'origine végétale ou animale, mais elles n'ont pas toutes la même valeur biologique : tout dépend de la nature des acides aminés qui les composent. En première approximation, la protéine alimentaire est meilleure quand la proportion d'acides aminés essentiels dans la masse des acides aminés totaux est élevée : 50 % pour l'œuf, 45 % pour la viande de bœuf, 40 % pour le petit pois et le soja, 30 % pour la farine blanche de blé. Mais ce critère d'évaluation est très insuffisant, comme nous allons le voir prochainement.

• Constructions d'acides aminés

Quelques acides aminés assemblés bout à bout définissent un peptide. Un peptide volumineux s'appelle un polypeptide, et s'il est plus gros encore, une protéine. Les protéines, quand elles ont des formes architecturales linéaires, sont des « trains » colossaux formés d'une vingtaine de wagons différents (les acides aminés). Le nombre total de wagons, l'ordre de leur assemblage et l'effectif de chacun d'entre eux font que les molécules de composition distincte et d'identité différentes sont innombrables. Mais les protéines peuvent aussi présenter des structures ramifiées : elles ont alors la forme de boules, de pelotes, d'arbres, de toiles d'araignée. Certaines sont toutes petites, d'autres gigantesques. Ainsi, l'insuline est formée de 51 acides aminés, l'hémoglobine assemble 4 chaînes de 145 acides aminés environ (il y a 300 millions de molécules d'hémoglobine dans 1 seul globule rouge), la protéine qui assure la contraction musculaire (la myosine) de 4 500 acides aminés. La spécificité du code génétique interdit tout remplacement d'un acide aminé par un autre dans la séquence. Sinon, la mutation interdirait à la protéine d'être fonctionnelle.

Car, à l'exception notable des immunoglobulines (qui assurent notre immunité), l'immense majorité des protéines de notre corps est fabriquée sous la règle absolue et rigide du patrimoine de l'hérédité génétique. Les possibles variations de leur composition en acides aminés sont extrêmement marginales. Elles sont l'expression de l'inné. Il importe donc d'en manger une variété satisfaisante afin que, totalement démontées, elles puissent fournir à notre organisme tous les acides aminés dont il a besoin. D'autant que les protéines de notre cerveau ne sont pas immuablement figées, mais elles sont au contraire renouvelées en permanence. À chaque instant, une partie d'entre elles est dégradée en ses acides aminés constitutifs, pour être remplacée par d'autres molécules nouvellement synthétisées, identiques à celles auxquelles elles se substituent.

Qu'est-ce que le démontage des protéines lors de la digestion ? Au cours de celle-ci, grâce à un processus dénommé protéolyse, les protéines de toutes origines sont tronçonnées en éléments individuels : les acides aminés. Ceux-ci traversent les intestins puis sont transportés dans le sang pour être captés par les organes en fonction de leurs besoins. Les acides aminés sont alors utilisés pour synthétiser de nouvelles protéines, qui sont parfois presque exactement les mêmes que celles qui ont été consommées. Par conséquent, de manière simple (pour ne pas dire simpliste), le meilleur moyen de faire du muscle est... de manger de la viande (terrestre, maritime ou aérienne), des œufs et des produits laitiers, qui apportent directement les bons éléments, dans les bonnes proportions. Car l'homme est un mammifère, la composition biochimique de ses muscles est donc voisine de celle des animaux.

• L'œuf : la référence. sinon, quand un acide aminé manque, tout est désolation alimentaire

Mais pourquoi les protéines végétales ont-elles une valeur biologique plus faible que les protéines d'origine animale ? Parce qu'elles ont un ou plusieurs acides aminés essentiels qui sont quantitativement déficitaires, et qui constituent donc un facteur limitant la synthèse protidique dans les organes. L'absence ou la réduction importante d'un seul de ces acides aminés essentiels altère, au moins partiellement, l'utilisation de tous les autres, perturbant la synthèse protéique.

Dans une protéine alimentaire donnée, l'acide aminé, manquant ou fourni en quantité insuffisante, s'appelle le facteur limitant primaire. Si on la lui ajoute, ce facteur disparaît ; mais il se dévoile alors souvent un déficit relatif en un autre acide aminé, que l'on appelle alors le facteur limitant secondaire et ainsi de suite avec l'ensemble des 20 acides aminés. L'équilibre entre tous les acides aminés est très subtil ! L'homme doit donc impérativement manger un mélange de protéines.

La valeur biologique d'une protéine alimentaire se mesure donc aussi par la présence de l'ensemble des acides aminés qui la compose. Tous les acides aminés essentiels doivent être présents, avec entre eux un équilibre tel qu'il n'y ait pas de facteur limitant. Le facteur limitant fait que l'ensemble des acides aminés essentiels ne sera utilisé que dans la limite de celui d'entre eux qui est présent en plus petite quantité. Prenons par exemple un verre octogonal dont l'une des huit faces serait plus basse que les sept autres ; ce verre ne peut évidemment se remplir qu'au niveau de cette face : elle est le facteur limitant.

Les expérimentations sur l'homme et l'animal démontrent aisément que la composition optimale est celle de la protéine d'œuf. Elle constitue une valeur étalon, car elle est la meilleure pour l'apport global d'acides aminés essentiels. Elle est suivie des viandes et des charcuteries. Les céréales, quant à elles, manquent notablement de lysine (leur facteur limitant primaire) alors que les légumineuses contiennent souvent des quantités insuffisantes de méthionine, comme le pois, le haricot et le soja. En pratique, étant donné la composition des protéines des aliments usuels, seuls trois acides aminés sont susceptibles d'être limitants : le tryptophane, la lysine et la méthionine. D'une façon générale, les protéines d'origine animale contiennent tous les acides aminés en quantité adéquate. À l'exception notable des tendons, cheveux et ongles, qui ne sont évidemment pas consommés, sauf voracité confinant à la consultation psychiatrique.

- Traditions culinaires et biologie nutritionnelle

> « De plus, ils (les étangs) permettaient au frère cuisinier d'assurer à la communauté une alimentation sinon variée, du moins convenable, composée de carpes, de tanches, d'anguilles, l'ensemble accompagné de pois, de fèves et de lentilles et surtout de trois bonnes livres de pain par jour. »
>
> Claude MICHELET. *Les Défricheurs d'éternité.*

L'association de protéines d'origines différentes permet éventuellement de compenser leurs insuffisances respectives. Globalement, les protéines animales ou celles des légumineuses complètent bien celles des céréales. On trouve peu de lysine et peu de tryptophane dans le maïs ; les haricots et les pois sont une source intéressante de lysine, mais manquent de méthionine ; le tryptophane est présent dans les légumes verts à feuilles, mais plusieurs acides aminés importants y sont quantitativement insuffisants...

Toutes les cultures, toutes les civilisations, à la suite d'une très longue sélection, ont fini par pallier les déficiences des plantes alimentaires en mettant au point des mets qui les combinent en équilibrant leurs avantages, en compensant leurs manques. Il est vital d'associer au moins deux végétaux. Les Mexicains accompagnent leurs tortillas de maïs avec des haricots, du riz et des légumes à feuilles. Les Jamaïcains mangent du riz et du blé ou du maïs avec des pois. Observez la composition du petit salé, du cassoulet, de la choucroute, de la paella ou du couscous !

Mais l'apport protéique quotidien sera mieux « équilibré » s'il fait appel à des sources variées, tant animales que végétales : viandes, charcuteries et produits carnés, œuf, lait et produits laitiers, céréales et légumes secs. La multiplicité des sources, associée à un équilibre entre elles, représente le seul bon compromis efficace sur le plan nutritionnel. Sur le globe, en des lieux éloignés de cultures très différentes, l'alimentation carnée de base reste remarquablement voisine : elle est composée de mouton, de cochon, de bœuf, de volaille avec les poulets et les canards ; seules les préparations culinaires sont diversifiées.

	Protéines animales			Protéines végétales	
	Œuf	Viande	Lait de vache	Grain de blé	Graine de soja
Isoleucine	5,4	4,8	4,7	3,5	5
Leucine	8,6	8,1	9,5	7,2	8,5
Lysine	7,0	8,9	7,8	3,1	7,0
Méthionine	*5,7*	*4,0*	*3,3*	*4,3*	*2,8*
Phénylalanine	9,3	8,0	10,2	8,0	8,8
Thréonine	4,7	4,6	4,4	3,1	4,2
Tryptophane	*1,7*	*1,1*	*1,4*	*1,2*	*1,4*
Valine	6,6	5,0	6,4	4,7	5,3

Acides aminés indispensables de l'œuf comparé à d'autres aliments (Chiffres en g d'acides aminés pour 100 g de protéines.)

Leur digestibilité : combien en manger ?

En pratique donc, combien faut-il en manger ? Pour un homme adulte de 70 kg, l'apport protéique de sécurité est voisin de 50 g de protéines de référence. Ce qui représente, exprimé en protéines alimentaires usuelles dans un pays comme la France, environ 70 g de protéines par jour. En pratique, il y a environ 20 g de protéines dans deux tranches de jambon cuit, dans deux œufs, ou encore dans 100 g de steak ou de saumon. Ces 4 catégories d'aliments, sur une journée, assurent à eux seuls la totalité des besoins en protéines, toutes animales ; ce qui est trop puisqu'il convient de consommer aussi quelques protéines végétales.

Chez l'enfant, le besoin en protéines est bien évidemment plus important car il construit son organisme ; de la naissance à 2 mois il lui en faut 4 fois plus par rapport à son poids. Ses besoins sont évidemment fonction de son poids. Pendant la grossesse, 600 g de protéines construisent le futur bébé, 400 sont nécessaires à son environnement (placenta, etc.). Durant la lactation, plus de 2 kg sont sécrétés par la maman !

D'une manière générale, il ne faut pas négliger le fait que chaque état physiologique implique des besoins spécifiques, en quantité et en qualité. Il en découle qu'une même alimentation, basée sur des normes standardisées, ne peut être satisfaisante pour l'ensemble d'une population hétérogène, comprenant enfants, adultes et vieillards. La vitesse de renouvellement des protéines du cerveau, par exemple, est divisée par 5 chez les vieillards. Plus que tout autre organe, le cerveau requiert un apport en acides aminés judicieux, contrôlé et très précis, afin d'élaborer ses innombrables protéines et synthétiser ses neuromédiateurs. Tout déséquilibre peut être préjudiciable à son bon fonctionnement.

Finalement, à propos, quelle est l'origine du nom « protéine » ? Le scientifique et l'artiste apportent chacun leur explication. Étymologiquement, en raison de l'importance primordiale des protéines, il faut évidemment reconnaître que le mot est tout simplement dérivé du grec *prôtos* qui signifie premier.

Guide pratique : les protéines

Où sont présents les 40 g de *protéines végétales* absorbées, chaque jour (50 % du besoin total, l'autre moitié étant constituée de protéines animales) ?

Lentille, haricot sec, pois	180 g
Amande, noix, noisette	200 g
Céréales	350 g
Pain	500 g
Riz cuit	600 g
Pâte cuite	700 g
Champignon, brocoli	1 600 g
Pomme de terre, légume vert, betterave	2 000 g
Asperge, haricot vert, poireau	2 200 g
Salade	2 500 g
Tomate, concombre, carotte	4 000 g
Fruits	8 000 g

Où trouver les 40 g des *protéines animales* nécessaires chaque jour (l'autre moitié étant constituée par les protéines végétales) ?

FROMAGES	
Pâte cuite	140 g
Pâte pressée non cuite	150 g
Pâte molle	200 g
Persillé	200 g
Frais	260 à 1 000 g
Œuf	300 g
Lait	2,8 l
VIANDES	
Foie (veau, bœuf, porc, mouton)	150 g
Veau (escalope, rôti)	160 g
Bœuf (steak)	170 g
Foie de volaille	180 g
Poulet, dinde, lapin	200 g
Oie, canard	220 g
Rognon	230 g
Cervelle (veau, bœuf, porc, mouton)	400 g

POISSONS	
Morue, thon	160 g
Truite	200 g
Hareng, saumon, carpe	210 g
Sole, cabillaud, carrelet, merlan, daurade	250 g
Maquereau, anguille	290 g
Palourde	350 g
FRUITS DE MER	
Huître	400 g
Moule	500 g

Rapport qualité/prix : quels aliments apportent les protéines les moins chères ?

Protéines	Euros pour 30 g de protéines
Œufs frais	***0,5***
Lait 1/2 écrémé	***0,8***
Poulet	***0,82***
Maquereau ***Saumon***	***1,1*** ***1,4***
Emmental	***1,1***
Œuf bio et label rouge	***1,2***
Steak ***Entrecôte***	***1,4*** ***2,6***
Yaourt nature	***1,6***
Jambon cuit ***Saucisson sec***	***2,0*** ***2,7***
Coquille Saint-Jacques	8,6
Foie gras	22,9

Les protéines les moins chères

En italique et gras : compatible avec le grammage d'une portion habituellement mangée. Les protéines les meilleures sont aussi les moins chères : il s'agit de celles des œufs !

CHAPITRE 6

Choisir le bon gras

« Je chercherai à connaître les différences qui existent entre les huiles de faine, de colza, d'olive, de noix. »

BALZAC. *Histoire de César Birotteau.*

« Couleurs précieuses, lavées et attendries par la vague, irisées et fondues dans les tons de chair des coquillages, l'opale des merlans, la nacre des maquereaux, l'or des rougets, la robe lamée des harengs, les grandes pièces d'argenterie des saumons. C'était comme les écrins, vidés à terre, de quelque fille des eaux, des parures inouïes. »

Émile ZOLA. *Le Ventre de Paris.*

Sans graisses, la vie serait strictement impossible ! Car les corps gras interviennent prioritairement à tous les niveaux de la vie : par exemple, ils fournissent de l'énergie, participent à l'architecture des structures, constituent les précurseurs d'hormones. Sans graisses, la vie serait triste, car bien des cuisines s'en trouveraient insipides ! En effet, le goût des protéines est largement celui des graisses qui les accompagnent. Sans graisses nous serions malvoyants, rachitiques et rancis, car elles véhiculent les vitamines A, D et E ! Que sont donc ces graisses ?

Par définition, les huiles sont des corps gras liquides, alors que les graisses sont solides. En termes de nutrition, il s'agit de lipides dans les deux cas. Car les désignations de « graisse » et de « lipide » sont strictement synonymes. Ne serait-ce que parce que l'étymologie grecque de lipide est *lipos*, qui signifie simplement graisse ! Les huiles sont principalement végétales, mais elles peuvent également être d'origine animale, comme celles de poisson. Contrairement aux idées reçues, la distinction entre animal et végétal n'infère pas, *a priori*, un intérêt nutritionnel différent. Il y a du bon et du moins bon dans le monde végétal, comme dans le règne animal.

Les corps gras sont principalement formés de molécules dénommées triglycérides, eux-mêmes constitués d'acides gras. La nature de ces derniers confère à chaque corps gras ses caractéristiques nutritionnelles. Saturé signifie que les acides gras saturés sont majoritaires ; mono-insaturé témoigne de la domination des acides mono-insaturés (l'acide oléique principalement) ; poly-insaturé exprime que les acides gras poly-insaturés sont présents en quantités utiles. Or, parmi ceux-ci, deux sont indispensables, c'est-à-dire que l'organisme des mammifères, donc celui de l'homme, ne sait pas les synthétiser, ni même d'ailleurs les transformer l'un en l'autre. Leur origine alimentaire est par conséquent obligatoire ; avant leur identification chimique, ils ont été regroupés sous le vocable de « vitamine F ». Ils portent les noms d'acide linoléique et d'acide alpha-linolénique, chacun constitue le chef de familles baptisées oméga-6 pour l'un et oméga-3 pour l'autre. Ces derniers sont présents en quantités trop faibles dans notre alimentation actuelle, c'est pourquoi l'huile (colza, de soja ou de noix) de la vinaigrette ne devra jamais être exclue d'aucun régime. La famille oméga-3 a donc pour chef de file l'acide alpha-linolénique, ses dérivés sont l'acide timnodonique (alias EPA) qui participe à la gloire des huiles de poisson dans le cadre de la prévention et du traitement de maladies cardio-vasculaires, entre autres. Le deuxième porte le nom d'acide cervonique (alias DHA), car le cerveau est la structure du monde vivant qui en contient le plus, expliquant pourquoi c'est là qu'il a été découvert ; le cerveau frontal, spécifique à l'homme, est même la région qui en est la plus riche, et la plus noble !

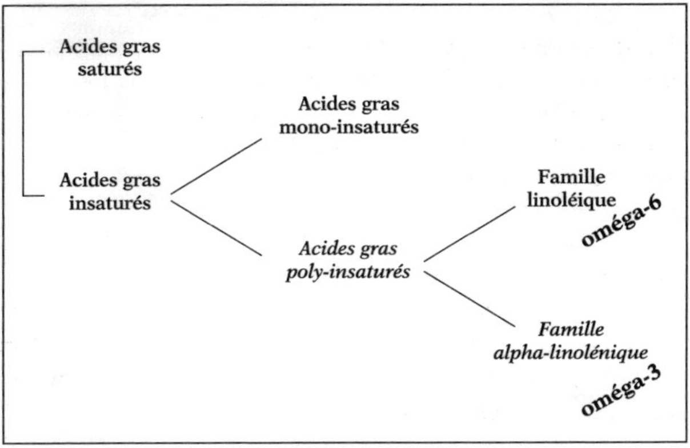

Les graisses : familles d'acides gras

Grammes d'aliment fournissant 50 % ANC de l'acide linoléique (soit 5 g/jour)	*ACIDE LINOLÉIQUE*	Grammes d'acide linoléique dans 100 g d'aliment
	HUILES :	
7	***Pépin de raisin***	***70***
7,5	***Tournesol***	***65***
8	***Noix, maïs***	***60***
9	***Soja***	***53***
	Arachide :	
14	***américaine***	***36***
23	***africaine***	***22***
25	***Colza***	***20***
50	***Olive***	***10***
60	Palme	8

Grammes d'aliment fournissant 50 % ANC de l'acide linoléique (soit 5 g/jour)	*ACIDE LINOLÉIQUE*	Grammes d'acide linoléique dans 100 g d'aliment
	DIVERS :	
20	***Noix***	***26***
36	Beurre	14
12-40	Margarine	15-40
	GRAISSE :	
25	De dinde, de poulet	20
50	D'oie, de canard	18
60	De cheval, de porc	8
100 250	Suif : mouton bœuf	5 2
1 000-2 500	Fromages	0,2-0,5

(D'après INRA-CNEVA-CIQUAL.) Aliments crus, chiffres arrondis. Il n'y a pas d'AJR pour l'acide linoléique au *JO* du 26/11/93. Seuls les ANC (apports nutritionnels conseillés) peuvent donc être pris en compte : 10 g par jour. Pour un enfant, il faut à peu près la moitié de la ration d'un adulte.

1er composant de la « vitamine F » : l'acide linoléique.

En italique et gras : les aliments réellement utiles, compte tenu des portions usuelles et de la nature des autres acides gras présents dans chacun des corps gras.

Grammes d'aliment fournissant 50 % ANC de l'acide alpha-linolénique (soit 1 g/jour)	*ACIDE ALPHA-LINOLÉNIQUE*	Grammes d'acide alpha-linolénique dans 100 g d'aliment
	HUILES :	
11	***Colza***	***9***
12	***Noix***	***8***
14	***Soja***	***7***

Grammes d'aliment fournissant 50 % ANC de l'acide alpha-linolénique (soit 1 g/jour)	*ACIDE ALPHA-LINOLÉNIQUE*	Grammes d'acide alpha-linolénique dans 100 g d'aliment
100	Maïs	1
125	Olive	0,8
350	Pépin de raisin	0,3
500	Tournesol, palme	0,2
1 000	Arachide	0,1
DIVERS :		
30	***Noix***	***3,5***
200	Haricot, amande	1
500	Olive, framboise, groseille	0,4
600	Brocoli, salade, épinards	0,3
1 000	Lait entier	0,2
800	Salade, pain complet, cassis	0,25
3 000	Concombre	0,06

(D'après INRA-CNEVA-CIQUAL.) Aliments crus ; chiffres arrondis. Il n'y a pas d'AJR pour l'acide alpha-linolénique au *JO* du 26/11/93. Seuls les ANC (apports nutritionnels conseillés) peuvent donc être pris en compte : 2 g par jour. Pour un enfant, il faut à peu près la moitié de la ration d'un adulte.

2e composant de la « vitamine F » : l'acide alpha-linolénique
En italique et gras : les aliments réellement utiles, compte tenu des portions usuelles et de la nature des autres acides gras présents dans chacun des corps gras.

« Vitamine F » : le gras indispensable !

Il y a quelques décennies, des chercheurs ont constaté que les animaux recevant des protéines de qualité, avec l'ensemble des minéraux nécessaires et toutes les vitamines connues, mouraient pourtant sans appel quand leur régime alimentaire excluait toutes graisses. Ils en ont fort logiquement déduit que le gras contenait un facteur indispensable qu'ils ont dénommé « vitamine F », car la vitamine E était déjà découverte. Cette dénomination revient en force dans la publicité pour produits cosmétiques. Mais, en fait, elle ne correspond pas à l'exacte définition d'une vitamine, qui impose au moins trois critères simultanés : être organique, être indispensable à la vie, être nécessaire à l'organisme en quantité très faible. Les acides gras poly-insaturés répondent aux deux premières obligations, mais pas à la troisième : il en faut des quantités importantes pour construire et maintenir l'ensemble des membranes de toutes les cellules, surtout celles des neurones. Par exemple, 1/3 de la structure lipidique membranaire cérébrale est dérivé de l'alimentation, directement et obligatoirement ! En effet, dans le cerveau, 1 acide gras sur 3 est poly-insaturé.

En l'absence des 2 acides gras essentiels, la vie est donc strictement impossible, car les membranes biologiques ne peuvent plus se construire, ni se maintenir. Mais existe-t-il des carences chez l'homme, spécifiques en l'une ou l'autre des familles d'acides gras poly-insaturés ? Fort heureusement, sauf cas exceptionnel d'alimentation artificielle pendant plusieurs mois, il est difficile de ne pas absorber d'acide linoléique ; il est en effet présent dans la majorité des aliments, quoiqu'en quantité variable. Une insuffisance, élective et sérieuse, en cet acide n'a donc pas été observée chez l'homme. Mais peut-être les investigations n'ont-elles pas été assez poussées.

En revanche des carences spécifiques en acide alpha-linolénique sont observées chez l'homme. Historiquement, la première observation a porté sur une petite fille, soumise à une alimentation artificielle, qui présentait divers troubles, parmi lesquels des anomalies neurologiques. L'effet curatif de l'addition d'acide alpha-linolénique dans sa ration alimentaire démontra pour la première fois l'effet absolument essentiel de cet acide chez l'homme. Depuis, sur de nombreuses autres études, ce résultat a été largement confirmé. Les plus sensibles à la carence en acide alpha-linolénique sont les nourrissons.

Tenant compte de ces cas extrêmes, qui mettaient en évidence un certain nombre de symptômes, une pathologie de carence en acide alpha-linolénique a été décrite chez le singe, et même chez l'homme. Un syndrome des sociétés modernes, à forte connotation psychiatrique, a été proposé comme étant une déficience en acides de la famille alpha-linolénique ; il serait provoqué, entre autres, par certains régimes « cafétéria » et « fast-food ». Il est donc indiscutablement très important de contrôler le mieux possible les quantités d'acides gras de cette famille contenues dans l'alimentation : un minimum doit être apporté pour permettre aux membranes, y compris et surtout cérébrales, de posséder une composition judicieuse et un fonctionnement normal.

• Le bon choix de la bonne huile

Globalement, l'intérêt nutritionnel d'un corps gras est proportionnel à son degré d'insaturation, mais aussi à sa fragilité et à son prix. Plus il est cher, plus il est fragile et meilleur pour la santé !

Brièvement, quelles sont les propriétés attendues d'une huile ? Pour l'acide linoléique, il n'en faut pas trop (le choix se porte sur celles de noix, de maïs, de soja et de tournesol, à la rigueur celle d'arachide et de colza). Pour l'acide alpha-linolénique, les élues exclusives sont les huiles de colza, noix et soja. Comme toutes les huiles contiennent des acides gras saturés, il est pertinent de sélectionner celles qui en sont les plus pauvres (pour des raisons que nous allons découvrir dans quelques pages), parmi lesquelles se distinguent celles de noix et de colza. Pour les acides gras mono-insaturés, le choix est libre car l'acide oléique est médicalement neutre voire bon, quand il n'est pas excellent, selon les critères.

En tête de la compétition se présente l'huile de colza, suivie de celles de soja, de noix et de germe de blé. Les autres sont très largement distancées car elles n'apportent pas d'acide alpha-linolénique, ou beaucoup trop peu, comme celle de maïs. En réalité, cet acide constitue le facteur limitatif, puisque de très nombreuses huiles n'en contiennent pas du tout. En revanche toutes apportent, mais à des degrés variables, l'acide linoléique, l'acide oléique, les acides gras saturés... et, à des degrés égaux, des calories.

Mais plutôt que d'alterner une huile après l'autre, utiliser un mélange semble plus efficace, plus pratique. La diversité en une fois, en quelque sorte ! Un mélange alors ? C'est ainsi qu'a été créé Isio-4. Espérons que d'autres produits du même type seront bientôt mis à la disposition des consommateurs, combinant des huiles de goût par exemple ; ou, mieux, encore beaucoup plus riche en huile de colza.

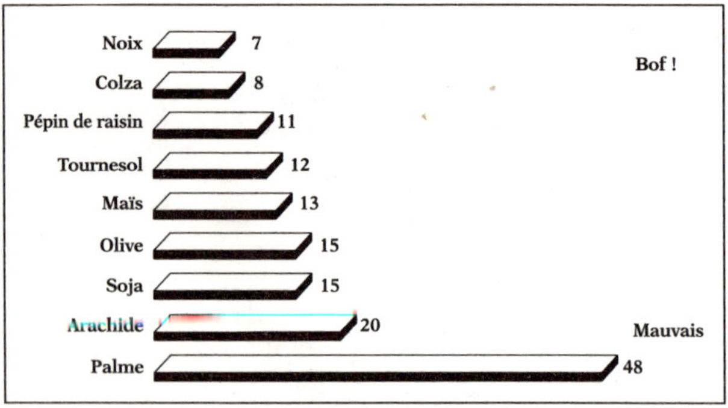

Acides gras saturés
(en g pour 100 g d'huile)

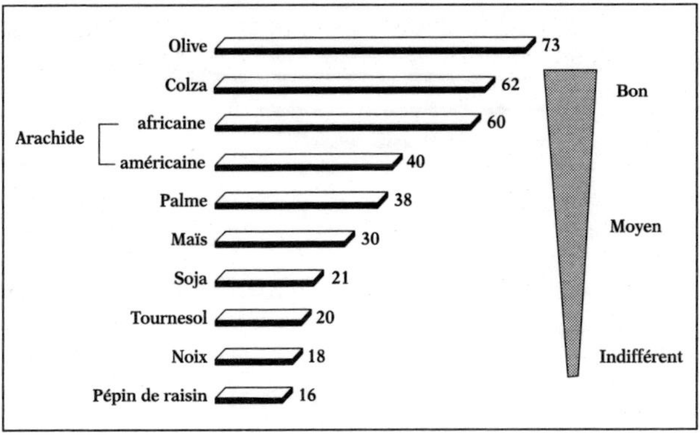

Acides gras mono-insaturés
(en g pour 100 g d'huile)

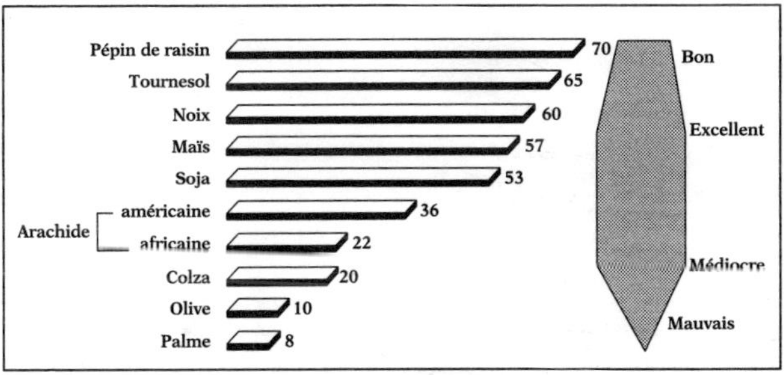

Acide linoléique
(en g pour 100 g d'huile)

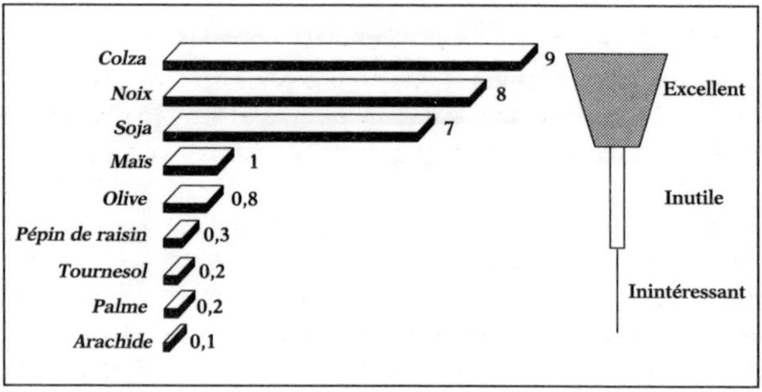

Acide alpha-linolénique
(en g pour 100 g d'huile)

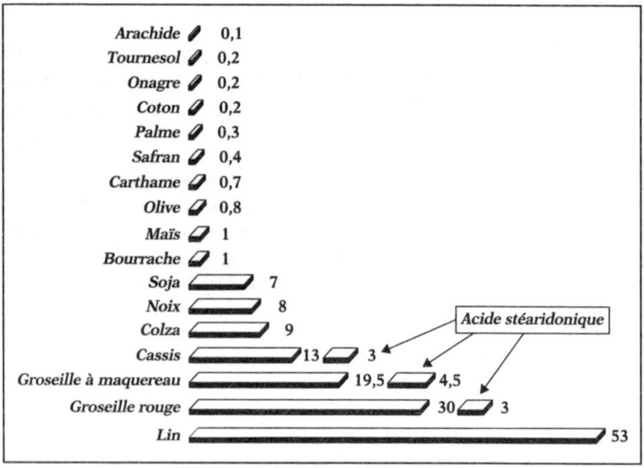

Teneur en acide alpha-linolénique de quelques huiles de graines
(dont les fruits sont parfois délicieux...
pour les grappilleurs gastronomes)

• Il n'existe pas d'huile plus légère que les autres !

En chimie comme en physique les choses sont parfaitement claires ; en biochimie, médecine et science, la vérité oblige pourtant à réaffirmer que les huiles végétales alimentaires présentent la même quantité de calories ! Car la contre-vérité est en vogue, comme le montre un sondage SOFRES. Les réponses aux questions posées sont le plus souvent complètement fausses ! Ainsi, pour les 3/4 des consommateurs interrogés, il existerait des huiles plus légères que d'autres ; pour 40 % des médecins, la teneur en lipides de toutes les huiles n'est pas équivalente ! Dans ces conditions, comment préparer une vinaigrette équilibrée ?

Comme les huiles alimentaires sont toutes formées de triglycérides (glycérol estérifié par 3 acides gras), leurs valeurs caloriques sont identiques. Quoi qu'en pensent quelques médecins généralistes et nombre de personnes peut-être trompées par une publicité tendancieuse, les huiles de tournesol, d'olive ou de pépin de raisin sont aussi riches en lipides que n'importe quelle autre. L'huile de pépin de raisin bénéficie d'une faveur inexplicable, tout au moins sur le plan de la diététique. En effet, elle n'a pas de réel intérêt notable, car elle s'apparente simplement à une huile de tournesol appauvrie en acide oléique (celui de l'huile d'olive). Mais tout ce qui est issu du raisin, que d'aucuns considèrent comme le précurseur de vin, en gélules rondes quand il est sur sa grappe, reçoit une considération particulière.

	Patients %	Médecins %
Olive	41	19
Tournesol	32	30
Pépin de raisin	11	26

Enquête SOFRES : Quelles sont pour vous les huiles les plus légères ?

Légèreté n'est pas synonyme de digestibilité ! La digestibilité est définie, dans ce cas de figure, par la capacité de tronçonnage (c'est-à-dire d'hydrolyse) des graisses (de leurs triglycérides) par l'intestin. Elle est équivalente pour toutes les huiles : leur valeur calorique nutritionnelle est donc la même. Sauf processus pathologique ou excès alimentaire considérable, les graisses ne se retrouvent pas dans les excréments. L'impression de « mauvaise digestibilité » de certaines huiles n'est souvent que la conséquence du ralentissement de la vidange de l'estomac, ce qui constitue d'ailleurs un avantage nutritionnel. Car les corps gras, en réduisant le temps de vidange gastrique, diminuent l'index glycémique des glucides qu'ils accompagnent (nous l'avons rencontré dans un précédent chapitre). Bien mieux, les lipides stimulent la sécrétion de bile. Quelle alchimie complexe !

HUILES	Palme	899
	Arachide	899
	Olive	899
	Tournesol	899
	Colza	899
	Foie de morue	899
GRAISSES	Végétaline	899
	bougie	899
	Suif mouton	899
	Saindoux	899
	lard	670
	d'oie	896
	de poulet	897
	de dinde	898
	Beurre	752
	Margarine	744
	au tournesol	747
	Foie gras	462
	Fromages	300-400

Source : Répertoire général des aliments, Tech et Doc Lavoisier.

Les calories des corps gras. Il n'y a pas d'huile plus légère !
(en calories pour 100 g)

Un médecin sur deux sait que l'apport calorique du beurre et de la margarine sont similaires ; contre 13 % seulement de leurs patients présents ou futurs. Les « on-dit » ont la vie dure ; il n'y a pourtant qu'à consulter les tables de composition des aliments ! Beurre ou margarine : du pareil au même en nombre de calories ! 752 cal/100 g pour le premier et 744 cal/100 g pour la seconde. Mais il faut savoir que l'enseignement de la nutrition générale ne représente qu'une vingtaine d'heures dans les études médicales, sur les sept années d'enseignement ! Sauf intérêt personnel, le futur médecin ne connaît les aliments qu'à travers la déformation du prisme des maladies. Ainsi, schématiquement, les graisses sont appréhendées lors de l'étude des maladies cardio-casculaires, et les glucides par le biais du diabète.

	Patients %	Médecins %
Beurre	84	45
Margarine	–	3
Autant	13	49
Ne sait pas	3	3

Enquête SOFRES : Lequel apporte le plus de calories ?

Sans graisses : vie impossible !

« On y mange cinq sortes de viandes, à savoir : du cochon, du porc, du lard, du jambon et du salé. »

George SAND. *Un hiver à Majorque.*

Preuve de la prédominance de la vision sur le goût : les graisses ! En effet, si on donne à des spécialistes ou bien à M. et Mme Tout-le-Monde – l'expérience a été faite – un aliment de plus en plus gras, il le trouve de meilleur en meilleur ; jusqu'à un seuil qui correspond à environ 15 %

de matières grasses. À ce point-là, deux alternatives. Soit il a les yeux fermés : avec le gras qui augmente, il continue de trouver cela encore meilleur. Soit il a les yeux ouverts : il estime alors moins bon un même aliment, qu'il trouvait pourtant meilleur les yeux fermés. Pourquoi ? Parce que son cerveau frontal, celui du jugement, reçoit deux messages contradictoires : le premier, de ses papilles gustatives, l'informe que c'est meilleur ; le deuxième, de ses yeux, lui indique exactement le contraire. Averti par la Faculté que le gras est mauvais, il le refuse car il le voit ; dans les circuits de neurones, l'œil prédomine sur les papilles.

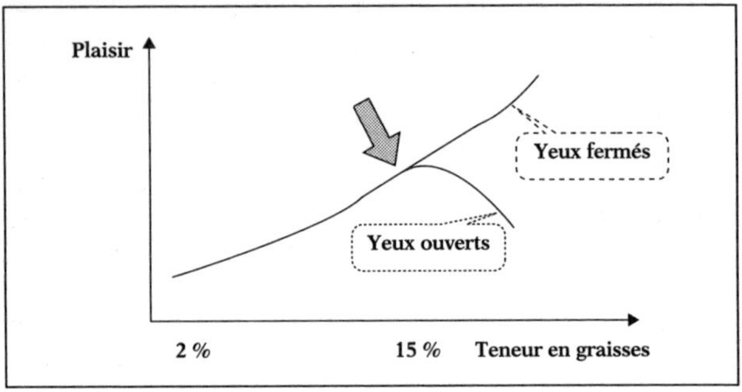

Le goût et les graisses

Les graisses constituent la « poésie » des viandes : ce sont elles qui leur donnent leurs goûts caractéristiques et parfois subtils. Une expérience bien connue peut être réalisée avec des dégustateurs professionnels ou des consommateurs : un morceau de blanc de poulet (haché menu pour éliminer l'identification de la texture) a le goût du porc, du poisson, du mouton ou du veau, selon la graisse qui lui est ajoutée ! Il est même possible pour un consommateur dont le palais n'est pas trop inerte – *a fortiori* pour un membre de jury de dégustation –, de faire la différence entre un saumon d'élevage qui a été nourri avec des aliments contenant des huiles de poisson et un autre avec des huiles végétales !

La différence de goût selon les espèces (on dit les cultivars) des pommes de terre est, pour 50 %, due à la nature de leurs graisses ; alors même qu'il n'y en a que très peu. À bon gras, salut !

Ignorer que le goût de bien des aliments résulte de leur contenu en graisses provoque des méprises. Ainsi, au printemps, pour perdre quelques kilos il est fréquent d'entendre conseiller de manger de la volaille. Comme la consommatrice n'est pas masochiste, elle choisit le pilon car il a du goût ; elle ignore simplement que cette subtilité est la conséquence de la présence de gras. Avec sa peau, ce petit pilon contient 8 fois plus de graisses que le bifteck ou le jambon cuit dont elle s'est privée. Sans la peau, il en reste tout de même 4 fois plus gras ! Certes, le cochon est plus gras que le mouton, qui l'est plus que le bœuf, qui l'est lui-même plus que le poulet ; mais, dans chacune de ces espèces, certains morceaux sont maigres et d'autres sont gras. La sélection du morceau est incontestablement plus importante que le choix de l'animal. À vous de choisir !

Dans chaque espèce il y a des morceaux maigres, et d'autres gras (teneur en lipides de 100 g de viande crue) :

PORC :	
Filet mignon	3 %
Épaule	6 %
Échine	12 %
BŒUF :	
Tende de tranche	2 %
Rumsteack	3 %
Onglet	9 %
Plat de côte	20 %
POULET :	
Blanc	1 %
Haut de cuisse	15 %

Par conséquent, deux recettes de pot-au-feu peuvent induire des teneurs en graisses très différentes, selon qu'ils sont confectionnés avec du plat de côte (16 % de lipides) ou du jarret (4 % de lipides). D'ailleurs, toute cuisinière sait bien qu'un minimum de plat de côte apporte onctuosité et goût, à défaut, le mets est trop « sec ».

Après le choix du morceau, la cuisson a-t-elle une influence sur la teneur en graisses ? Oui, mais moins qu'il n'est généralement dit. La grillade n'élimine pas toutes les graisses, loin s'en faut ; de même que l'utilisation de matière grasse dans une préparation n'est pas toujours un facteur déterminant de la teneur en lipides. En effet, une grillade peut parfois être plus grasse qu'un plat en sauce. Par exemple, une part d'entrecôte grillée contient encore 12 % de lipides, alors qu'une portion « réglementaire » (c'est-à-dire non consommée à la louche) de bourguignon n'en recèle que 7 %.

Quels acides gras indispensables ?

Puisque certains acides gras sont essentiels, c'est-à-dire qu'ils sont obligatoirement d'origine alimentaire, la nourriture contrôle la qualité de toutes les membranes (à commencer celles du cerveau), sur tous les plans : chimique, physique, biochimique, physiologique. Acide et gras, deux mots qui ne sont pourtant pas séduisants de prime abord ! Ils assurent pourtant le triomphe de la vie.

Comme nous l'avons déjà vu, deux familles sont dérivées des deux précurseurs linoléique et alpha-linolénique : il s'agit de la famille ω3 et de la famille ω6, divulgués dans la presse comme sur les notices d'aliments et de médicaments sous les vocables « oméga-3 » et « oméga-6 ». Ces deux chefs de famille, extrêmement jaloux de leurs prérogatives, car l'un ne peut jamais remplacer l'autre, ont chacun des enfants plus ou moins turbulents, dont certains ont acquis une notoriété exceptionnelle et une puissance gigantesque. L'un est l'acide arachidonique ; l'autre s'appelle acide cervonique – dénomination évocatrice découlant de sa découverte dans le cerveau. Son nom chimique est abrégé en DHA (docosahexaénoic acid).

• Acide alpha-linolénique : la qualité de la vie

Bien évidemment, nul ne peut prélever le moindre fragment de cerveau sur des humains vivants pour y vérifier l'efficacité des aliments qu'ils ont consommés. La mesure des implications alimentaires sur la structure et la fonction du cerveau fait donc obligatoirement appel à l'expérimentation animale. J'ai analysé les effets inquiétants, bien que subtils, d'une déficience en acide alpha-linolénique sur la composition biochimique, et l'architecture complexe des membranes de modèles animaux : le rat et la souris. D'ailleurs, toutes ces anomalies ont été confirmées chez des nourrissons ! Depuis, tous les laits adaptés sont supplémentés en acide alpha-linolénique, comme tout un chacun peut le constater en consultant les publicités présentées dans les vitrines des pharmacies.

Chez l'animal expérimental, une carence alimentaire spécifique en acide alpha-linolénique provoque des perturbations dramatiques dans la composition des membranes du système nerveux. La vitesse de récupération, après arrêt de la carence, est extrêmement lente pour le cerveau : elle demande de nombreux mois chez l'animal, donc probablement plusieurs années chez l'enfant.

La présence d'acide alpha-linolénique dans l'alimentation confère une plus grande résistance face à certains neurotoxiques, les animaux exposés meurent beaucoup moins vite. L'efficacité de leur barrière hémato-encéphalique est meilleure, le cerveau est mieux protégé. Des activités enzymatiques sont mieux contrôlées, en particulier celle (dénommée ATPase) qui consomme approximativement la moitié de l'énergie utilisée par le cerveau ; c'est-à-dire un 1/10 de la totalité de l'énergie consommée par tout l'organisme au repos ! D'ailleurs, la carence en acide alpha-linolénique perturbe l'approvisionnement du cerveau en énergie.

La rétine est l'un des tissus vivants les plus riches en acides gras poly-insaturés de la famille alpha-linolénique.

Chez les rats de 4 semaines, équivalent à l'âge d'enfants de 7 ans, les modifications de l'électrorétinogramme des animaux carencés en acide alpha-linolénique sont sérieuses : chez eux, le seuil de détection de l'électro-rétinogramme nécessite un éclairement 10 fois plus puissant que celui des animaux normalement nourris !

Au-delà des enzymes et de l'électrophysiologie, qu'en est-il des fonctions supérieures ? Une pénurie alimentaire simultanée en acide linoléique et alpha-linolénique altère les capacités d'apprentissage des animaux, avant de les affaiblir, de les abrutir, puis de les tuer. Une carence en l'un d'eux s'avère moins catastrophique : l'absence d'acide alpha-linolénique perturbe par exemple les performances d'apprentissage.

Encore plus intéressant, la vision, l'audition et l'odorat semblent perturbées à deux niveaux par le déficit en acide alpha-linolénique : celui de l'organe récepteur sensoriel d'une part et d'autre part celui de la région cérébrale qui l'interprète ! Au cours du vieillissement, la réduction de l'audition et de la vue proviennent tout autant de la diminution de l'efficacité des parties du cerveau concernées que de perturbations de l'oreille interne et de la rétine ! Même l'appréciation gustative est concernée : un niveau de perception donné du goût du sucré demande plus de sucre chez les animaux déficients. La carence en acide alpha-linolénique diminue subtilement la perception du plaisir, en altérant légèrement l'efficacité des organes sensoriels et en affectant certaines structures cérébrales qui leur sont dédiées !

En collaboration avec l'INRA, une équipe tourangelle a même récemment montré que certains neuromédiateurs sont affectés, particulièrement dans le cerveau frontal !

• Construire le cerveau des nourrissons

À la suite des travaux réalisés dans mon laboratoire, il a donc été découvert que la nature des acides gras présents dans les laits adaptés contrôlait finement les performances visuelles des nourrissons, ainsi que bien d'autres activités biologiques, comme par exemple la qualité du sommeil et même certaines performances d'apprentissage.

En fin de grossesse, le futur enfant accumule chaque semaine dans son cerveau environ 70 mg d'acide oméga-6 (aux 9/10 sous forme d'acide arachidonique) et 30 mg d'acide oméga-3 (aux 9/10 sous forme d'acide cervonique). Il importe donc que la mère absorbe les acides gras poly-insaturés en quantités judicieuses, les précurseurs mais aussi leurs dérivés. Les réserves d'un prématuré de 35 semaines sont inférieures à un jour de lait de sa mère ; l'enfant à terme bénéficie de plusieurs jours. Rapporté en kilos de poids, il faut 5 fois plus de lipides à un nourrisson qu'à un adulte.

Si l'on se réfère à une consommation de 170 ml de lait par jour et par kg de poids corporel, l'enfant nouveau-né absorbe chaque jour plus de 100 mg de ces acides gras ; chiffre qui représente environ 10 fois la quantité déposée dans le cerveau. Par contre, à quelques exceptions près en France, les laits infantiles ne contiennent pas d'acides gras poly-insaturés à très longues chaînes.

Plusieurs services de pédiatrie ont maintenant montré que les enfants prématurés, tout comme ceux qui sont nés à terme, bénéficient d'un meilleur développement psychomoteur quand ils reçoivent dans leurs laits des acides gras poly-insaturés à très longues chaînes, comparables à ceux du lait de femme. Mieux encore, ce résultat peut être chiffré !

	Q.D.
Lait de femme	102
Lait adapté : Alpha-linolénique (et linoléique) + DHA (et arachidonique)	105
Lait adapté Alpha-linolénique (et linoléique)	96

Enfants de 4 mois. (D'après Agostoni, 1995.)
Q. D. : coefficient de neuro-développement

Quotient de neuro-développement

Le statut neurologique d'enfants de 9 ans, anglais dans l'étude en question, est meilleur pour ceux qui ont été nourris au sein que pour ceux qui ont reçu un lait adapté. Les acides gras poly-insaturés à très longues chaînes (et notamment ceux de la famille oméga-3) seraient les responsables de cet effet favorable.

La question est de savoir si les carences observées dans la période périnatale induisent des anomalies réversibles, soit simplement avec le temps, soit en fournissant les acides gras qui ont manqué dans la période périnatale ; ou au contraire s'il s'agit de perturbations définitives. La réponse n'est malheureusement pas très optimiste, *a priori*. En effet, des résultats obtenus sur les modèles animaux montrent que si des rats préalablement carencés en acide alpha-linolénique sont soumis à un régime qui ne l'est plus, alors le cerveau récupère (au bout d'un temps relativement long) une composition chimique normale, tout en restant plus ou moins perturbé dans ses fonctions d'apprentissage. La chimie des membranes cérébrales se normalise mais le comportement reste affecté ; car, faute d'aliments adaptés fournis au moment voulu, les connexions adéquates n'ont pas pu s'élaborer.

Ce triste résultat est logique : les circuits de neurones se mettent en place à une période bien déterminée du développement cérébral. Donc, fort malheureusement, la perte sera presque inéluctable et définitive si l'étape est manquée. Mais le pessimisme n'est pas de rigueur : en effet, il s'agit là non pas de risque de vie ou de mort, ni de bonne santé ou de maladie, mais simplement de qualité de vie ; qui risque d'être un peu moins optimale si les bons acides gras indispensables n'ont pas été apportés dans la nourriture au moment voulu.

• Quelles prescriptions pour les acides gras

Au sein des lipides, les recommandations en acides gras sont fréquemment définies en pourcentages. Ils varient selon les finalités recherchées. Les autorités françaises déterminant les « apports nutritionnels conseillés » en acides gras saturés, mono-insaturés et poly-insaturés proposent 24 %, 60 % et 16 %. Dans la catégorie des poly-insaturés, un rapport de 1/5 environ est préconisé pour les acides gras poly-insaturés oméga-6 et oméga-3 (alors que, dans l'alimentation usuelle, il est de 1/15 à 1/50 !). Pour un adulte, cela représente quotidiennement 10 g d'acide linoléique et 2 g d'acide alpha-linolénique. Pour la première fois, elles demandent que les acides gras poly-insaturés à très longues chaînes représentent 3 %, dont 0,5 % pour le DHA, alias acide cervonique, ce qui représente 120 mg quotidiens.

Ainsi, l'acide alpha-linolénique n'a été reconnu indispensable pour l'homme que récemment. Une confusion persiste entre les acides gras indispensables (les acides linoléique et alpha-linolénique) et ceux qui sont essentiels, leurs dérivés à chaînes carbonées plus longues et plus insaturées, qui sont essentiels à certaines fonctions biologiques (comme le requiert une note de l'Académie de médecine). Par ailleurs, l'intérêt des acides gras mono-insaturés est focalisé sur l'acide oléique, alors que ses dérivés sont importants dans les membranes biologiques, en particulier cérébrales ; d'autant que l'acide oléique pourrait être semi-indispensable (au moins partiellement, sinon conditionnellement, comme mon laboratoire vient de le démontrer). Finalement, contre vents et marées qui leur sont défavorables, les acides gras saturés possèdent des rôles qui sont probablement considérables, spécialement dans les membranes biologiques, en particulier au niveau du cerveau. Dans cet organe, leur nature est connue, mais pas leurs rôles exacts ni leur origine, qui pourrait être partiellement alimentaire.

	Saturés	Mono-insaturés	18:2 oméga-6 (linoléique)	18:3 oméga-3 (alpha-linolénique)	Poly-insaturés à longues chaînes	Dont DHA
Homme adulte	19,5	49	10	2	0,5	0,12
Femme adulte	16	40	8	1,6	0,4	0,1
Femme enceinte	18	45,5	10	2	1	0,25
Femme qui allaite	20	50	11	2,2	1	0,25
Sujet âgé	15	38	7,5	1,5	0,4	0,1

(D'après les ANC 2001. Tech. et Doc. Lavoisier. A. Martin, coordonnateur.)

Mais que faut-il manger, quelles quantités d'acides gras essentiels ?
(Apports nutritionnels conseillés en g/jour)

Mais attention : les apports journaliers recommandés ne sont que des moyennes. En fait, il faudrait parler d'apports par semaine, voire par quinzaine. La chasse aux graisses ne doit pas être acharnée, elle peut s'avérer très dangereuse, quand les acides gras indispensables (ou essentiels) sont éliminés. D'ailleurs, constatant que les préconisations demandent de réduire considérablement la quantité de lipides, il est intéressant de rappeler que des instances internationales (y compris sous l'égide américaine) suggèrent que le taux de lipides dans les aliments ne soit pas situé en dessous d'un certain niveau, pour ne pas générer de carences...

• Trans, mais pas sympa !

Les acides gras « trans » sont naturellement présents en faibles quantités dans les viandes et les produits laitiers du fait de la physiologie des ruminants. Ils existaient en quantités importantes dans certains aliments, principalement du fait des processus industriels d'hydrogénation utilisés pour rendre solides les huiles végétales afin d'en faire des margarines. Ils sont toujours abondants dans les crackers, les snacks, les apéritifs, les biscuits, les chips... lesquels sont fabriqués à partir d'huiles mono-insaturées ou poly-insaturées, chimiquement hydrogénées industriellement pour obtenir des acides gras saturés, beaucoup moins fragiles... et moins bons encore pour la santé, tout au moins à de telles doses ! Les insaturations (c'est-à-dire les doubles liaisons chimiques entre deux atomes de carbone) sont physiologiquement de nature « cis », exprimant le fait que les deux « morceaux » de la chaîne carbonée sont situés du même côté de l'insaturation, quand on la représente en structure plane. Dans un acide gras « trans », elles sont de part et d'autre, ce qui n'est pas physiologique. Or, ces acides gras trans posent un problème : leur présence peut générer d'importants risques cardiovasculaires.

Coup de cœur pour le poisson

> « Vous avez des idées ? – Soles grillées, rougets au beurre d'anchois, merlu mayonnaise, bar au fenouil, dorade au citron, raie au beurre noir... »
>
> Philippe SOLLERS. *Le Cœur absolu*.

Les acides gras construisent donc le corps, et particulièrement le cerveau. Mais ils soignent aussi ! C'est le rôle des huiles de chair de poisson, qu'il ne faut pas confondre avec les huiles de foie de morue ou de flétan.

Abondance de poissons et de fruits de mer : moins de démences liées à l'âge ! Telles sont les conclusions de

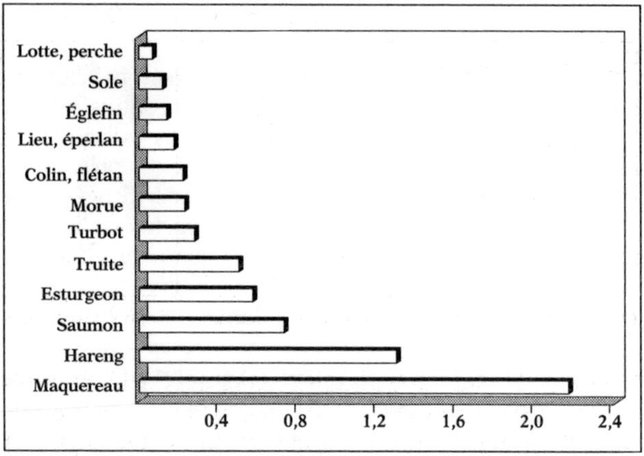

L'acide cervonique (DHA, 22 : 6 ω3) dans les poissons
(en g d'acides gras/100 g de poisson)

l'étude épidémiologique PAQUID réalisée par une équipe de chercheurs de Bordeaux, montrant que leur consommation régulière diminue de manière significative les risques de désordres mentaux telle la maladie d'Alzheimer ! Mais il existe une corrélation entre le niveau culturel et la consommation de poisson. Ces acides gras assureraient un meilleur renouvellement des cellules nerveuses.

En fait, ce sont des études épidémiologiques réalisées chez certains peuples qui ont mis en évidence pour la première fois l'utilité des huiles de poisson. Les Esquimaux ignorent les maladies cardio-vasculaires obstructives (de type athérosclérose) car ils mangent beaucoup de poisson. Ils sont en outre très protégés contre certaines maladies dermatologiques (en particulier le psoriasis qui touche quand même 1 Français sur 10), et certaines affections allergiques et inflammatoires. Ces observations ont été confirmées par de nombreuses études épidémiologiques ultérieures, en particulier en Hollande et au Japon.

	Esquimaux	Danois
Infarctus du myocarde	3	40
Sclérose en plaques	0	5
Épilepsie	16	8
Psychose	10	8
Psoriasis	2	40
Asthme bronchique	1	25
Diabète	1	9
Cancer	46	53
Ulcère gastrique	19	29

(Nombre de personnes atteintes pour 1 000 habitants ; d'après Kromann et Green.)

Les mécanismes d'action des acides gras poly-insaturés oméga-3 sont relativement mal connus. Ils agissent directement sur la composition des membranes biologiques, et participent donc à leur physiologie. Ils interviennent indirectement par l'intermédiaire de dérivés. Dans le cadre des interactions complexes entre les cellules sanguines et les parois vasculaires, les huiles de poisson diminuent l'agrégation des plaquettes, réduisant les risques d'obstruction des artères.

Par ailleurs, une meilleure oxygénation des vaisseaux est facilitée par une meilleure déformabilité des globules rouges. En effet, les fluidités des membranes biologiques sont contrôlées par la structure des lipides qui les composent, et plus particulièrement par la nature et la quantité de leurs acides gras poly-insaturés. Plus déformables, les globules rouges s'insinuent mieux dans les microvaisseaux, ce qui est hautement appréciable au niveau du cerveau. En outre, l'efficacité du muscle cardiaque se renforce, puisque la structure de ses cellules et leurs fonctions membranaires dépendent de la composition en acides gras poly-insaturés. Subsidiairement, les huiles de poisson ont une action anti-arythmique intéressante : elles diminuent le risque d'à-coups dans la fréquence des battements du cœur.

Parmi les paramètres biologiques fondamentaux facilement quantifiables, l'effet majeur des huiles de poisson est d'abaisser les triglycérides du sang, d'autant que la maladie artérielle peut être indépendante du cholestérol, mais seulement dépendante de la triglycéridémie. Les huiles de poisson constituent un lien entre la nutrition, la physiologie, la pharmacologie et la pathologie.

• Poissons et viandes : gras et maigres, c'est selon

Contrairement à ce qui s'affirme généralement avec beaucoup d'autorité, tous les poissons ne sont pas maigres, tous ne sont pas gras non plus ; toutes les viandes ne sont pas plus grasses que n'importe quel poisson.

Il suffit de consulter les tables de composition des aliments pour en être convaincu. Le jambon cuit et le bifteck se situent au beau milieu des poissons maigres ; le rosbif, l'escalope de dinde et le faux filet dans les poissons mi-gras. Finalement, l'entrecôte et les côtelettes de mouton ou de porc sont moins grasses que certains poissons, comme le maquereau ou l'anguille. Il est donc complètement faux d'affirmer que la viande la plus maigre est plus grasse que le poisson le plus gras. Bien mieux, le maquereau est aussi gras... que le camembert. Toutefois, ces graisses n'ont pas la même composition, ni la même valeur nutritionnelle.

Donc, le poisson soigne et prévient ! Par conséquent, manger du poisson 2 fois par semaine réduit par 2 le risque de maladie cardio-vasculaire. La prescription découle d'observations épidémiologiques, sa conséquence fait que l'huile de chair de poisson a constitué un médicament remboursé par la Sécurité sociale. Logiquement donc, il est régulièrement fait référence aux qualités nutritionnelles des poissons... gras des mers froides. Car plus un poisson est gras, meilleur il serait pour la santé.

Or, pour ce qui concerne les poissons crus, les teneurs en graisses sont extrêmement variables. Pour ne considérer que des poissons usuels, les teneurs ne sont que de 1 % environ pour la limande et le cabillaud cru (ou cuit à la vapeur), mais environ 10 % pour la sardine crue et le saumon cru (un peu plus quand il est fumé ou cuit à la vapeur), de 15 % pour le hareng cru, de 18 % pour le

Baudroie	0,6
Cabillaud	0,7
Raie	0,8
Sole	1,1
Colin, escalope de dinde	1,2
Bifteck	2,2
Jambon cuit	2,5
Turbot	3,1
Truite, filet de porc	3,3
Flétan	3,6
Rouget	3,8
Rosbif de bœuf	4,7
Foie de veau	5
Carpe	5,2
Faux-filet (bœuf), lapin	5,5
Roussette	7
Jambon sec	8,7
Sardine, cuisse de dinde, jambon sec	9
Saumon	10,1
Omelette	12,5
Hareng, épaule d'agneau, cuisse de poulet	14,5
Entrecôte de bœuf, gigot	14,7
Côtelette d'agneau ou de porc	15
Andouillette	18
Maquereau	18,1
Camembert 40 % MG, boudin blanc	19
Chèvre demi-sec, boudin noir	28

(Source : INRA-CNEVA-CIQUAL.)

Le poisson le plus gras n'est pas plus maigre
que la viande la plus maigre (en g/100 g)

maquereau (21 % quand il est cuit au four, ce qui déshydrate et augmente logiquement la teneur en graisses). Attention : une même dénomination peut cacher deux poissons dont la teneur en graisses est très différente : le thon albacore contient 2 % de graisses, le thon commun 6 %.

• Savoir le cuire : du tout bon au tout faux !

Il convient de non seulement savoir choisir, mais aussi de savoir cuire. L'influence des préparations est évidemment primordiale. Par exemple, pour ce qui est du carrelet, la teneur en graisses, qui n'est que de 2 % quand il est cuit à la vapeur, atteint 16 % dès qu'il est frit. Des écarts similaires se retrouvent avec la limande nature ou panée. Quant au hareng, il contient autant de graisses qu'il soit cru ou frit. Mais ce ne sont pas les mêmes ! En effet, pour de strictes raisons physico-chimiques de dissolutions mutuelles des corps gras, les graisses de ce poisson gras fuient dans celles du bain de friture (elles sont donc perdues ; car il n'est pas bu, sauf affection psychiatrique grave) ; en revanche ce poisson s'imprègne des huiles du bain de friture, qui se substituent à celles qui étaient naturellement présentes.

La valeur nutritionnelle du poisson pané ou frit dépend donc presque intégralement de la valeur nutritionnelle de l'huile utilisée pour sa cuisson. Si elle est trop saturée, l'erreur est au rendez-vous. Selon sa sélection et sa préparation culinaire, le poisson prévient ou accélère les maladies cardio-vasculaires, entre autres... En effet, deux choix se présentent. Avec le premier tout est faux, car générateur de risque cardio-vasculaire : le poisson est gras, d'élevage et mal nourri, trempé dans une friture saturée (type Végétaline, graisse de palmiste et autres, très utilisées en restauration collective du fait de leur bonne résistance à la chauffe et de leur faible prix). Avec le second, tout est bon : le poisson est gras, mais sauvage et cuit en papillote, par exemple. C'est ainsi que les objectifs de santé peuvent être atteints ou contrariés ! Mais le choix n'est malheureusement pas évident entre le sauvage et l'élevage.

• En élevage : mal nourris ? En mer : contaminés ?

> « C'est ainsi que des légions de maquereaux et de harengs font étinceler d'argent et d'azur les grèves septentrionales de l'Europe. »

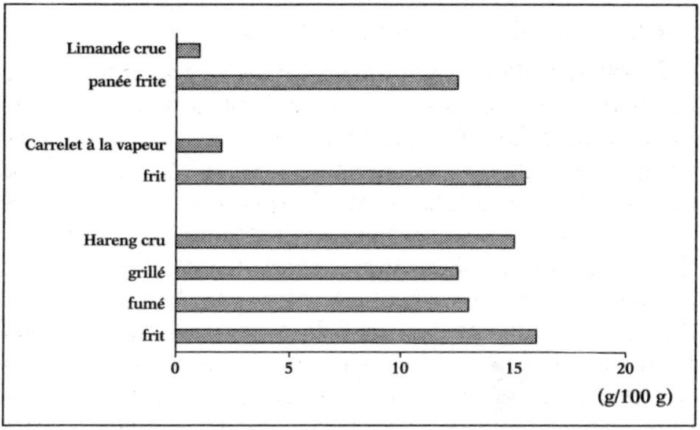

Teneur en graisses de quelques poissons : effets de préparations

Henri BERNARDIN DE SAINT-PIERRE.
Études de la nature.

En Suède et en Norvège, il est maintenant recommandé aux femmes enceintes d'éviter le poisson plus d'une fois par mois ! Comment en est-on arrivé à proférer pareille énormité ! Curieuse prescription, quand on connaît l'utilité des bonnes graisses contenues dans ces aliments ! La responsabilité en incombe à la contamination massive des bancs de poissons des mers nordiques avec, entre autres, des dioxines (on ne parle pas encore de radioactivité, bien que la mer soit une poubelle pour sous-marins atomiques, mais ils ne présentent pas trop de fuites pour le moment, officiellement du moins). Car les jeunes femmes de ces pays y consomment actuellement des poissons pêchés dans la Baltique, qui est outrageusement polluée.

En fait, seul le poisson d'élevage risque, si l'on ne prend pas garde, de pouvoir être garanti sur le plan sanitaire. En effet, de nombreuses mers sont polluées, sous toutes les latitudes, par toutes sortes de substances, y compris le fameux mercure qui défraie régulièrement la chronique. Au point qu'il risque de devenir impossible de garantir la sécurité des produits de la pêche, sauf à imposer toutes sortes de dosages au débarquement de chaque chalut, ce qui est évidemment tout aussi impraticable qu'onéreux.

Les poissons d'élevage sont maintenant très nombreux : saumon, bar, truite, flétan, turbot, esturgeon, daurade. Mais il faudrait que leur nourriture soit judicieusement sélectionnée pour qu'ils soient à même d'élaborer et donc de contenir ces précieux nutriments dont ils abondent quand ils vivent à l'état sauvage. Même au risque de choquer, il faut reconnaître que les élevages de poissons sont comparables à des forêts : il n'y a pas de risque pour l'environnent et la pérennité du biotope si les individus sont tués ou prélevés avant leur mort naturelle ; bien au contraire d'ailleurs. L'important est que le stock soit renouvelé, pour être constant. La forêt est plus belle, à l'échelle humaine, si les arbres sont régulièrement coupés. Il est inutile d'attendre que les adultes dépérissent et meurent : cela représente une perte de temps aggravée de risques sanitaires. Pendant les dernières années de leur existence, ils ne gagnent plus en volume, et ne prennent donc plus de valeur ; par contre, ils accumulent les maladies.

Mais tous les poissons ne contiennent pas les fameuses précieuses bonnes graisses, les acides gras oméga-3. Car seuls sont capables d'en fabriquer ceux qui mangent ce que la nature a prévu pour eux, c'est-à-dire des zooplanctons et d'autres poissons. Si tel n'est pas le cas, ils n'en offriront que très peu. Ainsi, le saumon d'élevage peut contenir 20 fois moins de « médicament » que celui qui est sauvage ; sauf s'il est nourri avec des huiles de poisson... Fort heureusement, certaines fermes élèvent des poissons en leur donnant des graisses sélectionnées et conformes à leurs besoins, c'est-à-dire des acides gras oméga-3. Mais cela va devenir de plus en plus rare, à cause des réglementations de plus en plus draconiennes, car nombre d'entre elles ne sont pas commercialisées mais détruites, du fait de leur contamination par la dioxine qui dépasse la norme acceptée par le législateur ! Un double gaspillage !

En n'oubliant pas que les 2/3 au moins de la pêche actuelle sont dévolus à la production industrielle d'aliments pour animaux... Quelle perte et quel gâchis ! Comme effet pervers, l'interdiction des farines d'animaux terrestres risque d'induire la dévastation des mers, catastrophe écologique majeure. Car il faudra bien, au minimum, nourrir les carnivores avec ce qui leur convient, y compris les poissons ; sachant que 75 % d'entre eux sont carnivores dans les mers ! Or, leurs besoins en protéines sont importants, d'autant qu'ils retiennent dans leurs seuls muscles 50 à 70 % des protéines synthétisées par l'ensemble de leur corps, alors que pour les mammifères le pourcentage est de 25 à 35 %. Malheureusement, les protéines végétales sont manifestement inappropriées, puisqu'il leur manque des acides aminés indispensables ; la nature n'a pas prévu que les poissons mangent de la luzerne, du pois, du lupin ou de la féverole ; en attendant le topinambour. Absence de résultat intéressant : même en ajoutant à ces protéines végétales les acides aminés manquants (produits par la chimie, comme cela se fait déjà pour nourrir certains animaux), il reste encore très difficile de faire grossir les saumons. Ainsi donc, la juxtaposition hasardeuse d'acides aminés est insuffisante, car la physiologie de ces poissons conserve encore une bonne part de mystère ; incidemment, celle des humains est encore plus énigmatique. Le saumon ne sachant que difficilement élaborer les bonnes graisses (les acides gras oméga-3 à très longues chaînes) à partir des précurseurs trouvés dans les huiles végétales (les composants de la vitamine « F » que nous avons rencontrés) , il n'existe qu'une alternative : soit les nourrir avec des graisses d'autres poissons, soit faire fabriquer ces composés par des plantes OGM... En tout état de cause, les poissons trouvent leur énergie principalement dans les graisses, car ils ne savent pas bien digérer les glucides complexes ; il suffit d'ailleurs d'observer les mers pour constater que les céréales y sont pour le moins rares !

Les femmes enceintes doivent manger impérativement du poisson, mais de qualité !

Mieux nourrir les animaux pour augmenter la valeur nutritionnelle des viandes

> « Nous entretient de la découverte, qu'il est parvenu à faire, de l'origine de ce goût d'huile, qui l'a si longtemps intrigué dans les biftecks : c'est que les bestiaux sont engraissés maintenant avec des résidus, des tourteaux de colza ».
>
> Les GONCOURT,
> *Journal : mémoire de la vie littéraire.*

On pense qu'il est facile de modifier la valeur nutritionnelle des végétaux en améliorant leurs méthodes de culture. En fait, les variations sont bien plus importantes dans le monde animal : les échelles de valeurs peuvent être colossales, pour les graisses par exemple.

Car il est évident que la physiologie des animaux dépend de la qualité des aliments avec lesquels ils sont nourris, ce qui peut entraîner de notables modifications des valeurs nutritionnelles de leurs viandes.

Globalement, pour ce qui concerne les mammifères, les oiseaux et les poissons, toutes remaniements importants des teneurs en minéraux et en vitamines (exception faite de certaines vitamines dissoutes dans les graisses, en particulier de la vitamine E) dans l'alimentation des animaux (par défaut ou par excès) peut perturber la physiologie des organes, et par conséquent les performances d'élevage (dites zootechniques), ce qui relève de la compétence du vétérinaire. Les faibles variations qui pourraient être éventuellement toutefois obtenues en « gavant » les animaux avec tel ou tel micronutriment ne permettraient pas de participer significativement à l'amélioration de la couverture des besoins de l'homme.

Seuls seraient réellement enrichis les organes de stockage naturels, c'est-à-dire les produits tripiers (surtout le foie) ; mais leur consommation extrêmement réduite rend leur impact positif pratiquement nul en termes de santé publique.

Les glucides sont présents en quantités relativement faibles, si ce n'est dans quelques tissus, dont la teneur en glycogène n'est pas négligeable ; avec des variations selon les espèces : la viande de cheval en est plus riche que la viande de ruminant, ce qui lui donne son goût sucré particulier. De plus, les concentrations en glucides se modifient selon la qualité et la durée de maturation de la viande. En tout état de cause, leur présence n'influe que sur le goût, mais pas sur la valeur nutritionnelle glucidique.

Le profil en acides aminés des protéines, y compris évidemment celles des muscles, est sous contrôle génétique. Pour une espèce donnée (voire une race), toutes modifications de l'alimentation des animaux peut induire des variations quantitatives au niveau des protéines, mais peu d'améliorations qualitatives : il y a plus de kilos de muscle, sans que sa valeur nutritionnelle ne soit modifiée. La sélection génétique est efficace, ainsi, ces bœufs dénommés « culards » sont tellement musclés qu'ils donnent l'impression d'avoir fait du body-building. Sans oublier que les métabolismes protéiques sont très différents selon les espèces : les besoins des poissons sont considérablement plus importants que ceux des mammifères.

En alimentation animale, la nature des lipides (graisses et huiles) sélectionnées dans leur nourriture induit des modifications parfois considérables de la valeur nutritionnelle des aliments que nous consommons à notre tour. Ceci peut être du plus haut intérêt en termes de santé publique, principalement au niveau de la prévention de certains aspects des maladies cardio-vasculaires, mais aussi celle d'autres pathologies comme le cancer.

Les conséquences (qualitatives et quantitatives) des interventions sur la composition de l'alimentation animale sont plus perceptibles chez les mono-gastriques que chez les poly-gastriques, car les bactéries intestinales hydrogénantes de ces derniers transforment en acides gras saturés une fraction notable des acides gras poly-insaturés présents dans leur alimentation, leur faisant perdre leur intérêt biologique. Il est donc beaucoup moins efficace d'obtenir des acides gras oméga-3 dans du lait ou de la viande bovine que dans les produits issus du cochon, par exemple.

Pour l'homme, l'intérêt nutritionnel des graisses est fonction de leur nature, c'est-à-dire de leurs teneurs en acides gras : saturés, mono-insaturés ou poly-insaturés. Il convient de mettre l'accent à nouveau, pour insister, sur les poissons, dont la valeur nutritionnelle en termes de lipides (déterminée par la présence d'acides gras oméga-3) peut varier considérablement selon la nature des graisses avec lesquelles ils sont alimentés. L'objectif de prévention de certains aspects des maladies cardio-vasculaires (et d'autres pathologies) peut être favorisé ou au contraire contrarié selon la nature des acides gras présents dans la chair de poisson, conséquence directe de la nature des graisses avec lesquelles ils ont été nourris.

Il en est de même pour les œufs ; ceux qui sont dénommés « oméga-3 » ont une composition voisine de celle des œufs naturels ; ils participent à la formulation de certains laits adaptés pour nourrissons, dont la constitution est la plus proche de celle du lait de femme.

	Alpha-linolénique	Oméga-3 longues chaînes
Faux-filet de porc	2 à 6	0,9
Faux-filet de bœuf	1 à 2	1
Cuisse de poulet	9	3
Œuf	5 à 40	2 à 5

Facteur de multiplication en nourrissant les animaux avec de *l'acide alpha-linolénique* (graines de lin ou de colza) : quelques exemples

	Alpha-linolénique	Oméga-3 longues chaînes

Longe de bœuf	1,3	1 à 2
Cuisse de poulet	1	2 à 7
Saumon	–	5 à 20
Œuf	4 à 8	2 à 6

(D'après Chanmugam *et coll.*, 1992 ; Specht-Overholt *et coll.*, 1997 ; Simopoulos *et coll.*, 1997 ; Scolland *et coll.*, 2001 ; Galobart *et coll.*, 2002 ; Howe *et coll.*, 2002 ; Weil *et coll.*, 2002.)

Facteur de multiplication en nourrissant les animaux avec des *huiles de poisson*

En fait, les résultats les plus spectaculaires présentés dans les deux tableaux précédents sont le fruit de choix très pointilleux quant aux aliments donnés aux animaux. Leurs coûts ne sont donc pas négligeables. Fort heureusement, en pratique, une équipe bretonne a montré que substituer une fraction de la nourriture destinée aux animaux par des graines de lin cuites n'augmente le coût de leurs aliments que de 5 % environ, qu'il s'agisse du bétail ou à la volaille ; ce qui correspond à un accroissement du prix total de l'élevage de 1 à 2 % environ ! Pour un résultat formidablement intéressant. Comme nous l'avons déjà évoqué au chapitre consacré à la grossesse, il devient alors possible de doubler exactement le contenu d'acide alphalinolénique dans le repas, et de frôler les recommandations : par exemple, les œufs contiennent 12 fois plus de ce précieux acide gras, le lapin 10 fois plus, le poulet 4 fois plus, la viande de porc et le lait 3 fois plus ! Préférer systématiquement dans le même temps l'huile de colza tout en gardant le poisson confine à la perfection nutritionnelle... Et tout cela sans modifier les habitudes alimentaires !

Bien que les produits laitiers ne recèlent que de faibles quantités d'oméga-3, le fait qu'ils soient consommés en fortes quantités leur confère une place importante dans les apports. Il en est de même des viandes (surtout des mono-gastriques, de type de porc ; et des volailles). Les projets d'amélioration de la valeur nutritionnelle des aliments sont donc intéressants. Il n'en reste pas moins vrai que les seuls apports pouvant réellement contribuer massivement à l'équilibre en oméga-3 sous forme d'acide alpha-linolénique sont les huiles végétales (colza, soja et noix), les fruits qui en contiennent (noix), les œufs « oméga-3 ». Pour les longues chaînes carbonées en oméga-3, ce sont les mêmes œufs et des poissons gras.

L'influence de ce que mangent les animaux, avant qu'ils ne se retrouvent sous forme de viande dans une assiette, est illustrée par les traditions culinaires des Esquimaux : les ours et autres mammifères terrestres (y compris marins) qui sont à leurs menus sont riches en oméga-3, du fait même de l'alimentation de ces animaux. Cette observation constitue le cas naturel d'un carnivore dont la valeur nutritionnelle de sa viande dépend de ce qu'il mange ; ce qui justifie la possibilité de modifier le profil en acides gras des lipides, en donnant des graines de lin ou de colza à manger à des animaux d'élevage.

Alternative : une expérience de porc génétiquement modifié à l'épinard ! En implantant un gène de synthèse des acides gras insaturés de l'épinard à un cochon, sa graisse contient 20 % d'acides gras saturés en moins…

« Cardio-vasculaire » ne signifie pas uniquement athérosclérose !

Effroyable hécatombe : il y a 150 000 accidents vasculaires cérébraux (les tristes attaques) en France chaque année ! L'Académie de médecine à récemment rappelé qu'ils constituent la première cause d'invalidité, la troisième cause de mortalité. Nombre d'entre eux sont la stricte conséquence d'une plaque d'athérome qui s'est détachée, quelque part dans une artère du corps ; puis a été poussée par le flux sanguin, pour terminer sa course dans le vaisseau sanguin de même taille qu'elle, où elle reste inexorablement bloquée, interdisant l'oxygénation et l'alimentation des neurones en aval, signant leur mort si l'obstruction perdure plus de 3 minutes. Or c'est le déséquilibre alimentaire qui a généré cette plaque catastrophique !

Mais il ne faut pas systématiquement réduire les maladies cardio-vasculaires aux seules complications de l'athérosclérose. Car si l'on prend comme exemple le cœur et le cerveau, les causes de maladie sont nombreuses. En effet, la définition du terme d'accident vasculaire cérébral recèle des pathologies très différentes : certes les infarctus cérébraux sont liés à l'athérosclérose (due à la fameuse plaque d'athérome, bourrée de cholestérol), mais aussi les hémorragies cérébrales (c'est-à-dire les ruptures de vaisseaux sanguins). En outre, l'âge constitue un paramètre important : l'athérosclérose des vaisseaux à destinée cérébrale débute souvent plus tard au cours de la vie que celle des vaisseaux coronaires. De ce fait, l'infarctus cérébral lié à l'athérosclérose survient en partie chez ceux qui ont survécu à la maladie coronaire !

En revanche, la maladie des coronaires (c'est-à-dire des artères qui irriguent le cœur) est, dans la très grande majorité des cas, liée à la seule athérosclérose ou à ses complications. Toutefois, sous le terme générique de maladies cardio-vasculaires – dans leurs composantes cardiaques – se retrouvent indistinctement englobées toute une série de pathologies dont les causes sont extrêmement variables : les complications de l'athérosclérose, avec notamment celles de l'infarctus du myocarde et de l'angine de poitrine, les cardiopathies valvulaires, l'insuffisance cardiaque, les troubles du rythme et de la conduction cardiaque. De plus, avec le vieillissement, les cellules musculaires tendent à disparaître, ce qui augmente les risques d'arythmies cardiaques. Or, pour ce qui concerne les altérations du muscle cardiaque lui-même, ce sont les protéines qui sont en cause, par diminution de leurs quantités et de leurs qualités.

On a tendance à tout mélanger : les facteurs de risque et les maladies. Or, chaque maladie a ses propres facteurs de risque, dont certaines n'ont rien à voir – au moins directement – avec l'alimentation. Il est fondamental de reconnaître que les maladies cardio-vasculaires ont des causes multiples. Elles sont multifactorielles : le tabagisme (qui multiplie par 4 le risque d'infarctus du myocarde), la sédentarité, l'alcoolisme, l'obésité, etc. ; le facteur lipidique n'est que l'un d'eux.

Globalement, selon la région où nous vivons, si nous supprimions toutes les charcuteries de l'alimentation française, cela ne réduirait que de 9 à 11 % notre consommation en graisses ; la diminution des graisses saturées ne serait que de 6 à 8 %. Devinette : où se cachent réellement les graisses, actuellement ? Souvent dans les huiles de palme ou de coprah, très utilisées en restauration collective ; ou bien, encore plus hypocritement, dans des huiles végétales ou de poisson industriellement et chimiquement hydrogénées. Quels aliments apportent un bon tiers du total des graisses saturées que nous ingurgitons en France ? Ce sont les snacks, les crackers, les sucreries, les apéritifs, les biscuits, un peu les viennoiseries, et tous ces en-cas divers, « généreusement » présentés dans les distributeurs automatiques. En France, on consomme plus de graisses dans les... sucreries que dans les viandes ou les charcuteries ! Et ceci pour les adultes ; on n'ose imaginer ce qu'il en est pour les enfants et les adolescents. Dans nombre de barres, éventuellement chocolatées, il y a 10 centimes de lait et 2 euros d'obésité.

Les OGM menteurs ?

Les OGM font... tâche d'huile. Le consommateur est perdu, il lui est impossible de s'y retrouver. Par exemple, sont vendues sous le nom de soja, des huiles diverses sans aucun rapport nutritionnel entre elles. En fait, pour ce qui concerne le soja génétiquement modifié, le risque pour la santé de l'addition du transgène n'est que théorique (il s'agit par contre d'un autre débat pour ce qui concerne l'environnement). En revanche l'intérêt alimentaire de chacune des variétés est différent, voire antagoniste. Car sous le vocable de soja (OGM) sont déjà regroupées un grand nombre de variétés (OGM) qui confèrent aux huiles correspondantes des valeurs nutritionnelles extrêmement différentes. Et c'est précisément là que réside le danger.

En effet, l'huile de soja, classique et multimillénaire, est réputée excellente grâce à son contenu en acides gras indispensables ; les deux omégas (oméga-3 et oméga-6) sont présents simultanément, en quantités notables. Toutefois ces précieuses bonnes graisses sont fragiles, elles rancissent facilement, ce qui ne permet pas d'utiliser l'huile de soja pour la cuisson ou la friture. Qu'à cela ne tienne ! Un soja-OGM qui contient beaucoup moins de bonnes graisses a été créé, mais sa valeur nutritionnelle est diminuée d'autant. Pire, comme les acides gras saturés sont résistants, ils ont été augmentés dans une autre variété-OGM et vont sournoisement générer le cholestérol dans le sang, alors que le soja classique réduit le risque d'obstruction des artères. Le danger est évident.

D'autres variétés sont mises sur le marché, en fonction de prétextes médiatiques émis par des gourous ou pour tenir compte d'une mode. Parfois sur les conseils des scientifiques, mais pour un objectif précis : par exemple afin d'introduire des chaînes d'acides gras courtes pour ceux dont les intestins sont altérés. Enfin, d'autres variétés sont encore conçues pour fabriquer des huiles à destinée industrielle, ou des plastiques. Quelle cacophonie, sous le seul nom de soja !

Dans un autre domaine, qui concerne toujours les OGM et les graisses, le vrai ridicule est rencontré avec les pommes de terre OGM qui absorbent moins d'huile quand elles sont frites ! Or, ce qui compte réellement, ce n'est pas ce qui a été enlevé, mais ce qui reste. En effet, toutes OGM qu'elles soient, ces pommes de terre conservent beaucoup trop d'une huile de friture qui est souvent peu recommandable pour la santé. En revanche, le consommateur, rendu faussement confiant, peut se laisser aller à manger 2 fois plus de ces frites mutantes, qui contiennent seulement un peu moins de graisses que les autres, ce qui risque fortement d'aggraver, à terme, ses problèmes de santé.

À propos de friture, le folklore associé à la recherche de la nouveauté a conduit à inventer un nouveau procédé de friture pour les légumes : ils sont placés dans une marmite-chambre aspirante, dans laquelle l'injection d'un brouillard d'huile bouillante permet de diviser par presque 2 la concentration en huiles au sein des aliments. Mais ils sont moins onctueux, et il faut surtout éviter d'en prendre 3 parts, au prétexte qu'il y a moins d'huile !

Le summum de la « foutaise » est trouvé dans cette nouvelle huile pour friture fast-food. Elle contient 48 % d'acides gras trans en moins (ce qui est bien) mais une diminution de 16 % des acides gras saturés (16 % d'une importante quantité n'a finalement pas grand intérêt, car il en reste beaucoup trop ; enlever une petite pelletée dans une grosse brouette en laisse tout de même beaucoup !) et une augmentation de 167 % des acides gras poly-insaturés (mais multiplier par 1,5 pas grand-chose reste pas grand-chose ; c'est précisément là que réside la « plaisanterie »). Une avancée significative dans le bourrage de crâne.

Pour rester encore un instant dans le monde des huiles, il y a quelques années, une guerre franco-française, soigneusement entretenue par des concurrents, a provoqué une importante désaffection envers l'huile de colza. En effet, un chercheur isolé dans un laboratoire, nourrissant une seule espèce de rats, d'un seul sexe et d'un seul âge, avait constaté que certains d'entre eux présentaient des problèmes cardiaques, à condition d'être forcés à ingurgiter beaucoup d'huile. Un acide gras particulier (l'acide érucique) fut mis en accusation, car cette huile en contenait, à la différence des autres huiles issues d'autres fruits ou graines. Incriminé à tort, s'est-on rendu compte plus tard !

Mais le mal était fait. On sélectionna donc, de manière classique et naturelle, une variété qui fut dénommée double zéro, car zéro acide érucique et zéro glycosinolates. Ces dernières substances empêchent la thyroïde de fonctionner convenablement : auparavant, les tourteaux de colza (la matière dégraissée, c'est-à-dire principalement les protéines) étaient obligatoirement chauffés, pour les détruire, avant d'être donnés à manger aux animaux. Il en est de même avec les tourteaux de soja. En France, ce colza fut dénommé « nouveau colza », puis colza tout court, l'ancien ayant disparu. Au Canada et aux États-Unis, il lui fut donné un nouveau nom : canola.

À l'opposé, de nouvelles huiles constituent de véritables innovations. Par exemple, récemment, une remarquable variété de tournesol a été sélectionnée selon la méthode traditionnelle ; elle présente la notable particularité d'être très riche en acide oléique. Ce tournesol qui produit une sorte d'huile d'olive a été nommé oléisol. Malgré les apparences, la confusion n'est pas possible, entre lui-même et le tournesol classique, dont la composition est très différente.

Rapport qualité/prix : les graisses indispensables les moins chères

> « Je sais bien que les industriels qui cultivent l'olivier de paix en France préfèrent de beaucoup vendre au poids de l'or quelques tonnes de ce précieux liquide, que nos épiciers noient dans des foudres d'huile d'œillet et de colza pour nous l'offrir au prix coûtant. »
>
> George SAND. *Un hiver à Majorque*.

> « Dès le soir de l'arrivée, ils contractaient de nouvelles habitudes, différentes de celles qu'ils avaient pu avoir déjà dans leur vie et définitives, oubliant la pêche au goujon pour la chasse aux grives, adoptaient l'huile de noix au lieu de l'huile d'olive, se levaient ou se couchaient tôt selon que dans cette nature nouvelle le coucher ou le lever du soleil valait ou non le dérangement, buvaient le vin du pays. »
>
> Jean GIRAUDOUX. *Bella*

Pour ce qui concerne le chef de famille de la famille des « oméga-3 », le choix est restreint : presque exclusivement les huiles de colza, de soja ou de noix. Éventuellement un mélange de votre choix (moitié colza, moitié olive, par exemple), en attendant le frère d'Isio-4 (qui devrait contenir beaucoup plus de colza).

Huiles	Euros pour 1 g d'acide alpha-linolénique (50 % des ANC)
Colza	***0,015***
Soja	***0,03***
Noix	***0,050***
Maïs	0,25
Olive	0,9
Pépin de raisin	1,3
Arachide	2,6
Isio-4	0,12

Les huiles les plus efficaces et les moins chères
(prix en euros pour la moitié des apports journaliers recommandés)

En italique et gras : les aliments réellement utiles, compte tenu des portions usuelles. ANC : apports nutritionnels conseillés. L'avantage unique d'Isio-4 est de pouvoir être utilisé en friture et en assaisonnement. Même en y mettant le prix, il est inutile d'utiliser les huiles d'arachide, de pépin de raisin ou même d'olive pour assurer la couverture en acide alpha-linolénique : il faudrait en absorber plusieurs litres par jour ! Une cuillère à soupe pèse environ 10 g, sachant que la vinaigrette de la salade est constituée en moyenne d'une cuillère et demie, mais que tout n'est pas consommé car il en reste au fond du saladier ; par conséquent, les huiles de colza au premier chef, mais aussi de soja et de noix, sont les seules de prescription pour assurer les ANC. Dans l'œuf « Oméga-3 », tel qu'il est obtenu en nourrissant par exemple les poules avec des graines de lin, l'acide alpha-linolénique est 6 à 20 fois moins cher que dans l'œuf standard. Une petite modification très peu onéreuse de la nourriture des poules suffit à induire des changements considérables dans la valeur nutritionnelle des œufs. Elle est bien supérieure à l'extrêmement modeste modification obtenue avec l'élevage bio, plein air ou label.

Les chiffres parlent d'eux-mêmes : la même quantité d'un même acide gras indispensable (l'acide alpha-linolénique) coûte 100 fois moins cher dans l'huile de colza (une cuillère à soupe) que dans celle d'olive (de plus inutilisable, car un petit litre quotidien serait nécessaire) ! À bon Méditerranéen, salut ! D'ailleurs, incidemment, le « top » du régime méditerranéen est le régime crétois, qui trouve ses oméga-3 dans l'huile de noix ; évidemment dans les noix, dans les salades dénommées pourpier qui en contiennent beaucoup, et même dans les œufs qui en sont riches, voire dans les escargots et les lapins.

Pour ce qui est des longues chaînes carbonées, la source provient principalement des poissons.

Acide cervonique (DHA)	Euros pour 60 mg de DHA (50 % ANC)
Maquereau	***0,01***
Sardine	***0,02***
Hareng	***0,05***
Saumon sauvage	***0,06***
Truite sauvage	***0,08***
Lieu noir	0,2
Anguille	0,5
Colin	0,6
Perche	0,7
Haddock	0,8
Sole	1,2 à 2
Turbot	2 à 3
Lotte, tranche	4 à 5

(prix en euros pour la moitié des apports journaliers recommandés)

En italique et gras : les aliments réellement utiles, compte tenu des portions usuelles. ANC : apports nutritionnels conseillés. Le DHA d'un saumon sauvage ou convenablement nourri en élevage coûte 20 à 40 fois moins cher que celui du saumon d'élevage bas de gamme. Celui de l'œuf « Oméga-3 » se révèle 5 fois moins onéreux que celui de l'œuf standard.

Pour une efficacité biologique identique, le maquereau est 500 fois moins cher que la lotte, 300 que le turbot, 200 que la sole ! La bonne santé ne nécessite donc certainement pas un porte-monnaie rebondi ! Bien plus, bien préparés, le maquereau et la sardine peuvent relever de la grande gastronomie.

CHAPITRE 7

Les vitamines : épanouir les neurones

> « Il était couché dans l'entrepont d'une caraque espagnole, atmosphère enfumée par les soudards pétunant vautrés dans les hamacs, cuirasses rouillées et morions bosselés roulaient de bâbord à tribord dans un bruit de ferraille, fièvre, scorbut et béri-béri mijotaient dans le tiède alizé qui tombait des sabords, mais la cale était lestée par l'or des Aztèques et le trésor des Incas. »
>
> Jacques PERRET. *Roucou.*

Les vitamines ne constituent pas une famille de molécules chimiquement parentes. Elles ne peuvent absolument pas se substituer les unes aux autres ; chacune possède sa constitution propre, son activité biologique spécifique et sa source alimentaire principale précise. Ces substances organiques sont absolument nécessaires à la vie, ce sont des biocatalyseurs indispensables que l'organisme humain ne sait pratiquement pas fabriquer ; elles agissent à doses minimes et n'ont donc pas de valeur énergétique intrinsèque.

Normalement, l'apport en vitamines doit être assuré par les aliments. Comme elles y sont réparties de manière très inégale, il est utile de connaître ceux qui en sont les plus riches, pour composer un repas efficace.

Il est évident que les produits animaux (viandes rouges et blanches, charcuteries, volaille, poissons, œufs, lait et laitages) constituent les principales sources vitaminiques, sauf pour les vitamines C, E et K. Pour la vitamine B12, ils en sont même la source presque exclusive. Le tableau ci-après montre que l'omnivorisme s'impose, et que le carnivorisme est de rigueur !

Groupes	A	D	E	B_1	B_2	Niacine	B_4	Folates	B12	C
Laitages, fromages	10,9	7,9	3,9	11,0	35,2	4,0	9,2	13,5	18,8	2,4
Viandes, volailles, charcuteries, poissons, œufs	32,8	68,8	8,1	39,6	35,3	54,1	35,6	14,9	80,4	1,6
Légumes, fruits	38,2	0	13,4	17,0	13,5	17,6	22,8	43,1	0	75,4
Céréales, pain, pommes de terre, légumes secs	0	0	0,8	9,5	2,3	22,1	11,4	6,5	0	6,4
Matières grasses – végétales – animales	15,8	23,2	69,8	0,9	1,2	0,6	0,7	1,0	0	0,1
Jus de fruits frais et en conserve	0	0	0,1	2,5	1,7	0,9	4,1	2,8	0,5	11,9
Sucreries	0	0,1	1,4	0,9	1,4	0,8	0,7	0,5	0	0,8
Autres	2,3	0	3,5	18,4	9,4	0	15,5	17,5	0	1,2

(*Source* : IFN, Institut français de Nutrition.)

Où les Français trouvent-ils leurs vitamines ?

En fait, la pratique alimentaire comme la réalité physiologique et la chimie élémentaire impliquent la division des vitamines en deux classes principales : celles qui sont dissoutes dans les graisses (liposolubles), donc principale-

	Manifestations cliniques	Digestives	Cutanéomuqueuses	Oculaires	Neuromusculaires	Psychiatriques	Cardiaques	Hématologiques	Osseuses
A	Héméralopie Xérophtalmie		■	■					
D	Rachitisme Ostéomalacie								■
E	Dégénérescence neuromusculaire				■			■	
K	Hémorragies							■	
B1	Béribéri				■	■	■		
B2	Dermatose		■	■					
PP	Pellagre	■	■			■			
B5	Pas de signe typique	■	■		■				
B6	Pas de signe typique		■		■			■	
B8	Pas de signe typique	■	■		■	■			
B9	Anémie mégaloblastique							■	
B12	Anémie pernicieuse				■	■		■	
C	Scorbut		■					■	■

(D'après Le Grusse et Watier.)

Principales caractéristiques des carences

Héméralopie : diminution et perte de la vision nocturne.

Xérophtalmie : sécheresse et atrophie de la conjonctive entraînant l'opacité de la cornée et la perte plus ou moins complète de la vision. Héméralopie et xérophtalmie sont les principaux signes de l'hypovitaminose A.

ment présentes dans les aliments gras, et celles qui sont dissoutes dans l'eau (hydrosolubles), risquant, par conséquent, de fuir dans l'eau de la cuisson. Le consommateur trouvera dans un jaune d'œuf ou dans une boîte de sardines à l'huile les premières, mais très peu des secondes. En revanche, les fruits et légumes sont souvent relativement pauvres en vitamines liposolubles, mais riches en celles qui sont hydrosolubles.

> « Le régime végétarien, même s'il n'est pas réjouissant, même s'il fait perdre à l'homme son fier coup de mâchoire carnassier, n'est quand même pas incompatible avec une existence laborieuse. »
>
> Georges Duhamel. *Le Notaire du Havre*.

Vous n'êtes pas au mieux de votre forme, car les déficits sont relativement importants, comme le montre une étude récente !

	Entre 2/3 ANC et ANC	**Sous 2/3 ANC**
Vitamine E	42,8	38,0
Vitamine B1	56,3	25,8
Vitamine B2	41,2	7,1
Niacine (B3)	44,9	9,4
Vitamine B6	54,9	36,2
Folacine (B9)	51,0	20,6
Vitamine B12	10,7	2,7
Vitamine C	29,3	27,4

Pourcentages de femmes dont les apports se situent en dessous des apports nutritionnels conseillés (ANC)

	Entre 2/3 ANC et ANC	Sous 2/3 ANC
Vitamine E	42,5	18,7
Vitamine B1	56,5	18,1
Vitamine B2	39,5	5,6
Niacine (B3)	35,8	4,0
Vitamine B6	60,3	16,0
Folacine (B9)	39,7	8,3
Vitamine B12	2,7	0,6
Vitamine C	29,4	17,4

Pourcentages d'hommes dont les apports se situent en dessous des apports nutritionnels conseillés (ANC)

(D'après SUVIMAX.) Les ANC constituent des propositions moyennes. Ainsi, une personne petite et mince peut se permettre d'absorber moins, en revanche, un individu grand et fort aura besoin de plus de tout. En tout état de cause, celles et ceux qui se trouvent sous 2/3 des ANC sont indubitablement déficitaires, quelle que soit leur corpulence.

Vitamine A : bon œil, bon cerveau

La vitamine A (aussi dénommée rétinol) intervient dans l'organisme de façon primordiale à de très nombreux niveaux : par exemple dans la synthèse des pigments visuels ; dans le contrôle de la différenciation et de la prolifération des cellules – y compris cérébrales – pendant la vie fœtale ; dans celui des ensembles de cellules (les épithéliums), de la peau, ou des formations glandulaires. La vitamine A participe à l'efficacité du système immunitaire, au métabolisme des hormones stéroïdes, à la spermatogenèse. Son rôle est important dans la neutralisation par le foie de la toxicité de certaines substances, c'est-à-dire la détoxication hépatique, évitant au cerveau d'être touché.

Enfin, la vitamine A et les caroténoïdes (parmi lesquels le bêta-carotène, la provitamine A) participent avec d'autres micro-nutriments (notamment vitamines E et C, sélénium) à la protection des tissus contre les agressions par les radicaux libres ou les attaques par les formes actives de l'oxygène. Tous ensemble, ils participent à la prévention de certains cancers, de l'athérosclérose, de la cataracte, du vieillissement prématuré. La molécule de la vitamine A et plus particulièrement son précurseur, le bêta-carotène, contribuent à la stabilisation des membranes biologiques. La vitamine A est un excellent exemple qui montre que tout est affaire d'équilibre, et que l'efficacité réside dans la coopération et la complémentarité des nutriments.

La carence en vitamine A affecte d'abord la vision. Le premier symptôme est une diminution de l'acuité visuelle dans la pénombre (dénommée héméralopie), suivie de l'apparition de lésions de la conjonctive de l'œil, puis de la cornée (baptisée xérophtalmie) qui aboutissent à une cécité irréversible, dramatique affection qui frappe encore plusieurs millions d'individus dans le monde. Aux Philippines, à la fin de l'an 2000, la supplémentation des petits pains dans les écoles s'est déjà montrée particulièrement efficace. Une croyance populaire fort répandue affirme que la consommation de grandes quantités de carottes permet de mieux voir la nuit ; une telle assertion a peut-être contribué à modifier le cours de l'histoire. En effet, pendant la Seconde Guerre mondiale, la Royal Air Force garda secrète quelque temps l'invention du radar grâce à un subterfuge. Il consista à répandre la rumeur que la précision de tir des pilotes en mission nocturne tenait à leur vision améliorée par les énormes quantités de carottes qu'on leur faisait absorber. Les Allemands se laissèrent abuser un temps, puisqu'ils partageaient le même préjugé favorable en faveur de ces légumes.

La carence est rare en France, exception faite de celle causée par des anomalies digestives induisant une malabsorption. Des enquêtes portant sur de jeunes adultes ont montré que, dans l'ensemble, les hommes ont un statut en vitamine A satisfaisant ; en revanche un quart des femmes aurait un statut limite, par mauvaise alimentation. Des carences sont aussi malheureusement à craindre chez les jeunes enfants (le nouveau-né ne possède que de très faibles réserves dans le foie, il dépend de la qualité de l'allaitement), chez les sujets dont l'alimentation est déséquilibrée, ceux qui sont atteints d'affections digestives ou bien exposés à des nuisances particulières (tabac, alcool) ainsi que chez les personnes âgées dont les conditions de vie économiques et sociales sont défavorables.

Les aliments d'origine animale fournissent directement la vitamine A toute manufacturée, alors que ceux d'origine végétale contiennent un précurseur qui doit être transformé par le corps. La vitamine A d'origine animale est donc 6 fois plus efficace que la provitamine A trouvée dans les végétaux. De ce fait, certains végétariens peuvent être carencés en vitamine A, s'ils ne consomment pas assez de fruits et légumes colorés ! Le foie, le lait, le beurre, les œufs, les poissons sont riches en rétinol ; les légumes verts, carottes, tubercules colorés, fruits jaunes et oranges sont de bonnes sources de caroténoïdes. L'adjonction d'huile (insaturée si possible, évidemment) multiplie par au moins 2 le passage du bêta-carotène de l'intestin vers l'organisme : vive la vinaigrette !

La vitamine A est mise en réserve essentiellement dans le foie ; au-dessus de certaines concentrations, il y a risque d'intoxication, c'est-à-dire que le trop est l'ennemi du bien. Elle est sensible à l'oxydation et craint donc l'oxygène, d'oxydation, la lumière et la chaleur. Les techniques pratiquées dans les industries laitières (pasteurisation, stérilisation, upérisation) n'occasionnent pas de pertes très importantes, car ces traitements ont lieu sans renouvellement d'air. Lors de la cuisson des aliments, on estime que les pertes vitaminiques A n'excèdent pas le cinquième.

• Rapport qualité/prix : le bêta-carotène (précurseur de la vitamine A) le moins cher

Bêta-carotène	Euros pour 1 mg (50 % ANC)
Carotte	***0,006***
Épinard	***0,05***
Cresson, fraise	***0,06***
Brocoli, poireau, tomate (150 g)	***0,1-0,5***
Courgette, choux de Bruxelles, choux vert, orange	0,8-1
Endive, haricot vert, fève sèche, banane	1-2
Céleri, concombre, pommes	2-3
Aubergine, chou-fleur, lentille, maïs doux, Kiwi, poires Œuf standard	3-5
Navet, radis, Cerise, noix, Œuf label	5-10
Betterave rouge, oignon, Citron, noisette	10-20
Haricot blanc	20-30

(prix en euros pour la moitié des apports nutritionnels conseillés)

En italique et gras : les aliments réellement utiles, compte tenu des portions usuelles. Ainsi donc, le bêta-carotène (précurseur de la vitamine A) de la carotte est… près de 3 000 fois moins cher que celui de la betterave rouge et que le navet, environ 100 à 200 que celui du cresson et des épinards ! Le bêta-carotène de l'oignon est exorbitant, et de surcroît inexploitable ; car, pour ce prix, il faut en absorber pas moins de 11 kilos par jour. L'œuf constitue l'un des rarissimes aliments d'origine animale qui contiennent du bêta-carotène. Mais, en fait, il est encore beaucoup plus intéressant par sa vitamine A.

• Rapport qualité/prix : les aliments les moins chers pour la vitamine A

Vitamine A (rétinol)	Euros pour 400 µg (50 % AJR)
Foie de volaille	***0,03***
Foie de génisse	***0,05***
Foie de veau	***0,15***
Beurre, œuf frais standard	***0,4***
Œuf label rouge	***1,2***
Petit suisse 40 %	1,5
Chaource, camembert	1,7
Lait demi-écrémé UHT	1,8
Emmental	2,2
Rognon de porc	2,3
Comté	2,6
Beaufort, foie gras	3,3
Maroilles	5,0
Poulet	8,0
Yaourt nature	20
Saumon	30

(prix en euros pour la moitié des apports journaliers recommandés)

En italique et gras : les aliments réellement utiles, compte tenu des portions usuelles. Les produits tripiers étant pratiquement abandonnés (en France, la consommation est de moins d'une tranche de foie de veau par an et par habitant), il reste comme source efficace le beurre et les œufs, avec les fromages. Entre le fromage le plus riche et celui qui l'est le moins, la différence de teneur en vitamine A ne va que du simple au double, la fourchette de prix pour cette vitamine varie donc du simple au triple, compte tenu des différences de prix. Pour ce qui est de l'examen de 30 fromages répertoriés dans la table française de composition des aliments, la portion la moins chère est trouvée dans le camembert et le chaource, la plus chère dans le maroilles. Il faudrait une bonne dizaine de yaourts, ce qui serait trop onéreux et goinfre, même en quelques repas ! Le foie gras n'est pas inabordable… car il suffit d'une petite portion d'une trentaine de g.

	ANC Vit. A mg	% des ANC pour 40 g d'emmental
Nourrissons	350	19
Enfants 1-3 ans	400	16
4-6 ans	450	14
7-9 ans	500	13
10-12 ans	550	12
Adolescents 13-15 ans	700	9
Adolescentes 13-15 ans	500	13
Adolescents 16-19 ans	800	8
Adolescentes 16-19 ans	600	11
Hommes adultes	800	8
Femmes adultes	600	11
Personnes âgées > 75 ans Hommes Femmes	 700 600	 9 11
Femmes enceintes 3e trimestre	 700	 9
Femmes qui allaitent	950	7

mg : milligrammes. µg : microgramme, c'est-à-dire millième de milligramme.

Un fromage peut participer largement
aux recommandations en vitamine A

Vitamine B1 (thiamine) : faire de l'énergie dans le cerveau. Gloire au sandwich

« Il s'était confectionné un sandwich géant avec la moitié d'un pain polka dans lequel il avait fourré, à la fortune du pot, gigot, jambon, salade, terrine de pâté de lièvre et beurre. »

Robert SABATIER. *Trois sucettes à la menthe.*

Grammes d'aliment fournissant 50 % AJR de B1 (soit 0,7 mg/jour)	*VITAMINE B1 (Thiamine)*	Milligrammes de vitamine B1 dans 100 g d'aliment
30	***Germe de blé***	***2***
70-100	***Porc (côtelette, rôti, filet, échine)***	***0,7-1***
100	***Jambon***	***0,7***
140	***Lentille sèche, haricot blanc***	***0,5***
175	***Rognon, cœur***	***0,4***
200	***Foie (volaille, veau, génisse)***	***0,3***
200	Noix	0,3
350	Jaune d'œuf, cervelle, châtaigne	0,2
350	Lotte, saumon, carrelet	0,2
700	Poulet, pâtes	0,1
200-700	Viande : bœuf, veau, mouton	0,1-0,3

Grammes d'aliment fournissant 50 % AJR de B1 (soit 0,7 mg/jour)	*VITAMINE B1 (Thiamine)*	Milligrammes de vitamine B1 dans 100 g d'aliment
700	Huître, orange	0,1
700-1 400	Poisson	0,05-0,1
1 400-7 000	Fromages	0,01-0,05
875-3 500	Légumes	0,02-0,08
1 400	Lait	0,05
1 400-7 000	Fruits	0,01-0,05
	Riz :	
1 000	Blanc	0,07
175	Complet	0,4
	Pain :	
777	Blanc	0,09
200	Complet	0,3
350	Seigle	0,2

En italique et gras : les aliments réellement utiles, compte tenu des portions usuelles. AJR : apports journaliers recommandés pour un adulte (*JO* du 26/12/93 : 1,4 mg/jour pour la vitamine B1). (D'après INRA-CNEVA-CIQUAL.) Aliments crus ; chiffres arrondis. Les AJR sont très légèrement supérieures aux ANC (apports nutritionnels conseillés), qui sont de 1,3 mg par jour. Pour un enfant, il faut à peu près la moitié de la ration d'un adulte.

Après six jours de carence en vitamine B1, chez des hommes jeunes et volontaires, le médecin généraliste et le neurologue trouvent des signes de lassitude, une intelligence qui s'éteint, une irritabilité, des crampes ; le cardiologue décèle des anomalies à l'électrocardiogramme. Tout disparaît après la prise de cette vitamine. Si la carence persiste, le « volontaire-malade » se plaint d'anomalies nerveuses, en particulier aux extrémités des membres, souvent douloureuses.

Certes, un apport très équilibré en vitamines de toutes sortes est exigé pour permettre le fonctionnement subtil du cerveau, sa vigilance et son efficacité, ses joies et celles de tout le corps qu'il doit commander. Mais certaines vitamines ont plus d'importance que d'autres, ou plutôt se trouvent en première ligne. Fort logiquement, le cerveau répond le premier à la vitamine B1. En effet, il tire pratiquement toute son énergie du glucose, dont les mécanismes d'utilisation nécessitent précisément la vitamine B1. La carence engendre des troubles de l'appétit et de la digestion, à côté des perturbations neurologiques. Si le déficit est important, s'ajoutent une abolition des réflexes tendineux, puis une dégénérescence musculaire progressive, une atteinte cardiaque, des troubles psychiques graves. Car, outre sa participation à la production d'énergie, cette vitamine permet un bon fonctionnement des ensembles de neurones dont le médiateur de communication est l'acétylcholine, on les dit cholinergiques (ils sont d'ailleurs largement perturbés lors de la maladie d'Alzheimer) ; ce qui explique certaines altérations comportementales. D'autres neuromédiateurs sont aussi affectés.

Manger trop de sucre nécessite des surplus de vitamine B1, si tel n'est pas le cas, la déprime guette ! Ainsi, les premiers patients perfusés avec du sérum glucosé pendant longtemps se sont retrouvés déprimés par carence, car leur organisme s'appauvrissait en cette vitamine ; les stocks existants étant faibles et vite épuisés chez ces malades. Les boulimiques de boissons et de gâteaux sucrés ont du souci à se faire. Anecdote amusante, dans les années 1904, lors de la guerre russo-japonaise, le gouvernement japonais promulgua une loi martiale interdisant l'usage du riz poli dans ses armées. Cette modeste mesure contribua peut-être à la victoire du petit japonais, banzaï, sur le colosse russe ; car le riz poli n'est que de l'amidon (un sucre complexe énergétique, mais calorie vide puisque dépourvue de nutriments), alors que le riz complet est assorti de quelques minéraux et vitamines, dont la B1 qui contribue à la bonne utilisation des sucres de l'amidon. Le militaire russe était sans doute quelque peu apathique par carence alimentaire, état peu compatible avec une activité guerrière ! Un peu plus de vitamine B1 rend plus énergique par meilleure utilisation de l'énergie alimentaire.

Historiquement, la découverte de la thiamine (nom scientifique de la vitamine B1) est liée au traitement du béribéri, maladie connue en Extrême-Orient depuis des millénaires. Sa description figure déjà dans certains manuscrits chinois datant de 2 600 ans avant Jésus-Christ ! Dans l'ère moderne, elle fut clairement décrite, en 1630, par un médecin hollandais officiant dans l'île de Java. Béribéri veut dire en malais « je ne peux pas, je ne peux pas », par référence à l'impossibilité – cérébrale, nerveuse et musculaire – de faire des mouvements. Endémique sous les climats tropicaux et particulièrement en Extrême-Orient, il peut sévir sporadiquement dans les régions tempérées ; ou de façon épidémique dans des groupes malnutris, pendant les guerres, les famines, dans les camps de prisonniers, chez les marins.

Cette affection, liée à la consommation quasi exclusive de riz poli, n'était pas consécutive à la présence d'éléments toxiques, comme on le crut pendant relativement longtemps, mais à l'absence d'une substance indispensable à la vie. Sur le plan de l'analyse chimique il s'avérera que c'était une amine ; comme elle était nécessaire à la vie, le terme « vitamine » fut proposé. Cette dénomination connut un tel succès qu'on l'appliqua aux autres facteurs indispensables de l'alimentation, même s'ils n'ont strictement rien à voir avec la fonction chimique appelée amine.

Le béribéri, absolument redoutable, peut être mortel en quelques heures chez un enfant ! En France, l'avitaminose B1 se rencontre principalement chez les alcooliques chroniques, chez les sujets souffrant de vomissements incoercibles dus à un rétrécissement de l'orifice de sortie de l'estomac, pendant la grossesse, et quelquefois chez les sujets en réanimation prolongée, recevant des perfusions importantes ou prolongées de sérum. Dans la polynévrite alcoolique, l'avitaminose B1 est directement la cause, en outre, du redoutable syndrome de Gayet-Wernicke.

En ce début de millénaire, on ne devrait pas observer de cas de carence manifeste se traduisant par le béribéri patent, mais on rencontre des formes frustes de polycarences en vitamines B, pour lesquelles le déficit en B1 est prépondérant. Elles concernent des personnes qui ont non seulement de faibles apports alimentaires en ces vitamines, mais appartiennent aussi à des groupes à risque, tels que celui des buveurs excessifs, ou celui, notamment aux États-Unis, des fanatiques des mêmes fast-food, matin, midi et soir, toute l'année durant ; chaque chaîne présente une alimentation peu variée et toujours identique. En France, SUVIMAX démontre que, dans la tranche d'âge étudiée, 56 % des hommes et des femmes ont des apports déficients en vitamine B1, se situant sous les AJR, mais au-dessus des deux tiers de ceux-ci. Un quart des femmes et un cinquième des hommes sont en dessous de cette barre fatidique, manifestant une carence franche ! Comme pour toutes les vitamines hydrosolubles, c'est-à-dire dissoute dans l'eau, l'excès d'ingestion par rapport aux besoins physiologiques se traduit par une élimination rapide dans les urines, l'organisme humain possède donc peu de réserves en vitamine B1.

Les aliments usuels les plus riches en vitamine B1 sont la viande de porc, et en particulier le jambon, les viandes en général et les produits tripiers, les œufs, les pois et haricots secs, les lentilles, les céréales complètes. Le pain était autrefois une des principales sources de thiamine, mais sa consommation a beaucoup diminué ; en outre, le pain « blanc » en contient 3 à 4 fois moins que le pain « complet ». Il ne faut pas négliger le fait que la solubilité et la fragilité à la chaleur de cette vitamine entraînent une déperdition lors de la cuisson à l'eau. Ces pertes peuvent même atteindre les 2/3 de la teneur initiale ! Par ailleurs, une partie de la thiamine se retrouve dans le jus de viande ou dans l'eau de cuisson, qui ne sont malheureusement pas toujours consommés. En l'absence d'eau, c'est-à-dire dans les fritures ou lors de la cuisson au four, les dégâts sont plus faibles, de l'ordre d'un petit tiers. Le maintien au chaud ainsi que le réchauffage des aliments déjà cuits occasionnent des dommages supplémentaires. Les différents types de four ont une incidence variable sur le niveau des pertes, qu'ils soient traditionnels ou bien à micro-ondes. La surgélation ne touche pas la thiamine des aliments, qui elle est très bien conservée au froid.

• Rapport qualité/prix : la vitamine B1 la moins chère

Vitamine B1 (thiamine)	Euros pour 0,7 mg (50 % AJR)
Lentille	***0,4***
Jambon cuit, rôti de porc, foie de veau	***1,0***
Filet de porc, foie de volaille	***1,3***
Œuf standard	1,9
Saumon	2,3
Rognon de porc	3,1
Foie de génisse	3,3
Œuf label rouge	5,4

(prix en euros pour la moitié des apports journaliers recommandés)
En italique et gras : les aliments réellement utiles, compte tenu des portions usuelles. Les lentilles arrivent donc largement en tête, suivies par le jambon cuit, le rôti de porc et le foie de veau. Globalement la viande de porc est une excellente source de vitamine B1, car même les morceaux les plus chers (comme le filet) fournissent une vitamine B1 pécuniairement abordable.

Vitamine B2 (la riboflavine) : le cerveau raisonnable

Grammes d'aliment fournissant 50 % AJR de B2 (soit 0,6 mg/jour)	*VITAMINE B2 (Riboflavine)*	Milligrammes de vitamine B2 dans 100 g d'aliment
20	***Foie (veau, génisse, agneau, volaille)***	***2,9***
30	***Rognon, cœur***	***1,9***
150-200	***Bœuf***	***0,3-0,4***
100-300	Fromages	0,2-0,6
200-300	Porc	0,2-0,3
130	Jaune d'œuf	0,5
200-600	Poissons	0,1-0,3
1 000-3 000	Fruits	0,02-0,06
1 000-2 000	Légumes	0,03-0,06
 2 000 800	Riz : Blanc Complet	 0,03 0,08

En italique et gras : les aliments réellement utiles, compte tenu des portions usuelles. AJR : apports journaliers recommandés pour un adulte (*JO* du 26/12/93 : 1,6 mg/jour pour la vitamine B2). (D'après INRA-CNEVA-CIQUAL.) Aliments crus ; chiffres arrondis. Les AJR sont identiques aux ANC (apports nutritionnels conseillés), qui sont de 1,6 mg. Pour un enfant jusqu'à 3 ans, d'après les ANC, il en faut la moitié.

Cette vitamine est responsable d'une certaine harmonie physiologique, car elle permet l'efficacité des autres vitamines, en particulier B1 et B3. Elle garantit l'utilisation concertée de toutes les énergies alimentaires. C'est la collaboratrice des autres vitamines, sans être, en aucun cas, la mouche du coche. Non seulement elle rend les neurones sociaux, mais, en prime, sa présence assure une belle peau fonctionnelle, garantit des muqueuses éclatantes et efficaces, telles les lèvres, la langue et quelques parties intimes ; elle affermit les yeux. De quoi rendre les neurones fiers et heureux !

Manger des vitamines rend cool ! Telle est l'observation préliminaire faite très récemment par un chercheur de l'université d'Oxford qui montre que la supplémentation en vitamines et en acides gras indispensables améliore la conduite de jeunes délinquants : la diminution d'actes violents est de 26 %.

Rare chez l'homme, sa déficience ne se rencontre pratiquement que sous forme de polycarences liées à des problèmes d'absorption globaux et simultanés de nombre de nutriments, à des régimes déséquilibrés, surtout s'ils sont dépourvus en laitages.

L'aliment le plus riche est le foie (très insuffisamment consommé), suivi des autres produits tripiers, puis du fromage, des œufs et de la viande. En pratique culinaire, il convient de retenir que la vitamine B2 manifeste une certaine robustesse ; étant donné qu'elle est assez résistante à la chaleur, contrairement à la vitamine B1. Toutefois, elle peut être partiellement perdue du fait de sa dissolution dans l'eau. Par exemple, un petit tiers de la vitamine B2 d'une viande de pot-au-feu se retrouve dans le bouillon. Elle est très sensible à la lumière. Sa destruction peut atteindre 8/10 dans du lait exposé 2 heures à la lumière solaire !

- Rapport qualité/prix : la vitamine B2 la moins chère

Vitamine B2 (riboflavine)	Euros pour 0,8 mg (50 % AJR)
Foie de volaille	**0,2**
Œuf standard, foie de génisse	**0,4**
Rognon de porc	**0,6**

Vitamine B2 (riboflavine)	Euros pour 0,8 mg (50 % AJR)
Foie de veau, œuf label rouge	0,9
Lentille	1
Saumon	3
Jambon cuit	3,5
Filet de porc	5

(prix en euros pour la moitié des apports journaliers recommandés)

En italique et gras : les aliments réellement utiles, compte tenu des portions usuelles. Puisque les produits tripiers sont largement négligés, l'œuf standard se trouve en première position, pour près de 3 fois moins cher que les lentilles !

Niacine (vitamine PP ou B3) : le calme du caractère

Grammes d'aliment fournissant 50 % AJR de B3 (soit 9 mg/jour)	*VITAMINE B3 (PP, niacine)*	Milligrammes de vitamine B3 dans 100 g d'aliment
50-100	***Foie (veau, agneau, génisse)***	***15***
60	Cacahuète	15
120	***Poulet, dinde***	***7,8***
100	***Rognon, saumon***	***8***
150	***Veau (filet, côte, poitrine)***	***6,5***
150-250	***Bœuf, porc***	***4-5***
200	***Jambon***	***4,4***
250	Cervelle	3,7

Grammes d'aliment fournissant 50 % AJR de B3 (soit 9 mg/jour)	*VITAMINE B3 (PP, niacine)*	Milligrammes de vitamine B3 dans 100 g d'aliment
450	Pâtes, lentille sèche, haricot blanc	2
600	Lotte, carpe, colin	1,5
750	Boudin noir	1,2
1 500-4 500	Légumes	0,2-0,6
1 800-9 000	Fruits	0,1-0,5
 600 200	Riz : Blanc Complet	 1,5 4,4
900	Camembert, brie, bleu, chaource	1
3 000-9 000	Fromages	0,1-0,3

En italique et gras : les aliments réellement utiles, compte tenu des portions usuelles. AJR : apports journaliers recommandés pour un adulte (*JO* du 26/12/93 : 18 mg/jour pour la vitamine B3). (D'après INRA-CNEVA-CIQUAL.) Aliments crus ; chiffres arrondis. Les AJR sont légèrement supérieurs aux ANC (14 mg). Pour un enfant jusqu'à 3 ans, il faut la moitié de la dose d'un adulte. Les besoins des femmes sont un peu inférieurs à ceux des hommes.

Cette vitamine B3 est sans doute la vitamine de la séduction, provoquée par l'aspect du corps et par le fonctionnement équilibré et intelligent de l'esprit. Grâce à elle, la peau (surtout celle de la tête, du visage, du cou et des extrémités des membres), les intestins, le sang… et le psychisme sont au mieux de leur forme. L'acide nicotinique et la nicotinamide (la nicotinamide est, en termes de chimie, l'amide de l'acide nicotinique) possèdent une activité vitaminique identique. De ce fait, on les réunit souvent sous le nom de niacine, ou vitamine PP. L'organisme humain est capable de synthétiser une partie de la niacine qui lui est nécessaire, à partir d'un acide aminé particulier, le tryptophane. Dans les conditions normales, on admet que 60 mg de tryptophane peuvent servir de précurseur à environ 1 mg de niacine ; mais la présence de vitamine B6 est indispensable pour cette transformation, il y a donc une synergie d'utilisation de ces deux vitamines.

Cette vitamine doit son nom trivial de vitamine PP au fait qu'elle prévient la pellagre. L'étymologie *pella agra* signifie peau rugueuse. La maladie fut clairement décrite pour la première fois en Lombardie dans les années 1760. À la même époque, dans les Asturies, en Espagne, elle était dénommée « *mal de la rosa* », qui signifiait mal de la rougeur, de l'érythème. Elle touchait les familles rurales pauvres consommant presque exclusivement du maïs, mais à cette époque calmement sectaire, les manants étaient tranquillement considérés comme des arriérés ; si bien que la composante psychiatrique de la maladie fut ignorée jusqu'en 1818, date à laquelle un médecin exerçant dans les Landes décrivit la maladie sous le nom de « mal de la teste », car il était plus préoccupé par les symptômes cérébraux que dermatologiques. Ironie de l'histoire, il officiait dans un village landais dénommé La Teste-de-Buch.

On résume les symptômes de la pellagre par le terme de « maladie des trois D », car elle provoque démence, dermatose, diarrhée. C'est en effet une maladie caractérisée par une dermatose, associée à une diarrhée ; mais elle est dominée par des problèmes psychiatriques, qui sont les plus précoces et les plus constants. Au début de la carence, les modifications du comportement prennent l'aspect psycho-névrotique, puis apparaissent des états d'excitation, qui deviennent confusionnels. Quand le déficit se prolonge sur plusieurs années, une démence irréversible peut s'installer, conduisant à l'internement, et même à la mort ! Or de tels états peuvent être simplement la conséquence de carence en vitamine B3 !

Historiquement ce fut une maladie liée à l'utilisation quasi exclusive de maïs. Elle a causé, en Europe et aux États-Unis, des ravages d'autant plus graves que la consommation de viande fournissant du tryptophane était faible (cet acide aminé peut servir de précurseur efficace à la vitamine B3). En Amérique du Nord et en Europe, le maïs est non seulement dépourvu de niacine, pauvre en tryptophane, mais contient de surcroît un facteur qui inhibe la transformation de cet acide aminé en vitamine. Cette caractéristique explique l'incidence d'une consommation quasi exclusive de cette céréale sur la progression de la pellagre, et l'apparition de cette maladie avec la consommation accrue de maïs.

Anecdote poignante, l'histoire de la pellagre en Europe coïncide donc avec l'introduction du maïs dans l'alimentation humaine, importé des États-Unis. En fait, les habitudes alimentaires des Indiens étaient adaptées ; elles le sont restées : au Mexique, les tortillas traditionnelles sont préparées en traitant d'abord le maïs par de la bouillie de chaux pendant une demi-heure de cuisson, puis le tout est laissé une nuit à température ordinaire. Dans ces conditions, la « vitamine » est libérée. Ce traitement, dicté par la sagesse populaire multiséculaire en Amérique du Sud, ne fut pas utilisé en Europe ; l'invasion du maïs amena donc la maladie de carence. Au début du XXe siècle cette pathologie fut enrayée par l'addition systématique de vitamines dans les aliments. Elle fut stoppée en 1941, quand le gouvernement fédéral américain rendit obligatoire l'enrichissement de la farine avec de la niacine. En quelques années, la maladie disparut définitivement, après avoir fait des milliers de morts.

Actuellement, des formes mineures de carence peuvent être observées chez des alcooliques, des personnes qui se nourrissent mal de manière chronique ou sont atteintes de malabsorption, ou bien encore au cours de certains traitements médicamenteux. Les aliments les plus riches en vitamine B3 sont le foie, la volaille et le lapin, suivis des lentilles, de la viande et de certains poissons. La vitamine B3 est la moins fragile des vitamines solubles dans l'eau. Lors de la cuisson ménagère, les pertes par destruction dues à la chaleur sont toujours inférieures au 1/5. Les dégâts les plus importants sont en réalité la conséquence de sa solubilité dans l'eau (la moitié dans le pot-au-feu par exemple).

- Rapport qualité/prix : la vitamine B3 la moins chère

Vitamine B3 (niacine)	Euros pour 9 mg (50 % AJR)
Foie de volaille, de génisse, saumon	***0,7***
Lentille	***1,3***
Rôti et rognon de porc, foie de veau	***1,9***
Jambon cuit	***2,3***
Filet de porc	***3,3***
Saumon sauvage	14

(prix en euros pour la moitié des apports journaliers recommandés)
En italique et gras : les aliments réellement utiles, compte tenu des portions usuelles.

Acide pantothénique (vitamine B5) : pour tous les nerfs

Grammes d'aliment fournissant 50 % AJR de B5 (soit 3 mg/jour)	*VITAMINE B5 (Pantothénique)*	Milligrammes de vitamine B5 dans 100 g d'aliment
40	***Foie (veau, agneau, génisse)***	***7,6***
50	***Foie de volaille***	***6,1***
60	***Jaune d'œuf***	***4,5***

Grammes d'aliment fournissant 50 % AJR de B5 (soit 3 mg/jour)	*VITAMINE B5 (Pantothénique)*	Milligrammes de vitamine B5 dans 100 g d'aliment
100	***Rognon***	***3***
120	Cacahuète	2,7
130	***Cervelle***	***2,5***
160	***Saumon***	***1,8***
170	Roquefort	1,7
200	***Pastèque***	***1,5***
200	Lentille sèche	1,4
350	Veau, porc	0,8
400	Bœuf	0,7
400-1 500	Fromages	0,2-0,7
300-1 500	Poissons	0,2-0,9
250	Poulet	1,1
1 000	Lait	0,3
600-5 000	Fruits	0,06-0,5
600-3 000	Légumes	0,1-0,5
	Riz :	
350	Blanc	0,9
200	Complet	1,4

En italique et gras : les aliments réellement utiles, compte tenu des portions usuelles.

AJR : apports journaliers recommandés pour un adulte (*JO* du 26/12/93 : 6 mg/jour pour la vitamine B5). (D'après INRA-CNEVA-CIQUAL.) Aliments crus ; chiffres arrondis. Les AJR sont légèrement supérieurs aux ANC : 5 mg. Pour un enfant ils sont de l'ordre de la moitié, ce qui représente 3 mg jusque vers 9 ans. Les femmes qui allaitent leur enfant ont des besoins de 40 % supérieurs.

Grâce à cette vitamine, le dynamisme est assuré, les nerfs sont solides, l'intelligence est vive, la digestion efficace et harmonieuse ; les cheveux et les poils se montrent éclatants. Ce qui est bon pour le moral, évidemment ! Elle est le constituant fondamental du coenzyme A. Par ce fait, elle intervient dans les réactions permettant la libération d'énergie à partir des glucides et des acides gras. Elle participe par ailleurs directement aux synthèses des acides gras et de nombreux autres composés comme les stérols, parmi lesquels certaines hormones sexuelles. De manière générale, elle active le métabolisme tissulaire.

Ainsi que son nom l'indique (en grec, *pantos* signifie « partout trouvé »), l'acide pantothénique est présent dans de nombreux aliments, les carences sont donc tout à fait exceptionnelles. Cependant, chez des individus mal nourris, le risque de sub-carence existe, parallèlement à celui des autres vitamines du groupe B. L'acide pantothénique est présent en quantités appréciables dans les foies, les jaunes d'œufs, les saumons et les pastèques ; comme il se dissout facilement dans l'eau, il risque d'être perdu dans l'eau de cuisson, mais il est stable à la lumière, peu sensible à l'oxydation ; en revanche, il est facilement détruit par la chaleur. Les usages médicamenteux ayant pour but de traiter la chute des cheveux (associés à la biotine) ou d'accélérer la cicatrisation, nécessitent des doses de l'ordre du gramme par jour ; de telles quantités sont nettement supérieures aux doses alimentaires conseillées !

Vitamine B6 : bonne sociologie des cellules grises

Grammes d'aliment fournissant 50 % AJR de B6 (soit 1 mg/jour)	*VITAMINE B6 (Pyridoxine)*	Milligrammes de vitamine B6 dans 100 g d'aliment
30	***Germe de blé***	***3***
35	***Cervelle***	***2,8***

Grammes d'aliment fournissant 50 % AJR de B6 (soit 1 mg/jour)	*VITAMINE B6 (Pyridoxine)*	Milligrammes de vitamine B6 dans 100 g d'aliment
110	***Saumon***	***0,9***
120	***Foie (veau, génisse)***	***0,8***
150	Lentille sèche, haricot blanc	0,7
200	Foie de volaille	0,5
220	Jambon, hareng	0,45
250	Poulet, porc, veau, dinde	0,4
350	Agneau, poivron	0,3
1 500-5 000	Fruits	0,02-0,07
1 000-3 000	Légumes	0,03-0,09
300-1 000	Poissons	0,1-0,3
1 000-2 500	Fromages	0,04-0,1
 250 150	Riz : Blanc Complet	 0,4 0,6

En italique et gras : les aliments réellement utiles, compte tenu des portions usuelles. AJR : apports journaliers recommandés pour un adulte (*JO* du 26/12/93 : 2 mg/jour pour la vitamine B6). (D'après INRA-CNEVA-CIQUAL.) Aliments crus ; chiffres arrondis. Les AJR sont presque identiques aux ANC (apports nutritionnels conseillés) : 1,8 mg/jour. Pour un enfant, d'après les ANC, il faut un peu moins de la moitié de la ration d'un adulte. Les seniors ont des besoins augmentés de 25 %.

Sa concentration est 100 fois supérieure dans le cerveau que dans le sang ! Globalement, en assurant une bonne communication grâce à l'élaboration de neuromédiateurs, la vitamine B6 permet de surmonter l'asthénie, de vaincre l'irritabilité, d'éviter la dépression. Grâce à elle, le sang joue son rôle au mieux, il irrigue efficacement le cerveau ; la peau et les muqueuses sont harmonieuses.

La vitamine B6 participe à de très nombreux systèmes enzymatiques : plus d'une cinquantaine ont été dénombrés. Elle exerce une action déterminante dans les processus métaboliques cérébraux, notamment dans la synthèse de certains neurotransmetteurs qui assurent la communication entre les neurones. C'est pourquoi son importance biologique est exceptionnelle. Elle intervient ainsi dans la destruction et la synthèse des acides aminés, dans les relations entre le métabolisme des acides aminés et celui des glucides, dans la dégradation du glycogène par le muscle lors du travail musculaire et dans de nombreuses autres réactions indispensables à la vie telles que la synthèse de l'hème de l'hémoglobine, molécule d'intérêt considérable car elle contient du fer et assure le transport de l'oxygène par les globules rouges du sang. La vitamine B6 assure donc la bonne oxygénation du cerveau. Les effets de la restriction ont malheureusement pu être parfaitement étudiés lors de carences observées chez des enfants qui ont reçu un lait adapté dépourvu accidentellement de cette vitamine. L'attention avait été attirée par une « épidémie » de convulsions ; l'injection de vitamine B6 l'a fait cesser immédiatement.

Des carences peuvent être induites par de multiples situations. Par exemple, la prise quotidienne de contraceptifs entraîne un besoin accru de vitamine B6, donc une probabilité réelle de déficit ; pouvant parfois déclencher des troubles menstruels, des manifestations dépressives, de l'agressivité, qui participent à ce qui est appelé le syndrome prémenstruel. La vitamine B6 prescrite à dose thérapeutique permet alors de faire régresser certains symptômes. Il faut souligner également que les vieillards présentent un risque relativement important de restriction en B6. Par ailleurs, des déficits peuvent survenir quand l'alimentation est très hyperprotéique, car elle accroît les besoins. Mais les carences sont en réalité fréquemment dues à une réelle malnutrition ou bien à la prise de médicaments présentant une activité antivitaminique.

Il est intéressant de noter que les espèces qui ont des physiologies carnivores très marquées comme les poissons et les chats sont celles qui manifestent le plus rapidement les signes de carence en cette vitamine, avec au premier chef des troubles nerveux : convulsions, hyperirritabilité, nage ou marche erratique ; ces symptômes étant largement la conséquence de déficit de synthèse en neuromédiateurs dans le cerveau.

Les aliments les plus riches sont le saumon, le jambon, la cervelle et le foie, les lentilles et les haricots blancs. La vitamine B6 est assez stable. Dans les aliments, les pertes les plus importantes, du dixième à la moitié, sont provoquées par sa dissolution dans l'eau lors de la cuisson.

• Rapport qualité/prix : la vitamine B6 la moins chère

Vitamine B6	Euros pour 1 mg (50 % AJR)
Lentille	***0,2***
Saumon	***0,8***
Saumon sauvage	16
Foie de volaille	***1***
Œuf standard, foie de génisse	***1,8***
Rôti de porc	***2,5***
Rognon de porc, foie de veau, jambon cuit	***3,2***
Filet de porc	3,5
Œuf label rouge	5,1

(prix en euros pour la moitié des apports journaliers recommandés)

En italique et gras : les aliments réellement utiles, compte tenu des portions usuelles.

Biotine (vitamine H ou B8) : le tonus

Avec un nom aussi bien sélectionné, clairement significatif, la biotine évite la fatigue et la perte de faim. Les ongles, la peau, les cils, sourcils et cheveux sont superbes, comme l'affirment avec juste raison les publicités de cosmétologie. En tant que coenzyme (partie non protéique de l'enzyme, indispensable à son activité), sa contribution est spécifiquement importante dans le métabolisme des glucides et des lipides. Les carences spontanées chez l'homme sont rarissimes. Cependant, d'exceptionnels cas liés à une consommation très exagérée de blancs d'œufs crus, qui contiennent de l'avidine, un antagoniste de la biotine, ont permis de constater des syndromes neurologiques non spécifiques, associés à des altérations de la peau et des muqueuses ; tous ces symptômes disparaissant après un apport de biotine. La cuisson de l'œuf libère la biotine.

Cette vitamine possède quelques particularités physico-chimiques intéressantes : elle est dissoute dans l'eau, stable à la lumière, à la chaleur, elle est peu sensible à l'oxydation, notamment à l'air.

Acide folique (vitamine B9) : cerveau bien dans son crâne et bonne mémoire

Grammes d'aliment fournissant 50 % AJR de B9 (soit 100 µg/jour)	*VITAMINE B9 (Folates)*	Microgrammes de vitamine B9 dans 100 g d'aiment
15	***Foie de volaille***	***590***
20	***Germe de blé***	***430***
30	***Jaune d'œuf***	***320***
35	***Haricot blanc***	***300***

Grammes d'aliment fournissant 50 % AJR de B9 (soit 100 µg/jour)	*VITAMINE B9 (Folates)*	Microgrammes de vitamine B9 dans 100 g d'aiment
40	***Foie (veau, génisse, agneau)***	***240***
45	***Cresson, noix***	***220***
50	***Épinard***	***190***
70	***Brie, saint-marcellin***	***150***
70	***Châtaigne***	***140***
80	***Poireau, laitue***	***130***
125	***Asperge, brocoli, chou-fleur***	***80***
200-1 000	Légumes	10-50
100-1 000	Fromages	10-90
	Riz :	
400	Blanc	25
250	Complet	40
300	Jambon	30
1 000	Bœuf	10
2000	Veau, porc	5
500-3 000	Poisson	3-20

En italique et gras : les aliments réellement utiles, compte tenu des portions usuelles. AJR : apports journaliers recommandés pour un adulte (*JO* du 26/12/93 : 200 µg/jour pour la vitamine B9). (D'après INRA-CNEVA-CIQUAL.) Aliments crus ; chiffres arrondis. Les AJR sont inférieurs aux ANC (apports nutritionnels conseillés), qui sont pour un adulte de 330 µg ; pour un enfant ils sont de l'ordre de 150 µg jusque vers 6 ans. Ils sont augmentés à 400 µg pour les femmes enceintes ou qui allaitent, pour les seniors.

L'acide folique entretient un bon sommeil, assure une solide mémoire, évite irritabilité et fatigue ; il permet au sang de remplir harmonieusement ses fonctions, en particulier celle d'oxygénation des organes. Globalement, grâce à lui, toutes les divisions et multiplications des cellules, toutes les croissances, se feront correctement. Car l'acide folique intervient dans de nombreuses synthèses : celle d'un des quatre chaînons de l'ADN, celle du noyau purine et donc des acides nucléiques, celle d'un acide aminé soufré très important, la méthionine. Son rôle dans la réparation de l'ADN a récemment été mis en évidence.

L'acide folique participe à tous les systèmes qui se construisent ou présentent un renouvellement rapide. Il s'agit d'abord de l'embryon et du fœtus. Le déficit en cette vitamine entraîne des risques de malformation, de perturbations ou de retard de développement cérébral. En effet, elle intervient dans la genèse et la prévention des anomalies embryonnaires de non-fermeture du tube neural dont les manifestations sont diverses malformations. L'une d'elles, qui n'est pas rare, consiste en une fissure de la colonne vertébrale, due à un défaut de soudure de vertèbres, à travers laquelle la moelle épinière fait hernie (elle est dénommée spina-bifida). D'autres malformations dramatiques sont caractérisées par la présence du cerveau en dehors de la boite crânienne (l'exencéphalie) ou même l'absence de cerveau (l'anencéphalie). Ces effroyables malformations ont une fréquence plus élevée dans les populations défavorisées des pays celtes, en particulier en Grande-Bretagne, où les études épidémiologiques les plus poussées ont été réalisées. Aux États-Unis, la très sévère FDA (Food and Drug Administration) ne permet que cinq allégations nutritionnelles, l'une d'elles concerne les folates, au motif du risque de malformations du système nerveux. Son activité est pratiquement toujours associée à la présence de vitamine B12. L'acide folique assure le renouvellement harmonieux des tissus, notamment des muqueuses, des globules blancs, des plaquettes, des globules rouges ; sinon, il y a grand risque d'anémie macrocytaire, c'est-à-dire que les globules rouges sont de grande taille mais en trop petit nombre.

La biodisponibilité des folates est très variable selon les aliments, en raison de l'inhibition exercée par certains composants acides, comme ceux du jus d'orange ou de la tomate, sur le système nécessaire à l'absorption de la vitamine. Il ne faut donc pas mélanger n'importe quels aliments ! Cette biodisponibilité se situe en moyenne entre 50 et 70 %. L'absorption des folates, notamment intestinale, augmente lorsque les réserves du corps diminuent ; en d'autres termes, plus l'organisme en a besoin, plus il les capte facilement dans l'alimentation.

Toutefois, il existe de fortes variations individuelles. Une fraction non négligeable de la population souffre d'un déficit d'apport alimentaire, et présente donc un risque de carence biologique de folates. Certaines tranches d'âge ou catégories de Français paraissent, d'après de récentes enquêtes, plus vulnérables : les adolescents, les femmes jeunes et les personnes âgées. On peut situer la prévalence (le nombre de personnes touchées) de la déficience entre 5 et 10 % des sujets dans chacune de ces catégories.

Les aliments riches en folates sont le foie, l'œuf et un grand nombre de légumes verts (cresson, épinard, poireau, lentille, radis, asperge, brocoli, chou-fleur), le maïs et les pois chiches, les amandes et les châtaignes. En revanche, ils sont rares dans les produits laitiers, si ce n'est dans certains fromages fermentés. Ils sont relativement fragiles et sont sensibles à l'oxydation comme aux agents chimiquement réducteurs ainsi qu'à la lumière, et aux milieux alcalins. Une partie importante des folates peut être entraînée dans l'eau de cuisson, ils sont détruits par une ébullition prolongée. De ce fait, les pertes dans les aliments peuvent atteindre la moitié de la teneur initiale. Ils sont par contre bien protégés en milieu acide et en présence d'agents anti-oxygène, dont le meilleur est l'acide ascorbique, c'est-à-dire la vitamine C.

• Rapport qualité/prix : la vitamine B9 la moins chère

Vitamine B9 (folates)	Euros pour 100 µg (50 % AJR)
Cresson, épinard	***0,12***
Choux de Bruxelles, lentille, haricot blanc sec, foie de volaille	***0,15***
Brocoli, carotte, chou-fleur, poireau, radis, noix	***0,2***
Betterave rouge, fenouil, pois cassés, pomme de terre, œuf standard	***0,4***
Concombre, courgette, haricot vert, navet, foie de veau et de génisse	***0,7***
Aubergine, oignon, tomate, œuf label, brie, saint-marcellin	***1 à 1,5***
Maïs doux	2

(prix en euros pour la moitié des apports journaliers recommandés)

En italique et gras : les aliments réellement utiles, compte tenu des portions usuelles. La vitamine B9, alias acide folique, n'est pas l'apanage du monde végétal : elle se trouve également en quantités intéressantes dans le foie, notamment de volaille, mais aussi dans les œufs, le brie et le saint-marcellin (mais pas dans tous les fromages, car leur contenu en cette vitamine peut varier de 1 à 20).

Cobalamines (vitamine B12) : sérénité du sang et du système nerveux

Grammes d'aliment fournissant 50 % AJR de B12 (soit 0,5µg/jour)	*VITAMINE B12 (Cobalamines)*	Microgrammes de vitamine B12 dans 100 g d'aliment
0,5	***Foie (veau, génisse)***	***80***
1	***Foie (agneau, volaille)***	***60***
3	***Huître***	***1,6***
4	***Rognon***	***1,4***
6	***Hareng, cervelle***	***8***
10	***Jaune d'œuf***	***5***
12	***Saumon, bar, homard***	***4***
15	***Camembert***	***3***
25	***Bœuf, agneau***	***2***
50	***Porc***	***1***
80	***Jambon***	***0,6***
150	Poulet	0,3
30 – 150	Fromages	0,3 – 1,5
250	Lait	0,2
Impossible	Fruits	0
Impossible	Légumes	0

En italique et gras : les aliments réellement utiles, compte tenu des portions usuelles. AJR : apports journaliers recommandés pour un adulte (*JO* du 26/

12/93 : 1 µg/jour pour la vitamine B12). (D'après INRA-CNEVA-CIQUAL.) Aliments crus ; chiffres arrondis. NB : Les AJR sont beaucoup moins importants que les ANC (apports nutritionnels conseillés), qui sont de 2,4 µg ; il conviendrait donc de manger 3 fois plus qu'inscrit sur ce tableau, par sécurité. Pour un enfant, il faut à peu près les 2/3 de la ration d'un adulte.

Le nom de vitamine B12 concerne des substances dites « cobalamines », car l'une de leurs caractéristiques est la présence d'un atome de cobalt au centre de la molécule. Elle assure le mordant de l'intelligence, le dynamisme du cerveau et par conséquent celui du corps. En effet, en clinique humaine comme chez les modèles animaux, la carence en vitamine B12 se définit en partie par les mêmes troubles que la restriction en acide folique : troubles neurologiques, psychiques et altérations hématologiques. Historiquement, la mise en évidence de la vitamine B12 fut la démonstration de l'action anti-anémique du foie de veau, qui est capable d'arrêter l'évolution de la maladie de Biermer, une maladie tout à fait particulière.

En fait, les signes neurologiques peuvent largement précéder les signes hématologiques. Les malaises sont extrêmement fréquents. Or, un diagnostic précoce est indispensable, pour éviter les atteintes irréversibles du système nerveux ! Les principaux symptômes sont des pertes de mémoire, des douleurs et des sensations anormales aux extrémités des membres, refroidissement, engourdissement, impressions de brûlures, des difficultés de la marche. Parfois la personne se plaint d'avoir les jambes sans repos, elle ressent le besoin irrésistible de bouger les membres, de déambuler, ce qui la soulage en général. La carence grave peut même confiner le malade au lit. Un grand nombre de déficits en cette vitamine ont été décrits, il s'agissait le plus souvent d'enfants dont les mères étaient des végétariennes strictes. À défaut de donner aux petits de belles tranches de foie de veau, ils ont reçu de la vitamine, ce qui les a immédiatement guéris, preuve de la réalité de la carence.

Le traitement par la vitamine B12 peut assurer un évitement, sinon une récupération, des altérations cognitives chez les personnes âgées, à condition qu'il soit institué avant le début des perturbations. La fenêtre d'efficacité est de un an. Après une douzaine de mois de perturbations intellectuelles, le traitement devient malheureusement inefficace.

Pratiquement aucun animal ni aucun végétal supérieur ne possèdent de matériel génétique permettant la synthèse de la vitamine B12. En effet les cobalamines sont synthétisées par les micro-organismes, bactéries et levures. Dans l'alimentation humaine, la vitamine B12 est presque exclusivement présente dans les aliments d'origine animale : viandes, œufs, crustacés, poissons, lait et dérivés. Les viandes bovines en sont particulièrement riches, du fait de la synthèse par une flore intestinale, importante chez les ruminants. Généralement, ils synthétisent cette vitamine en grande quantité dans le rumen, elle transite par la caillette, vers l'intestin grêle où elle est absorbée. Certaines algues et spirulines, trouvées notamment en magasins de diététique, contiennent des cobalamines, de pseudo-vitamine B12. Or elles ne sont que peu biodisponibles, leur efficacité est donc restreinte.

La France est un pays amateur et consommateur de produits animaux et d'œufs. De ce fait, les restrictions d'apport ne concernent que des groupes limités d'individus végétariens, végétaliens, en particulier chez les jeunes enfants et les nourrissons. Mais elles peuvent aussi avoir pour origine des troubles métaboliques ou gastro-intestinaux, éventuellement congénitaux ; ou encore être causées par le vieillissement qui induit une diminution de l'acidité de l'estomac, par réduction de l'acide chlorhydrique. Mais une cause de carence réside dans la déficience du transporteur digestif, appelé facteur intrinsèque, normalement présent dans le suc gastrique ; cette anomalie provoque précisément l'anémie de Biermer.

La vitamine B12 se trouve donc principalement dans le foie et les reins : 2 à 5 mg sont stockés dans le foie de l'homme. Cette énorme réserve est à mettre en parallèle avec les besoins journaliers, qui sont d'environ 3 µg/jour. Le stock hépatique couvre théoriquement les besoins pendant plus d'une année ; malgré cela, les personnes carencées sont loin d'être rares ! L'homme est omnivore : il doit impérativement manger de la viande, ou des produits animaux. La vitamine B12 est décomposée par les agents réducteurs (parmi lesquels se trouve... la vitamine C), les acides et les bases. La lumière et l'humidité accentuent cet effet. Dans les conditions normales de préparation des aliments, on considère que les pertes ne dépassent pas 1/5.

Exemple de coopération entre les micronutriments, le métabolisme de la vitamine B12 nécessite d'autres vitamines, spécifiquement les vitamines B2 et B3.

• Rapport qualité/prix : les aliments les plus efficaces et les moins chers pour la vitamine B12

Vitamine B12 (cobalamines)	Euros pour 50 µg (50 % AJR)
Foie de veau	*0,02*
Saumon	*0,1*
Œuf : de frais à label rouge	*0,08-0,18*
Lait demi-écrémé UHT	*0,2*
Camembert 45 %	*0,23*
Petit-suisse Gervais (40 %)	*0,25*
Emmental	*0,25*
11 fromages divers	*0,25-0,45*
Comté	*0,45*
4 fromages divers	*0,45-0,6*
Beaufort	*0,6*
5 fromages divers	*0,6-1,2*
Viandes	*0,3-1,5*
Poulet	*0,8*

Vitamine B12 (cobalamines)	Euros pour 50 µg (50 % AJR)
Cabillaud	0,6
Haddock fumé	0,4
Coquilles Saint-Jacques	6
Foie gras	1,0
Jambon cuit	2,3
Fruits et légumes	Impossible

(prix en euros pour la moitié des apports journaliers recommandés)

En gras : compatible avec le grammage d'une portion habituellement mangée. Il faudrait manger 520 g de cabillaud, 220 g de haddock fumé, 360 g de coquilles Saint-Jacques, et même 170 g de jambon cuit. Le foie gras n'est pas ruinant, car il suffit d'une petite portion.

En g :	
2 à 5	Foie (y compris volaille)
7	Huîtres
55	Comté, œuf
35	Camembert 45 %
147	Roquefort
352	Fondu 65 % MG
410	Petit-suisse
0,38 litre	Litre de lait
45 g	Viande (bifteck)
220 g	Volaille (poulet)
25 g	Poisson (saumon, bar)

impossible	Légumes
impossible	Pain

Équivalence pratique de 40 g d'emmental
ou de beaufort pour la vitamine B12

Le foie n'étant pratiquement plus consommé (moins d'une tranche/an/Français), il reste les huîtres, les œufs et surtout nombre de fromages.

	ANC B12 µg	% ANC pour 40 g d'emmental ou de beaufort (0,88 µg de B12)
Enfants 1-3 ans	0,8	110
4-6 ans	1,1	80
7-9 ans	1,4	63
10-12 ans	1,9	46
Adolescents (13-15 ans)	2,3	38
Adolescentes (13-15 ans)	2,4	37
Adolescent(e)s (16-19 ans)	2,4	37
Hommes adultes	2,4	37
Femmes adultes	2,4	37
Personnes âgées > 75 ans	3	29
Femmes enceintes : 3e trimestre	2,6	34
Femmes qui allaitent	2,8	31

(µg : microgramme, c'est-à-dire millième de milligramme.)

Un fromage peut participer largement aux recommandations
pour la vitamine B12

Vitamine C : dynamisme des communications entre neurones

Grammes d'aliment fournissant 50 % AJR de vitamine C (soit 30 mg/jour)	*VITAMINE C (Acide ascorbique)*	Milligrammes de vitamine C dans 100 g d'aliment
15	***Cassis, persil***	***200***
40	***Brocoli***	***110***
50	***Poivron, citron, kiwi***	***70***
60	***Fraise, cresson, orange, chou rouge***	***50***
75	***Chou vert, groseille, pomelo, chou de Bruxelles***	***40***
100	***Riz et foie (veau, agneau, génisse)***	***30***
120	***Chou vert, bette, mandarine, melon***	***25***
150	Radis, poireau, tomate, cervelle	20
200	Laitue, rhubarbe, rognon, escargot	15
300	Pomme, oignon, banane, pêche	10
400	Huître, endive, courgette, concombre, céleri, pastèque	7
600	Cœur, grenouille, carotte, abricot, cerise,	5

Grammes d'aliment fournissant 50 % AJR de vitamine C (soit 30 mg/jour)	*VITAMINE C (Acide ascorbique)*	Milligrammes de vitamine C dans 100 g d'aliment
1 500	Poire	2
3 000	Lait, poulet	1
6 000-300 000	Poisson	0,01-0,05
30 000-300 000	Fromages	0,01-0,1
Impossible	Viande (de bœuf, porc, mouton)	0

En italique et gras : les aliments réellement utiles, compte tenu des portions usuelles. AJR : apports journaliers recommandés pour un adulte (*JO* du 26/12/93 : 60 mg/jour pour la vitamine C). (D'après INRA-CNEVA-CIQUAL.) Aliments crus ; chiffres arrondis. Les AJR sont inférieurs aux ANC (apports nutritionnels conseillés), qui sont de 110 mg ; la même dose est recommandée aux adolescents et aux femmes. Pour un enfant, il en faut un peu moins de la moitié jusqu'à 3 ans. Il faut noter que les recommandations augmentent régulièrement au cours des années : les ANC étaient de 80 mg quotidiens il y a 10 ans. Le législateur de 1993 est donc un tout petit peu au-dessus de la moitié de la dose recommandée pour le nouveau millénaire !

L'effet tonifiant de cette vitamine est bien connu, il est d'ailleurs largement exploité. L'homme doit en user, il peut même en abuser sans trop de risques. La majeure partie des espèces animales terrestres est capable d'effectuer la synthèse de l'acide ascorbique, plus connu sous le nom de vitamine C. Cependant, l'homme, les primates et quelques animaux comme le cobaye et les poissons n'ont pas l'enzyme nécessaire à sa biosynthèse. Ils doivent donc impérativement en recevoir dans leur alimentation.

Surprise ! La vitamine C, réputée dans le monde des fruits et légumes, fut en fait découverte en 1928 par Szent-Györgyi dans un tissu animal, la surrénale ; après qu'un principe actif indéterminé ait été observé dans le jus de citron. Elle aurait pu être mise en évidence dans le cerveau, qui en est aussi très riche.

- Marins, croisés, chercheurs d'or et défavorisés actuels

Ascorbique signifie : qui s'oppose au scorbut. Cette maladie constitue une pathologie connue depuis très longtemps. Le mot scorbut a des racines russes, *skrobata*, qui a été déformé par les Hollandais, *scheurbak*. Il survient lorsque les fruits et les légumes crus font défaut dans la nourriture pendant un temps prolongé (3 à 6 mois). Les papyrus d'Eber, datant de 1150 avant Jésus-Christ, décrivent déjà cette maladie ! Les Romains connaissaient ses ravages. Il fut plus tard dénommé « peste », lors de la VIIe croisade, car il apparaissait de façon épidémique dans des places fortes assiégées ou dans les équipages de navires lors de voyages prolongés. Le scorbut frappait donc avec prédilection les soldats, les marins, c'est-à-dire les individus soumis, lors de longues campagnes, à toutes sortes d'efforts physiques et psychiques au cours desquels le besoin en vitamine C s'accroît. Il rendait les combattants inefficaces, les exploits militaires n'étaient plus au rendez-vous. Il tuait beaucoup plus que les batailles ou les naufrages ! L'épuisement des réserves physiologiques de l'organisme survenait sensiblement dans le même délai chez la plupart des individus soumis au même régime carencé, laissant croire à une épidémie. Les chercheurs d'or l'ont subie en Californie il y a 140 ans, ceux de l'Alaska il y a moins d'un siècle.

Anecdote émouvante : des marins souffrant du scorbut furent abandonnés sur une île des Caraïbes, où ils survécurent et guérirent en mangeant des fruits, avant d'être recueillis, un peu plus tard, par un bateau portugais. Ce rétablissement parut tellement miraculeux qu'ils donnèrent à cette île le nom de « guérison », *curaçao* dans leur langue, nom qui lui est d'ailleurs resté jusqu'à nos jours...

Jadis, cette maladie était fréquente en raison de la difficulté de conserver et de transporter des aliments contenant la vitamine C. Bien que les voyageurs les plus perspicaces aient exprimé l'opinion que le jus d'agrumes – oranges, citrons et limettes (les citrons verts) – était un bon substitut de fruits et légumes frais pour la prévention du scorbut, leur proposition ne fut pas retenue. Les jus de fruits étaient chers à l'époque, de sorte que les commandants et les propriétaires de bateaux préféraient rester sceptiques, car économique. Dans cette controverse, quelques essais furent entrepris toutefois pour trouver une solution : les jus d'orange, de citron et de limette furent bouillis pour en faire un sirop. Mais ce fut un échec. En effet, on sait maintenant que l'acide ascorbique est presque entièrement détruit par une longue cuisson. La controverse sur la valeur du jus d'agrumes frais continua donc de plus belle. L'Amirauté britannique, en 1795, ordonna cependant de donner aux marins une ration quotidienne de jus de limette frais. Le scorbut disparut aussitôt de la marine britannique, ce qui lui permit d'asseoir sa suprématie sur les mers lointaines. Depuis cette pratique salutaire, le marin britannique est d'ailleurs surnommé « Lime-juicer » ou « Limey ». Il a su joindre le zeste à la parole !

Si la maladie est devenue rare sous son apparence typique, des formes frustes ne sont pas exceptionnelles dans les sociétés dites avancées, mais dont l'alimentation est, quant à elle, quelque peu dégénérée. Ce qui est le cas dans de nombreuses périphéries de grandes villes : des hôpitaux français soignent de véritables scorbutiques ! La presse s'en est fait l'écho récemment. Il s'agit de démunis ou de vieillards plus ou moins délaissés se nourrissant depuis au moins 2 mois uniquement de conserves anciennes et périmées. Car la vitamine C est sensible à la température ambiante de stockage des boîtes : la chaleur estivale sous un hangar est redoutable ! Le scorbut provoque des douleurs dans les articulations, des hémorragies des microvaisseaux sanguins qui irriguent les muqueuses, la réouverture des plaies anciennes, une perte de poids. Des troubles de l'ossification, des altérations des gencives, une grande fatigabilité, une moindre résistance aux infections, de violentes douleurs. La mort peut être l'issue si la carence n'est pas traitée, comme autrefois ! L'avitaminose survient aussi chez le nourrisson ne recevant ni supplémentation en vitamine C, ni jus de fruits frais ; une maladie évoquant une leucémie peut même être observée. Le diagnostic repose essentiellement sur l'enquête alimentaire qui montre l'absence d'absorption de fruits ou de légumes frais depuis plusieurs semaines. Le scorbut ne se rencontre guère, exceptionnelle faveur, dans les pays défavorisés où la consommation de fruits frais est généralement facile.

• Le tonus ou le scorbut

Les rôles de la vitamine C sont multiples : fonction hormonale, surrénalienne, thyroïdienne, sexuelle ; biodisponibilité du fer, des glucides, lipides, protéines et acides aminés (en particulier tyrosine et proline) ; métabolisme musculaire et cérébral ; contrôle de l'ossification ; lutte contre les infections bactériennes et virales ; participation aux mécanismes des défenses immunitaires. L'acide ascorbique intervient aussi dans le métabolisme de l'histamine, il module les réponses endocriniennes et allergiques. Des résultats expérimentaux récents ont même démontré son effet bénéfique exercé dans la prévention du développement tumoral.

Une bonne dose régulière de vitamine C divise par 4 le risque de cataracte. En effet, cette substance joue un rôle important dans diverses réactions délétères d'oxydation qui mettent en jeu l'oxygène moléculaire. Ses propriétés réductrices et sa réaction avec les radicaux libres oxygénés semblent être au centre de ses fonctions biologiques.

Elle intervient directement, par exemple, dans la synthèse du collagène (une protéine complexe se transformant en gélatine sous l'action de l'eau bouillante, c'est un composant essentiel des tissus conjonctifs, la peau par exemple). Sa déficience est responsable de l'un des symptômes essentiels du scorbut : l'anomalie de trabéculation du tissu conjonctif. Le collagène peut cependant se former en absence d'acide ascorbique, mais les fibrilles sont alors peu nombreuses et porteuses d'anomalies. Cette malformation du collagène explique les hémorragies et la réouverture de plaies lors de carences. La fermeture et la guérison de blessures requièrent la génération et le dépôt de collagène à l'endroit même de l'effraction, ils ne peuvent se réaliser qu'en recourant à la vitamine C. Toujours est-il qu'il y a 4 fois plus de vitamine C dans le sperme que dans le sang. Si sa quantité y est diminuée, le matériel génétique s'oxyde, la génération suivante risque d'être affectée. L'amour fécond avant le sommeil se doit d'être vitaminé ! Mais pas juste avant l'acte, sinon le sommeil réparateur aura du mal à venir, car cette vitamine constitue un véritable excitant.

La vitamine C favorise la biosynthèse de la carnitine, nécessaire à l'entrée des acides gras dans les mitochondries, où ils sont oxydés. L'énergie nécessaire à l'effort musculaire prolongé dépend de cette oxydation. L'acide ascorbique a aussi de subtiles influences sur l'élaboration et le fonctionnement du tissu nerveux. La biosynthèse de certains neurotransmetteurs (des catécholamines, adrénaline et noradrénaline) requiert sa présence au niveau de la transformation de la dopamine en noradrénaline. La biosynthèse des catécholamines a, du reste, lieu dans des tissus riches en acide ascorbique comme le cerveau, mais aussi la surrénale.

À très fortes doses, au moins chez le rat, la vitamine C posséderait même un effet antistress. En fait l'expérience a consisté à ligoter les animaux, pour leur interdire tout mouvement pendant une heure chaque jour. Ceux qui avaient reçu des méga-doses de la vitamine fabriquaient moins d'hormone de stress que les autres. Avis donc aux antisaltimbanques, « mimes-automates », qui restent pétrifiés des heures durant devant les musées et divers autres lieux fréquentés, pour faire la manche !

D'autres ont même mesuré une relation entre le taux sérique de vitamine C et le quotient intellectuel : celui-ci augmente de 4 unités lorsque la concentration plasmatique de vitamine C augmente de moitié.

Théoriquement, il n'y a pas possibilité d'hypervitaminose C, car la vitamine est éliminée, comme les autres vitamines dissoutes dans l'eau, par voie urinaire dès que les possibilités normales de stockage sont dépassées. Mais malheureusement cette élimination s'accompagne d'un rejet de minéraux (calcium, magnésium...) et d'oligo-éléments (fer, cuivre, zinc), ce qui pourrait induire d'autres états carentiels lors de prise de doses trop importantes et répétées de vitamine C.

L'organisme contient environ 1,5 g d'acide ascorbique, stock très limité compte tenu des besoins tissulaires. De quoi tenir une quinzaine de jours pour l'adulte, une bonne semaine seulement pour la femme enceinte.

Les fruits (oranges, citrons et cassis) et légumes (chou blanc, chou-fleur, chou de Bruxelles et brocoli) fournissent l'essentiel de la vitamine C consommée, mais pas les viandes ni les produits tripiers, sauf le foie. Par contre, les charcuteries, dans lesquelles l'acide ascorbique est utilisé comme substance antioxydante, peuvent constituer une source complémentaire appréciable. Pour un même aliment, la teneur en vitamine est très variable selon son lieu de culture, sa variété, son mode de cueillette, la durée et la qualité de sa conservation. Les quantités quotidiennes consommées sont malheureusement bien souvent insuffisantes. Selon SUVIMAX, 1 Français sur 3 absorbe moins des 2/3 des AJR ; il est réellement carencé ! L'acide ascorbique stimule l'absorption du fer, mais il ne faut pas oublier qu'en excès il inhibe celle du cuivre et de la vitamine B12.

La vitamine C est détruite par la chaleur, l'oxydation, la dessiccation, une alcalinisation, même faible. Elle fuit facilement dans les liquides de cuisson. La conservation et le flétrissement des légumes et des fruits frais à la température ambiante diminue également leur teneur. En revanche, la surgélation et la congélation conservent l'activité vitaminique. Elle disparaît du lait, mais seulement en partie, lors de la pasteurisation. Le lait maternel humain apporte la quantité nécessaire de vitamine C, mais pas le lait de vache, ni, bien sûr, ses dérivés.

Nouvel exemple de coopération, l'acide ascorbique pourrait contribuer au recyclage d'une autre vitamine, l'acide folique.

• Rapport qualité/prix : la vitamine C la moins chère

Délectez-vous de brocoli et de chou cru dont la vitamine C est aussi peu onéreuse que celle de l'orange, mais 250 fois plus que celle de la cerise.

Vitamine C (acide ascorbique)	Euros pour 30 mg (50 % AJR)
Brocoli, chou de Bruxelles, orange, kiwi	***0,07***
Chou-fleur, cresson, épinard, chou vert, citron,	***0,1***
Carotte, concombre, courgette, navet, poireau, pomme de terre, radis, tomate, fraise, banane,	0,2 à 0,5
Endive, fenouil, haricot vert, oignon	0,5 à 1
Betterave rouge, pomme, poire	1 à 2
Cerise	20

(prix en euros pour la moitié des apports journaliers recommandés.
En italique et gras : les aliments réellement utiles, compte tenu des portions usuelles.

Vitamine D : compère du calcium

Grammes d'aliment fournissant 50 % AJR de vitamine D (soit 3 µg/jour)	*VITAMINE D*	Microgrammes de vitamine D dans 100 g d'aliment
1,5	***Huile de foie de morue***	***210***
15	***Saumon, hareng***	***20***
40	***Sardine***	***11***

Grammes d'aliment fournissant 50 % AJR de vitamine D (soit 3 µg/jour)	*VITAMINE D*	Microgrammes de vitamine D dans 100 g d'aliment
60	***Huître, jaune d'œuf, flétan, maquereau***	***5***
300	***Foie (agneau, génisse), boudin noir***	***1***
500	Porc rôti, lotte	0,6
1 000	Jambon, foie de veau	0,3
1 000	Camembert, chèvre, comté, bleu	0,3
1 500	Foie de volaille	0,2
3 000-6 000	Poulet, dinde	0,05-0,1
1 500-6 000	Fromages	0,05-0,2
30 000	Viande (porc, bœuf, mouton)	0,01
15 000	Lait	0,02
Impossible	Fruits	0
Impossible	Légumes	0

En italique et gras : les aliments réellement utiles, compte tenu des portions usuelles. AJR : apports journaliers recommandés pour un adulte (*JO* du 26/12/93 : 6 µg par jour pour la vitamine D). (D'après INRA-CNEVA-CIQUAL.) Aliments crus ; chiffres arrondis. Les AJR sont légèrement supérieurs aux ANC (apports nutritionnels conseillés) qui sont de 5 µg. Il en faut autant pour un enfant et un adolescent que pour un adulte. Mais il en faut 2 fois plus entre 1 et 3 ans, 4 fois plus avant 12 mois !

Ne tombez pas sur un os ! Mangez des aliments riches en vitamine D, et ensoleillez-vous le corps et l'esprit. La vitamine D dont l'être humain dispose trouve son origine dans deux sources totalement différentes : la fabrication par la peau et les aliments. Leur importance quantitative varie selon les conditions climatiques et les habitudes alimentaires. La synthèse est réalisée dans les couches profondes de la peau (le derme). Sous l'action des rayons ultraviolets de la lumière solaire (UV B), les stérols naturellement présents dans l'organisme s'y transforment alors en vitamine D3. Cette production couvre normalement l'essentiel des besoins de l'homme adulte – vivant presque nu au soleil –, elle ne peut donc que s'avérer insuffisante par défaut quantitatif ou qualitatif du rayonnement ultraviolet. Plusieurs causes sont impliquées : les habitudes vestimentaires, la pollution de l'air qui filtre les UV, un séjour permanent sous un faible ensoleillement, ainsi que la couleur de la peau. Blanche, elle peut par exemple en synthétiser 50 à 100 fois plus que si elle est noire. Enfin, la qualité de la peau elle-même joue un rôle important : pour une même exposition au soleil, l'efficacité de synthèse est quintuple à 20 ans de ce qu'elle est à 80 ans ! Mieux vaut être jeune et blanc à Nice, que vieux et noir à Lille ! Le choix est cornélien : soit s'exposer sans protection au soleil au risque du cancer, soit utiliser un filtre qui diminue la synthèse de vitamine D par la peau de... 95 % (avec le numéro 8). En pratique, le plus efficace est de manger des aliments riches en vitamine D.

SUVIMAX révèle que les Français sont carencés en vitamine D : près de 1 personne sur 7 en manque, les femmes plus que les hommes, ceux vivant dans le Nord plus que ceux vivant dans le Sud. Conclusion : augmenter le temps passé au soleil. Car, en France, le statut en vitamine D est proportionnel à l'ensoleillement :

Statut en vitamine D

Région	Ensoleillement (heures/jour)	Hypovitaminose % de la population
Nord-Ouest	0,78	14
Centre	0,80	31
Nord	1,06	29
Nord-Est	1,16	18
Paris	1,72	13
Sud-Ouest	2,00	0
Sud	2,19	6
Rhône-Alpes	2,71	9
Côte méditerranéenne	2,83	7

(D'après SUVIMAX.)

La vitamine D joue un rôle majeur dans l'ossification des 208 os du corps humain, du fait de son action sur le métabolisme du calcium (et du phosphore). Sa fonction première est d'accroître l'absorption digestive du calcium, mais elle intervient aussi dans son dépôt dans la cellule osseuse sous forme de phosphate de calcium. Elle en régule enfin l'élimination rénale. Les nombreux rôles que jouent les dérivés de la vitamine D permettent de la considérer comme une véritable hormone contrôlant, avec la parathormone et la thyrocalcitonine, le métabolisme de ce minéral. Il a même été découvert récemment que la vitamine D améliore l'immunité contre la tuberculose !

L'efficacité du squelette et du corps nécessite des aliments riches en calcium. Sinon des pathologies de carence risquent d'apparaître : le rachitisme et l'ostéomalacie d'une part, l'ostéoporose d'autre part.

Les apports alimentaires s'avèrent donc indispensables, bien qu'ils soient malheureusement presque toujours faibles, car les nourritures riches en vitamine D sont rares, sinon peu diversifiées. Le saumon, le hareng, l'huître, le flétan et l'œuf sont les plus nantis en vitamine D, après l'huile de foie de morue, avant le foie d'animal. Ne grimacez pas ! Ajoutée dans la salade ou sur une tartine beurrée, elle est presque imperceptible. Démonstration *a contrario* de cette prescription : une étude anglaise a montré que 55 % des enfants végétaliens (ni viandes, ni laitages, ni œufs) étaient médicalement rachitiques... bonjour les dégâts du dogmatisme ! En fait la préoccupation de santé publique concerne la mise en place de structures d'accueil pour ces futures femmes quand elles accoucheront : leur rachitisme leur posera de gigantesques problèmes obstétriques à ce moment-là.

La vitamine D est sensible à l'oxydation, à la lumière et à la chaleur. Les pertes, lors de la cuisson, sont du même ordre de grandeur que celles de la vitamine A, c'est-à-dire généralement inférieures à 1/5.

Il serait tout à fait astucieux de supplémenter les huiles d'assaisonnement, du fait même des caractéristiques physico-chimiques de la vitamine D ; physiologiquement et culinairement parlant, le plus efficace est de rajouter des morceaux de fromage dans la salade composée assaisonnée avec cette nouvelle huile, afin de bénéficier de la synergie calcium et vitamine D. La supplémentation du lait avec la vitamine D est une innovation tout aussi intéressante.

• Rapport qualité/prix : la vitamine D la moins chère

Vitamine D	Euros pour 3 µg (50 % AJR)
Hareng, maquereau, sardine	***0,15***
Saumon	***0,3***
Œuf standard	***0,5***
Thon, truite, œuf label	***1***
Huîtres (environ 6 huîtres n° 2 ou 3)	***2***
Foie de génisse	***3***
Anguille, rouget	10
Foie de volaille	14
Lotte	20
Foie de veau	30

(prix en euros pour la moitié des apports journaliers recommandés)

En italique et gras : les aliments réellement utiles, compte tenu des portions usuelles. Contrairement à ce qui est généralement affirmé, tous les poissons ne sont pas riches en vitamine D, certains en sont même extrêmement pauvres, comme la sole. Il s'agit donc de ne pas tomber dans le lieu commun, sans mauvais jeu de mots maritime, et de savoir sélectionner les meilleurs.

Vitamine E : préserver le bon gras.
Des neurones inoxydables

Grammes d'aliment fournissant 50 % AJR de vitamine E (soit 5 mg/jour)	*VITAMINE E*	Milligrammes de vitamine E dans 100 g d'aliment
	Huiles :	
7	**Oléisol**	***80***
8	**Isio 4, colza, soja**	***70***
9	**Tournesol**	***58***
15	**Maïs**	***30***
25	**Germe de blé, arachide**	***20***
40	**Olive, pépin de raisin**	***15***
125	**Noix**	***8***
	Autres :	
80	**Fenouil**	***6***
125	**Jaune d'œuf**	***4***
250	Persil, pruneau	2
500	Saumon, hareng, poivron, cervelle	1
600	Huître, tomate, cassis, noix, brocoli, comté, roquefort, raisin, poireau	0,8
700	Cœur, bleu, vacherin, cantal	0,7
1 000-2 500	Viandes, abats	0,2-0,4
1 000-2 500	Fromages	0,2-0,5
2 500-5 000	Fruits	0,1-0,2
5 000	Légumes	0,1

En italique et gras : les aliments réellement utiles, compte tenu des portions usuelles. AJR : apports journaliers recommandés pour un adulte (*JO* du 26/12/93 : 10 mg/jour pour la vitamine E). (D'après INRA-CNEVA-CIQUAL.) Aliments crus ; chiffres arrondis. Les AJR sont légèrement inférieurs aux ANC (apports nutritionnels conseillés), qui sont de 12 mg pour un adolescent et un adulte des deux sexes. Pour un enfant jusqu'à 3 ans, il en faut un peu moins de la moitié.

Traditionnellement usitée comme protégeant contre le vieillissement et préservant l'intelligence et la fertilité, la vitamine E est célèbre pour son rôle d'antioxydant naturel.

Ce qui est appelé vitamine E est en réalité constitué d'un mélange de nombreuses substances, des tocotriénols et des tocophérols (alpha, bêta, gamma, delta ; de plus, par exemple, l'alpha possède lui-même 3 carbones asymétriques, d'où 3 molécules différentes). À chacune de ces nombreuses molécules est classiquement affecté un coefficient d'activité vitaminique, déterminé par diverses méthodes, *in vivo* ou *in vitro* ; dans le tube à essai, sur le poulet ou sur le rat, en estimant le pouvoir antioxydant, la préservation de la fertilité, l'état anatomique ou physiologique de certains organes, par exemple.

J'ai récemment montré que, en termes de nutrition, seul l'alpha-d-tocophérol – et non pas le gamma-tocophérol – est biodisponible, et intégré dans les membranes biologiques, y compris celles du cerveau. De ce fait, à composition équivalente en acides gras polyinsaturés, le choix devra se porter sur l'huile qui contient de l'alpha-tocophérol plutôt que sur celle contenant du gamma-tocophérol. En effet, tous les acides gras poly-insaturés sont absorbés par l'organisme ; mais, grâce à la première, ils seront protégés dans les membranes biologiques par l'alpha-d-tocophérol, alors qu'avec la seconde ils ne le seront pas, car le gamma-tocophérol n'est pas capté par ces membranes. Toutefois, les rôles spécifiques du gamma-tocophérol sont suggérés par les recherches actuelles.

Globalement, à l'échelle moléculaire, les tocophérols sont formidablement importants. Ils jouent de nombreux rôles, ils neutralisent en particulier les formes actives et toxiques de l'oxygène, ils annihilent les radicaux libres ; c'est-à-dire qu'ils protègent les acides gras insaturés contre les peroxydations, et contribuent ainsi à maintenir l'intégrité et la stabilité des structures cellulaires. Ils agissent en phase lipidique et à très faible concentration (1 molécule pour 2 000 molécules d'acides gras environ) et s'intègrent dans un vaste système protecteur complexe et interactif, en coopération avec le bêta-carotène, la vitamine A, la vitamine C et diverses enzymes fonctionnant avec le sélénium, le cuivre, le zinc et le manganèse.

Pour la maladie de Parkinson, la vitamine E pourrait être utile. En fait l'efficacité réside dans la consommation d'aliments riches en cette vitamine, plutôt que la suplémentation. Il en serait de même avec l'Alzheimer.

HUILE	Alpha-d-tocophérol %
Tournesol oléique	95
Isio 4	75
Olive	70
Tournesol	65
Arachide	60
Pépin de raisin	55
Colza	45
Maïs	20
Soja	10

% d'alpha-d-tocophérol dans les huiles

On trouve des tocophérols en très grande quantité dans certaines huiles végétales, mais aussi dans les œufs, un peu dans la viande et les produits tripiers, sans négliger les végétaux tels que germes de céréales, légumes verts (salades, choux, épinards). Mais il faut retenir, dame Nature l'a voulu ainsi, que certaines huiles contiennent d'importantes quantités de gamma-tocophérol, qui n'est pas le meilleur. En revanche, d'autres huiles contiennent principalement de l'alpha-tocophérol : huile de tournesol, de germe de blé, oléisol. Les besoins en vitamine E sont difficiles à évaluer. Il faut tenir compte du rôle que les tocophérols exercent vis-à-vis des acides gras poly-insaturés qu'ils protègent de l'oxydation. Comme ils les accompagnent généralement dans les aliments et dans les structures biologiques, la dose utile, sinon optimale, a été fixée empiriquement : 1 mg/g d'acide gras insaturé.

Étant donné l'absence de risque toxicologique des tocophérols et l'effet formidablement protecteur qu'ils exercent vis-à-vis de nombreux agents agressifs physiques ou chimiques, les apports alimentaires pourraient être augmentés, notamment chez les sujets à risque ou pour ceux qui sont exposés à des nuisances de l'environnement. Mais une augmentation sensible de l'apport est difficile à obtenir par une simple modification de la ration alimentaire : accroître la proportion des huiles végétales est souhaitable, mais le choix présente en lui-même des limites. En outre, les acides gras insaturés ingérés augmentent les besoins en vitamine E. Pour s'en tenir à des conseils nutritionnels simples, il faut recommander la consommation plus fréquente de germes de céréales et de végétaux verts, de certains produits animaux riches en vitamine E, comme l'œuf, et le choix obligatoire et non parcimonieux d'huiles végétales poly-insaturées riches en alpha-tocophérol. L'huile d'assaisonnement de la salade, quand elle est judicieusement choisie, constitue ainsi une garantie de santé.

Récapitulatif des apports nutritionnels conseillés en vitamines

	C mg	B1 mg	B2 mg	B3 mg	B5 mg	B6 mg	B8 mg	B9 mg	B12 µg	A mg	E mg	D µg	K µg
Nourrissons	50	0,2	0,4	3	2	0,3	6	70	0,5	350	4	20-25	5-10
Enfants 1-3 ans	60	0,4	0,8	6	2,5	0,6	12	100	0,8	400	6	10	15
4-6 ans	75	6,5	1	8	3	0,8	20	150	1,1	450	7,5	5	20
7-9 ans	90	0,8	1,3	9	3,5	1	25	200	1,4	500	9	5	30
10-12 ans Garçons Filles	100	1	1,4 1,3	10	4	1,3	35	250	1,9	550	11	5	40
Adolescents 13-15 ans	110	1,3	1,6	13	4,5	1,6	45	300	2,3	700	12	5	41
Adolescentes 13-15 ans	110	1,3	1,6	14	5	1,5	50	300	2,4	500	12	5	45
Adolescents 16-19 ans	110	1,3	1,6	14	5	1,8	50	330	2,4	800	12	5	65
Adolescentes 16-19 ans	110	1,1	1,5	11	5	1,5	50	300	2,4	600	12	5	65
Hommes adultes	110	1,3	1,6	14	5	1,8	50	330	2,4	800	12	5	45
Femmes adultes	110	1,1	1,5	11	5	3,5	50	300	2,4	600	12	5	45
Personnes âgées > 75 ans Hommes Femmes	120	1,2	1,6	14 11	5	2,2	60	330 400	3	700 600	20-50	10-15	30
Femmes enceintes 3e trimestre	120	1,8	1,6	16	5	2	50	400	2,6	700	12	10	45
Femmes qui allaitent	130	1,8	1,8	15	7	2	55	400	2,8	950	12	10	45

(D'après CNERNA-AFFSA. Tec. et doc. Lavoisier, 2001. A. Martin, coordinateur.)

Apports conseillés en vitamines pour une population
(mg : milligrammes. µg : microgramme, c'est-à-dire millième de milligramme)

CHAPITRE 8

Tanins et caroténoïdes

« Le long des murs dorés, un fort parfum de fruit sec et de tanin montait, percé, comme par une lance, par le cri des derniers martinets. »

Henri VINCENOT. *Le Pape des escargots.*

Outre les vitamines et les minéraux, les micronutriments (cette dénomination concerne des substances présentes en quantités très faibles) sont nombreux dans notre nourriture. Certains sont intéressants, parfois même manifestement efficaces. D'ailleurs, dans nos aliments, outre la bonne quarantaine de substances indispensables, nous trouvons en moyenne au moins 25 000 molécules, que nous devons de toute manière avaler, digérer, éventuellement neutraliser avant de les éliminer ; comme il s'agit de substances étrangères à la biologie de notre corps, elles portent fort logiquement le nom de xénobiotiques, car *xenos* signifie précisément étranger. Dans une tasse de thé, il y en a tout de même 3 000 ! La molécule étrangère à notre corps est donc la règle dans l'alimentation, plutôt que l'exception. Toutefois, certaines ont des vertus qui ont été récemment découvertes, notamment des actions antioxydantes. Ces propriétés sont extrêmement intéressantes.

En effet, la vie nécessitant l'utilisation obligatoire de l'oxygène en quantités importantes, il n'est pas surprenant que les mécanismes, qui assurent son utilisation, s'accompagnent de fabrication de sous-produits ; il s'agit principalement de substances « super-oxygénées » ou « peroxydées ». Or certaines sont extrêmement toxiques. Ce sont par exemple des entités chimiques dénommées « radicaux libres », très agressifs du fait précisément de leur pouvoir oxydant. Ils sont par ailleurs également générés par d'autres processus, telles les radiations. Heureusement, de nombreuses molécules les neutralisent, elles servent donc d'antioxydants ou participent directement ou indirectement aux mécanismes de protection contre les peroxydations et les attaques par les radicaux libres. Les micronutriments indispensables intervenant directement dans cette lutte sont les vitamines E et C et certains oligoéléments comme le sélénium, le cuivre, le zinc et le manganèse. Mais il s'agit aussi, par exemple, des caroténoïdes, des polyphénols et des tanins ; c'est-à-dire d'autres micronutriments, qui, eux, sont dits non indispensables. Ce qualificatif leur est affecté, car leur absence dans l'alimentation n'induit pas la mort, ni même de graves maladies ; en revanche, de belles découvertes récentes montrent que la qualité de la vie peut être altérée par leur déficit alimentaire.

Le cœur net et les artères claires : vin, bière et cidre ?

La physiologie de la vie dépend d'un équilibre subtil (actuellement encore très largement méconnu) entre les nutriments indispensables et nombre d'autres substances, parmi lesquelles quelques micronutriments occupent une place importante ; certains d'entre eux, antioxydants, sont les polyphénols. Cette classe est formée de plusieurs milliers de molécules. Cette dénomination regroupe 4 familles de substances : les acides phénoliques, les 4-oxoflavonoïdes, les anthocyanes et les tanins. Subdivision supplémentaire : les 4-oxoflavonoïdes, les anthocyanes et les tanins sont regroupés, quant à eux, sous le terme général de flavonoïdes.

La découverte de l'intérêt nutritionnel pour les flavonoïdes, la classe la plus importante de ces polyphénols, remonte tout de même à la découverte de la vitamine C. Il avait déjà été observé que les symptômes hémorragiques du scorbut expérimental, conséquence de la fragilité des vaisseaux sanguins, étaient guéris par des extraits de jus de citron ; en revanche l'utilisation de l'acide ascorbique seul était moins efficace. Dans l'aliment, il y a donc une substance qui agit en synergie avec la vitamine C, et qui en augmente l'efficacité.

Les acides phénoliques sont trouvés dans divers fruits (pommes, abricots, tomates), dans les agrumes, céréales et légumes. Les 4-oxoflavonoïdes sont les pigments blanc ivoire, abondants dans les parties aériennes des plantes ; ils sont aussi présents dans les bulbes d'oignons, dans de nombreux fruits et légumes. Les agrumes sont riches en plusieurs classes de flavonoïdes (citroflavonoïdes). Les isoflavones, qui ont des propriétés pseudo-hormonales phytoœstrogéniques, sont apportées principalement par le soja ; cette qualité de sorte de substitut hormonal est mise à profit pour lutter contre la ménopause. Les anthocyanes sont les pigments bleus, rouges, violets des fruits rouges, de certains légumes, mais aussi du vin rouge. Les tanins sont rencontrés dans les fruits, mais aussi dans des boissons telles que le vin ou le thé.

Il est actuellement admis que les effets biologiques des polyphénols et des flavonoïdes dépassent la simple protection anti-oxydante. Certaines de ces molécules auraient des propriétés anti-inflammatoires, antivirales, anticarci-

Polyphénols	Acides phénoliques	
	4-oxo-flavonoïdes	Flavonoïdes
	Anthocyanes	Flavonoïdes
	Tanins	Flavonoïdes

Quels noms ?

nogènes ; elles sont susceptibles de modifier les activités de nombreuses enzymes, et peuvent même affecter les mécanismes de division cellulaire. Les recherches concernant ces polyphénols constituent l'un des derniers champs vierges de la nutrition et suscitent un grand intérêt. Des enquêtes épidémiologiques récentes ont mis en évidence le rôle protecteur d'une alimentation riche en polyphénols. Ainsi, la consommation modérée de vin au cours du repas peut exercer un rôle favorable dans la prévention des maladies cardio-vasculaires et même des maladies d'Alzheimer et Parkinson, semble-t-il.

Pour expliquer la relative bonne santé des Français, des chercheurs ont évoqué la consommation d'alcool, qui augmente le « bon » cholestérol. Mais d'autres pays ont une consommation proche (en termes de degrés d'alcool) et pourtant leur taux de mortalité coronaire est plus élevé. Ce n'est donc pas exclusivement le degré d'alcool lui-même qu'il faudrait prendre en compte, mais aussi les flavonoïdes et donc les célèbres tanins, présents par exemple dans certains vins rouges ; ils pourraient avoir des propriétés protectrices, vis-à-vis des vaisseaux sanguins, par leur action antioxydante.

Ces effets salutaires seraient bien évidemment liés à une consommation modérée (un verre de bon vin rouge par repas) car de plus fortes doses d'alcool, outre leurs classiques dangers pour le foie et le système nerveux, augmentent la tension artérielle et par conséquent accroissent la mortalité cardio-vasculaire. Sur le plan des risques d'accidents, pour cette boisson, comme pour tout, c'est la dose qui fait le poison, comme le disait déjà Paracelse il y a plusieurs siècles.

Bien d'autres micronutriments (composés soufrés, terpènes, saponines, phytostérols) sont susceptibles d'avoir des rôles biologiques intéressants ; on les trouve, entre autres, dans le diverses variétés de choux et de brocolis.

Couleur	*Substances*	*Fruits et légumes*
Rouge	Lycopène	Tomate et produits en contenant
Rouge-pourpre	Anthocyanines et polyphénols	Raisin, mûre, framboise, myrtille, vin rouge
Orange	Alpha et bêta-carotène	Carotte, mangue, potiron, citrouille
Jaune-orange	Flavonoïdes, béta-cryptoxanthine	Orange, pêche, papaye, tangerine
Jaune-vert	Lutéine, zéaxanthine	Épinard, avocat, melon
Vert	Glucosinolates, indoles	Brocoli, chou
Vert-blanc	Allyl-sulfides	Oignon, ail, poireau, ciboulette

(D'après Heber *et coll.*, 2001.) Outre les caroténoïdes et les tanins, d'autres substances alimentaires ont des effets positifs, comme les indoles et les allyl-sulfides.

Le code couleur des fruits et légumes

Les caroténoïdes

Comme leur nom l'indique, ils ont été découverts dans la carotte, qui contient des quantités extrêmement importantes de l'un d'entre eux, le bêta-carotène.

Ils sont extrêmement nombreux dans la nature (environ 600 sont recensés) et donnent une nuance orangée ou rouge, qui peut être souvent masquée par la chlorophylle. Les multiples colorations de la nature sont dues à ces caroténoïdes ; y compris celles, parfois extravagantes, des plumages de divers oiseaux. Ils sont présents dans les végétaux, les légumes verts, les carottes évidemment, les tubercules colorés, les fruits jaunes et orangés et, en moindre quantité, dans les produits laitiers ainsi que dans divers produits animaux, en particulier les œufs.

Une bonne quarantaine se retrouve tout de même dans notre corps, 4 d'entre eux occupent des places importantes : il s'agit du bêta-carotène, du lycopène, de la lutéine et de la zéaxanthine. Quatre noms qu'il faut retenir. Le bêta-carotène, que nous avons déjà vu, est le précurseur de la vitamine A. Le lycopène, notamment celui de la tomate, prévient nombre de cancers, dont celui de la prostate. Enfin la lutéine et la zéaxanthine sont trouvées en quantités importantes dans l'œil, plus particulièrement dans une région de la rétine dénommée « tache jaune » du fait précisément de la présence de ces caroténoïdes. La diminution de leurs teneurs y est en relation, entre autres, avec la redoutable dégénérescence maculaire liée à l'âge. Or, manger des œufs augmente la concentration de ces substances dans l'œil. Qui l'eût cru ?

L'utilité des caroténoïdes a longtemps été jugée limitée au rôle de précurseur de la vitamine A. Si certains d'entre eux (comme le bêta-carotène) occupent effectivement cet emploi, l'efficacité de cette conversion est d'autant plus importante que l'ingestion de vitamine A est faible. En d'autres termes, quand le corps trouve à sa disposition celle-ci toute faite, il n'éprouve pas le besoin de capter son précurseur, le bêta-carotène, qu'il aura à charge de transformer. Moins d'efforts pour plus d'efficacité ! Mais, contrairement à ce qui a pu être affirmé, les caroténoïdes ne pourraient pas remplacer totalement la vitamine A, car ils se consacrent à d'autres missions. Leurs capacités de neutralisation des radicaux libres sont variables et différentes selon leurs structures. La protection des membranes biologiques, films d'huile largement formés d'acides gras poly-insaturés extrêmement sensibles à l'oxydation, est assurée par l'alpha-d-tocophérol, mais aussi vraisemblablement par le bêta-carotène. Il est généralement admis que le rôle biologique des caroténoïdes est complémentaire, et dans une certaine mesure synergique, d'une part de celui de la vitamine E pour certains mécanismes, et d'autre part surtout de celui de la vitamine A pour un grand nombre d'autres.

En coopération avec quelques micronutriments, dont les mécanismes d'action sont très mal connus, les dizaines de caroténoïdes contenus dans les fruits et les légumes possèdent un rôle préventif vis-à-vis de l'apparition de certains cancers – du poumon, de la peau, du côlon. La démonstration en a été apportée par de nombreuses études épidémiologiques. Chez les individus bénéficiant d'une consommation élevée de fruits et légumes, et donc possédant un statut élevé en caroténoïdes, il existerait une synergie d'action dans les mécanismes anti-oxydants. En effet, une hypothèse intéressante d'action des caroténoïdes pourrait résider dans une meilleure disponibilité en vitamine C, en flavonoïdes, en fibres alimentaires. Si certains essais de supplémentation avec du bêta-carotène pour prévenir l'apparition du cancer du poumon (chez les fumeurs) se sont avérés inefficaces, il est très possible que le stade déjà avancé de la maladie au moment de l'intervention soit responsable de cet échec.

• Sans radicaux libres : une vie plus longue et plus agréable

Que sont donc les radicaux libres ? Pour simplifier, il s'agit de molécules suroxygénées, qui ont de ce fait perdu leurs caractéristiques physiologiques, mais ont gagné en échange un pouvoir hautement toxique. Bien que l'oxygène soit évidemment absolument nécessaire à la vie, son utilisation induit, indirectement mais sûrement, la production de radicaux libres et de peroxydes, qui sont redoutables pour les cellules et leur environnement. Ces dangereux déchets sont les sous-produits obligatoires d'une chimie biologique qui permet la vie en utilisant l'oxygène ; ils sont donc le prix à payer. Bien évidemment, l'enjeu est de payer le moins cher possible !

Car la durée de la vie humaine pourrait être prolongée de 5 à 10 ans si les peroxydes et les molécules génératrices de radicaux libres étaient contrôlés dans l'environnement et la nourriture ! Leur importance s'avère donc considérable, leur maîtrise est indispensable. Comme la vie aérobie normale produit des molécules très réactives qui contiennent de l'oxygène, le développement cellulaire dans un milieu contenant de l'oxygène ne serait pas possible – ou difficile – sans systèmes de défense, qu'il s'agisse de molécules ou d'enzymes. Ce sont les antioxydants. C'est ainsi que la vie se caractérise par un état d'équilibre entre la formation de pro-oxydants et leur destruction par les antioxydants. La consommation d'oxygène étant continue, la production de déchets est permanente. Le besoin en antioxydants l'est donc aussi. L'homéostasie ne peut être maintenue que par la production ou la régénération des antioxydants. À défaut, des mécanismes pathologiques peuvent apparaître, ils sont bien connus au cours du vieillissement et de l'ischémie cérébrale, mais aussi à l'occasion de certaines intoxications et lors de la cancérisation.

Un déséquilibre entre les pro-oxydants et les antioxydants s'appelle précisément le « stress oxydatif ». Les attaques par les radicaux libres perturbent vraisemblablement tous les niveaux de structure et de métabolisme cellulaire. Tous les constituants particulièrement oxydables représentent donc des cibles privilégiées pour eux, en particulier ceux qui contiennent des acides gras poly-insaturés. Les lipoprotéines du sang constituent des exemples frappants, si l'on peut dire ; quand elles sont oxydées, elles échappent à la physiologie normale, et s'accumulent, avec leur cholestérol, participant ainsi à la mise en place de redoutables plaques d'athérome. À un autre niveau, l'effet peut être particulièrement grave dans les membranes biologiques : après avoir été attaquées, elles perdent leurs caractéristiques physico-chimiques, se rigidifient et deviennent moins fonctionnelles, leur physiologie est gravement altérée ; par conséquent les fonctions cellulaires s'en trouvent altérées, à des degrés divers selon la susceptibilité individuelle de chaque cellule dans les organes, et selon l'ampleur de l'attaque... Les neurones touchés sont affaiblis, puis meurent sans pouvoir être remplacés ; la fonction cérébrale est irrémédiablement perturbée ! La protéger par l'alimentation est donc un devoir.

D'autres substances de la matière vivante sont aussi atteintes par les dérivés toxiques de l'oxygène : d'abord le matériel génétique se trouve altéré par touches successives, jusqu'à ne plus pouvoir être fonctionnel, d'où la disparition de cellules par incapacité de maintenir leur physiologie normale, ce qui est redoutable pour les neurones. Ensuite le milieu extra-cellulaire se rigidifie ; ainsi, les cellules, au lieu d'être baignées dans un environnement flexible, sont enserrées dans un milieu « bétonné », ce qui est particulièrement défavorable à la souplesse de leur activité.

L'attaque des composés biologiques par les dérivés toxiques de l'oxygène génère des résidus de dégradation, qui s'accumulent en amas, faute de pouvoir être brûlés ou éliminés. Ceux-ci constituent les témoins du vieillissement. L'un d'eux est constitué de substances complexes dénommées « lipofuscines » ; ces taches brunes qui parsèment la peau vieillissante, par exemple. Dans le cerveau, les mêmes déchets s'accumulent ; mais il n'existe pas de relation entre leurs quantités dans le cerveau et dans la peau.

La cause et la conséquence : le véritable cercle vicieux ! Les radicaux libres peuvent être générés par un processus quelconque, et donc constituer la cause immédiate de la mort cellulaire. À l'inverse, un événement qui provoque la mort cellulaire se traduit lui-même par l'apparition de radicaux libres et par la synthèse de dérivés peroxydes. Ce dernier mécanisme, n'étant évalué que comme conséquence, pourrait faire minimiser à tort l'importance des peroxydations au cours des mécanismes de vieillissement, alors qu'en réalité les dérivés peroxydes formés pourraient à leur tour attaquer d'autres types cellulaires, les détruisant et donnant ainsi naissance à un véritable cycle infernal. Ainsi, dans le cerveau ou le cœur, la réoxygénation après un arrêt de la circulation peut s'avérer redoutable. En effet, lors de l'anoxie (la période pendant laquelle le transit du sang est arrêté, donc l'apport d'oxygène annulé), des cellules sont tuées. Lors de la réoxygénation, l'oxygène neuf provoque la création de radicaux libres avec les débris des cellules mortes, radicaux qui vont tuer nombre de cellules survivantes. Il est donc judicieux de complémenter la réoxygénation, par des antioxydants puissants… et physiologiques.

CHAPITRE 9

Les minéraux : bâtir et maintenir le cerveau

Parmi tous les éléments présents sur Terre et que l'on peut rencontrer dans le corps humain, certains sont indispensables : le cerveau en a absolument besoin pour vivre et fonctionner harmonieusement. Cela ne les empêche pas d'être parfois toxiques quand ils sont absorbés en quantité trop importante. Les oligo-éléments sont présents en quantités variables mais toujours faibles ; toutefois leur importance physiologique ne peut être déduite de la simple estimation de leur concentration, même si elle est restreinte.

Une étude récente montre clairement que bien des déficits sont réels dans la population. Si des carences graves sont rares, donc les maladies peu fréquentes, en revanche la qualité de vie s'en trouve perturbée.

	Entre 2/3 ANC et ANC	**Sous 2/3 ANC**
Calcium	43,8	16,4
Magnésium	37,0	19,0
Fer	30,9	45,1

(D'après SUVIMAX.)

Pourcentages de femmes dont les apports se situent en dessous des apports nutritionnels conseillés (ANC)

	Entre 2/3 ANC et ANC	sous 2/3 ANC
Calcium	34,1	8,2
Fer	9,2	1,0

(D'après SUVIMAX.)

Pourcentages d'hommes dont les apports se situent en dessous des apports nutritionnels conseillés (ANC)

Examinons donc quelques minéraux et oligo-éléments importants, par ordre alphabétique pour simplifier.

Calcium : le squelette et le cerveau

Grammes d'aliment fournissant 50 % AJR de calcium (soit 400 mg/jour)	*CALCIUM*	Milligrammes de calcium dans 100 g d'aliment
40	***Comté, cantal, beaufort, emmental***	***1 000***
50	***Roquefort, saint-nectaire, vacherin, bleu, maroilles, saint-paulin***	***800***
130	Persil, amande, chabichou, chaource	300
250	Escargot, saint-marcellin, jaune d'œuf	150
350	***Lait***	***110***
500	Huître, fenouil, bette	80
650	Noix, olive, cassis, poireau	60

Grammes d'aliment fournissant 50 % AJR de calcium (soit 400 mg/jour)	*CALCIUM*	Milligrammes de calcium dans 100 g d'aliment
800	Colin, carpe, céleri, chou, châtaigne, noisette	50
1 000	Orange, lentille	40
1 300	Turbot, endive, fraise, oignon, chou-fleur	30
2 000	Flétan, pâtes, concombre, pamplemousse	20
4 000	Bœuf, porc, agneau, produits tripiers	10
	Riz :	
1 300	Blanc	30
300	Complet	140

En italique et gras : les aliments réellement utiles, compte tenu des portions usuelles.
AJR : apports journaliers recommandés pour un adulte (*JO* du 26/12/93 ; 800 mg/jour pour le calcium). (D'après INRA-CNEVA-CIQUAL.) Aliments crus ; chiffres arrondis. Les AJR sont voisins des ANC (apports nutritionnels conseillés) qui sont de 900 mg/jour. Pour un enfant, il faut à peu près les 2/3 de la ration d'un adulte. Au-delà de 55 ans chez les femmes et de 65 ans chez les hommes, il convient d'absorber 1,2 g quotidiennement ; il en faut autant entre 10 et 20 ans.

La marche à pied pour éviter le déclin cérébral ? Oui, car il a été démontré que parcourir 1 mile de plus par jour (c'est-à-dire un peu plus de 1,5 km, l'étude est anglo-saxonne) diminue de 13 % la baisse cognitive due au vieillissement. Vive le squelette bien calcifié au service du cerveau ! Il existe un véritable effet-dose, mais pas la peine de se transformer en jogger qui s'épuise, ce qui fatigue le cerveau.

Le calcium est un élément universellement connu. Nul n'ignore son importance dans la minéralisation de l'os. L'os est un organe vivant : il est en perpétuel remaniement et se trouve être le siège de processus métaboliques intenses. Il fait fonction par ailleurs de réservoir de calcium, disponible éventuellement pour d'autres organes. De plus, une faible part (1/100) du calcium corporel extra-osseux est extrêmement importante, car elle intervient dans de multiples fonctions : conduction nerveuse, excitabilité neuromusculaire, contraction musculaire, coagulation sanguine, perméabilité membranaire, libération d'hormones, etc.

Le corps humain adulte contient un peu plus de 1 kg de calcium (c'est donc un réel macroélément), dont environ 99 % sont localisés dans l'os. La fraction minérale de l'os est fixée sur une trame organique, qui est principalement constituée d'une protéine particulière appelée collagène. Il convient de ne pas oublier que la qualité des protéines de l'os résulte aussi de la nature des protéines qui sont mangées ! Le calcium est exigé pour assurer le bon fonctionnement « électrique » du cerveau tout autant que la bonne communication des ordres entre les nerfs et le cerveau.

Le taux de calcium dans le plasma sanguin, appelé calcémie, est maintenu dans des limites étroites par le jeu très complexe de régulations hormonales avec notamment la parathormone, la calcitonine et la vitamine D.

La biodisponibilité du calcium résulte de la capacité d'absorption de l'intestin, dépendant de l'état physiologique de chacun : augmentation avec les besoins spécifiques à certaines périodes de la vie ou en fonction de certaines activités (sportives, entre autres). Selon l'âge, elle varie de 50 % et plus chez l'enfant, à moins de 20 % chez le vieillard. Elle est, en outre, limité de façon variable par l'« absorbabilité » du calcium des aliments, car certaines substances d'origine végétale qui le fixent et le « masquent » (oxalate, phytate...) sont particulièrement peu absorbables, alors que d'autres le sont beaucoup. Ce coefficient moyen d'absorption est de 35 %. Sagesse de la physiologie pour assurer une efficacité maximale, le coefficient d'absorption augmente quand la quantité ingérée diminue.

• Physiologie complice des fromages

D'après un certain nombre d'enquêtes épidémiologiques, et compte tenu de l'analyse des aliments habituels, la consommation moyenne de calcium en France serait de l'ordre de 900 mg/jour ; ce qui peut paraître rassurant. Mais, en réalité, cette moyenne cache une très grande variabilité individuelle, qui expose des groupes importants à un risque d'apport calcique insuffisant. Ainsi, certaines enquêtes montrent que l'apport nutritionnel conseillé ne serait pas assuré en France pour presque la moitié de la population adulte et, ce qui est plus préoccupant, pour les 2/3 des jeunes filles. Plus de la moitié des femmes après 60 ans ne consommerait pas la quantité minimale de 600 mg/jour, considérée comme le seuil critique en dessous duquel le risque de bilan calcique négatif devient très important, aggravant le risque d'ostéoporose. Il y a donc là matière à grave préoccupation.

Il est intéressant de retenir que près des 2/3 du calcium sont fournis par le lait et les produits laitiers, mais que tous les fromages n'en apportent pas la même quantité. Une étude comparative entre la biodisponibilité du calcium contenu dans l'emmental et dans une préparation pharmaceutique au carbonate de calcium montre qu'il vaut mieux grignoter un bout de fromage que de prendre un cachet. C'est meilleur pour le goût et plus efficace pour lutter contre l'ostéoporose. Le problème devient maintenant peut-être pratique et administratif : les pharmaciens devraient-ils débiter du fromage à la coupe et la Sécurité sociale le rembourser à 70 % ?

Fromage frais ou fromage de chèvre	250 à 300 g
Lait entier	250 g
Lait écrémé ou yaourt	200 g
Fromage à pâte molle à croûte fleurie	100 à 150 g
Fromage à pâte pressée non cuite ou molle à croûte lavée ou fondue ou persillée	50 g
Fromage à pâte pressée cuite	30 g

Portion qui apporte 300 mg de calcium

Le fromage permet même de former de véritables... savons physiologiques (la combinaison chimique des acides gras et du calcium) ! Ils ne se construisent que dans le gros intestin, qui n'absorbe pas le calcium. La rétention des acides gras saturés se fait donc avec un calcium non utilisé ; en revanche, la présence de ce calcium diminue l'absorption des acides gras saturés (qui sont absorbés tout au long du tube digestif). C'est pourquoi le fromage fournit moins de graisses saturées que le beurre, alors que ces deux aliments dérivent du même produit, le lait.

Ne pas oublier que la vitamine D est indispensable pour permettre l'absorption du calcium. Donc, le mariage des fruits de mer ou des poissons avec les laitages – culinairement parlant, il s'agit des fromages – est une excellente idée. La supplémentation du lait avec la vitamine D est une innovation tout à fait pertinente pour les besoins du corps et de la physiologie. Il serait judicieux de l'ajouter dans les huiles de table pour assaisonnement, du fait même des caractéristiques physico-chimiques de cette vitamine, et de l'utilisation des huiles avec des végétaux qui contiennent généralement des bonnes quantités de calcium. Le top est de rajouter des morceaux de fromage dans la salade composée.

• Rapport qualité/prix : les aliments les moins chers pour le calcium

Calcium	Euros pour 400 mg (50 % AJR)
Lait demi-écrémé UHT	**0,3**
Eaux minérales C...	**0,4**
Emmental	**0,4**
Saint-paulin	**0,5**

Calcium	Euros pour 400 mg (50 % AJR)
Yaourt nature	***0,6***
Morbier	***0,7***
Comté, beaufort	***0,8***
Camembert 45 %	1,1
Petit-suisse 40 %	1,2
Sardine à l'huile égouttée	1,3
Haricots cuits	1,3
Œuf frais	1,4
Amande (fumée salée)	3,5
Noisette (fumée salée)	3,7
Saint-marcellin	3,8
Œuf label rouge	4
Chabichou	5,1
Chèvre demi-sec	7,5
Saumon	19,2
Foie de veau	137
Viandes	120-600

(prix en euros pour la moitié des apports journaliers recommandés)
En italique et gras : les aliments réellement utiles, compte tenu des portions usuelles. Il faudrait absorber près de 400 g de petits-suisses ou de haricots secs... et même 100 g de camembert, au lieu de 40 g d'emmental.

Comment sélectionner les aliments ? Équivalence calcique pratique :

40 g	Emmental, beaufort = (475 mg de calcium)
37 g	Parmesan
118 g	Camembert 45 %
79 g	Roquefort
0,45 litre	Lait
274 (2,2 yaourts)	Yaourt nature
0,86 litres	Eau H...
7 900 g	Viande bifteck
4 300 g	Volaille (poulet)
2 495 g	Saumon
300 à 3 000 g	Légumes
2 000 g (4 baguettes)	Pain

Le choix est vite fait : seuls les produits laitiers sont réellement efficaces. À partir de 7 ans, 40 g d'emmental ou de comté apportent environ 40 à 50 % des apports conseillés, près de 100 % avant cet âge !

Cuivrer le cerveau

Grammes d'aliment fournissant 50 % ANC de cuivre (soit 1 mg/jour)	*CUIVRE*	Milligrammes de cuivre dans 100 g d'aliment
20	***Foie de veau, huître***	***5***
100	***Calamar***	***1***
100	Noisette	1
155	***Lentille, haricot blanc***	***0,7***
200	Rognon, champignon	0,5
250	Foie de volaille	0,4
350	Chèvre mi-sec	0,3
500	Moule, bifteck	0,2
650	Riz blanc	0,15
1 000	Dinde, jambon, porc, veau, thon, saumon, hareng, boudin	0,1
1 600	Œuf	0,06
2 000-5 000	Poisson	0,02-0,05
1000-2 000	Fromages, légumes, fruits	0,05-0,1
2 000	Lait	0,05

En italique et gras : les aliments réellement utiles, compte tenu des portions usuelles. Il n'y a pas d'apports journaliers recommandés (AJR) pour le cuivre au *JO* du 26/12/93. Seuls les ANC (apports nutritionnels conseillés) peuvent donc être pris en compte. En France, en fonction de l'âge, les ANC sont de 0,8 mg/jour chez les enfants de 1 à 3 ans. Aux autres âges, ils sont de 1,5 mg/jour. Ils sont de 2 mg/jour chez les hommes et chez les femmes enceintes ou qui allaitent.

Le cuivre constitue un oligo-élément essentiel à la vie. Son implication directe et obligatoire dans de nombreux systèmes biologiques et physiologiques a largement été mise en évidence, au travers de variations de ses teneurs dans de nombreuses pathologies. Il participe à l'harmonie du fonctionnement cérébral en assurant la régulation des neuromédiateurs ; c'est grâce à une enzyme, la dopamine ß-hydroxylase, que les amines biogènes sont contrôlées lors du stress et qu'est fabriquée la noradrénaline à partir de la dopamine, un agent de communication entre les neurones (un neuromédiateur) ! Ce métal garantit la vie même de l'organe cerveau en contrôlant la fabrication de l'énergie à partir du glucose.

Le corps humain contient de 75 à 100 mg de cuivre, qui se répartissent de manière très inégale entre tous les organes. Il est 10 fois plus concentré dans le foie et 5 fois plus concentré dans le cerveau que dans la rate ou dans le sang. Le foie constitue le principal organe de stockage. Particularité notable, la moitié du cuivre pris oralement est absorbée au niveau de l'estomac et de la muqueuse de l'intestin grêle.

Le cuivre intervient dans le métabolisme du fer en permettant la libération, et le passage dans le plasma, du fer contenu dans l'intestin et le foie. Avec le cuivre, c'est toute la réticulation de la peau qui est en jeu, et donc son efficacité et son intégrité !

Une enzyme fondamentale pour le cerveau comme dans tous les autres organes, la superoxyde dismutase (SOD, enzyme à zinc et à cuivre), protège l'intégrité cellulaire contre l'effet toxique des radicaux libres et de la peroxydation lipidique. C'est-à-dire que l'on ne rancit pas, au sens propre !

Il est très important de savoir qu'il est particulièrement délicat d'apprécier les besoins en oligo-éléments. En effet, il existe une sérieuse compétition au niveau de l'absorption ; entre le cuivre et le zinc par exemple, ou bien entre le fer et le calcium. Par conséquent la biodisponibilité des micronutriments varie avec les aliments et même selon les combinaisons d'aliments. Par ailleurs, la richesse en cuivre des aliments est liée à la teneur du sol sur lequel ils sont produits, ainsi qu'à la nature et à la quantité des engrais utilisés.

Le choix des aliments cuivrés est restreint : le foie (pourquoi pas de volaille, sauté, dans une salade composée), les huîtres. Seul le calamar est d'usage aisé en cuisine.

Fer : l'énergie pour le cerveau, et dans le cerveau

> « Que dit ton médecin ? Il parle d'anémie et m'ordonne du fer et de la viande rouge. »
>
> Guy de MAUPASSANT. *Contes et nouvelles.*

Assurer un cerveau martial et une intelligence épanouie, grâce à une nourriture ferrugineuse ? Oui ? D'abord parce que cet organe contient d'appréciables quantités de ce métal, lui permettant d'élaborer son énergie. Mais, en réalité, la principale cause de sa carence se situe en amont : le déficit en fer provoque une anémie (diminution du nombre des globules rouges), donc une moindre oxygénation du cerveau et par conséquent un déficit de sa fonction. Ce fer permet de respirer et de penser à pleins neurones.

Le fer, notamment celui de la viande rouge, fut un aliment viril, martial ; il doit impérativement se féminiser, car les femmes sont particulièrement sujettes à sa carence, comme le prouvent de nombreuses études épidémiologiques récentes, y compris en France. Évidemment, la viande ne « monte » pas au cerveau, elle ne rend pas agressif, comme d'aucuns ont pu le prétendre. Autrefois, ceux qui avaient la chance de naître vigoureux et que la nature avait préservés des maladies et des famines devenaient les plus forts, ils étaient donc enrôlés dans les armées, ce qui les autorisait à piller, en particulier la nourriture carnée, qui entretenait leur robustesse ; une sorte de cercle antivicieux. Les militaires, de sexe masculin car le matériel génétique permet aux hommes de posséder plus de muscles que les femmes, étaient donc d'aspect martial – à l'image de Mars, dieu de la guerre. Les manants mangeaient rarement de la viande. Pour eux, tuer le cochon, jour de fête et de ripailles, permettait à toute la famille d'avoir parcimonieusement un peu de viande pendant l'année. Grâce au ciel, la salaison leur permettait de la préserver, notamment celle de porc, pendant des mois.

Parmi tous les atomes qui participent obligatoirement à la construction comme au fonctionnement de notre corps, le fer occupe une place particulière : il se situe à la charnière. C'est le plus faible des macroéléments ou le plus pesant des microéléments. Il y a 2 fois moins de zinc, 40 fois moins de cuivre, 200 fois moins de manganèse, mais 3 000 fois plus de carbone et 8 fois plus de magnésium. Pour preuve de sa passion infinie, un amoureux transi voulut offrir à sa belle une bague faite avec le fer de tout son sang. Elle déplut, parce que minuscule avec ses 3 petits grammes de métal ! Car le fer ne représente que 0,005 % du poids corporel, quantité réellement modeste qui ne l'empêche pas d'occuper une place cruciale dans d'innombrables fonctions biologiques. Ainsi, il intervient dans la constitution du pigment respiratoire, l'hémoglobine des globules rouges, qui assure l'échange de l'oxygène (et du gaz carbonique) avec le milieu extérieur. Il participe à la structure de réserve de l'oxygène du muscle, sous forme de myoglobine. Il est associé à de nombreuses enzymes intervenant dans maintes réactions métaboliques. Il contribue même à la synthèse de l'ADN !

- Intelligence martiale

De multiples symptômes ont été décrits comme faisant partie des signes cliniques de la carence en fer, même en l'absence d'anémie, par exemple : apathie, somnolence, irritabilité, diminution d'attention, incapacité à se concentrer, perte de mémoire. Mais ces manifestations sont difficiles à interpréter du fait de leur caractère souvent éminemment subjectif. L'existence de perturbations des performances mentales consécutives à la carence en fer, associée à la réversibilité des anomalies par la supplémentation martiale, semble cependant tout à fait évidente à partir de nombreuses observations faites sur des populations carencées. Toutefois, la grande variété de facteurs d'environnement, souvent associés au déficit en ce métal, rend délicate l'appréciation du rôle spécifique de la carence en fer.

Par exemple, l'effet de la supplémentation par le fer a été testé sur les performances mentales d'enfants guatémaltèques âgés de 4 à 5 ans, anémiques par déficit alimentaire ; ils présentaient des scores plus faibles à certains tests de compréhension. Après 10 à 12 semaines de traitement, il n'existait plus de différence significative avec le groupe d'enfants non carencés. Il semble qu'une partie au moins des troubles cérébraux attribués au déficit en fer puisse résulter d'anomalies de l'élaboration et de la destruction de neuromédiateurs du cerveau, c'est-à-dire des agents de communication entre les neurones. Au Chili, des programmes d'enrichissement de céréales et de gâteaux pour enfants avec des extraits de sang de bœuf ont prouvé leur efficacité !

Nous avons déjà vu les redoutables effets de la carence en fer pendant la grossesse, tant sur le fœtus que sur sa mère.

Mais, pour les autres, il faut bien évidemment rechercher et traiter la cause, c'est-à-dire l'hémorragie, qui est souvent cachée. Ainsi, un saignement sournois des gencives ou de modestes hémorroïdes peuvent suffire à induire de dramatiques carences en fer. Les pertes physiologiques naturelles peuvent être doublées avec un petit saignement de 2 ml : il faut donc multiplier par 2 les apports alimentaires. Car 10 petits millilitres de sang contiennent 5 mg de fer. Alors que les apports journaliers recommandés sont de 10 mg de fer : une hémorragie massive fait donc perdre plusieurs semaines de fer alimentaire. Normalement, les réserves en fer sont de l'ordre de 600 mg : il faudrait alors, en théorie, saigner pendant longtemps pour épuiser ces réserves avant l'apparition de l'anémie. Mais SUVIMAX a montré que 1 femme sur 5 n'a pas de réserve, étant en état de carence ou de subcarence.

• Du fer alimentaire au salaire

Les besoins en fer de l'homme et de la femme adultes peuvent être évalués comme étant les quantités qu'il est nécessaire d'absorber pour compenser les pertes de ce métal, quelles qu'en soient les raisons – sachant que les exigences sont accrues dans certaines circonstances physiologiques de la vie, notamment à l'occasion de nombreuses maladies. Notre corps est remarquablement économe de son fer : il n'élimine quotidiennement qu'un seul petit milligramme environ, ce qui ne représente qu'une infime partie de ce qu'il contient, 1/2 500 à 1/4 000e du total. Toutefois, malgré la faiblesse de ces pertes, la dépendance envers l'extérieur reste d'une extrême importance ; car il est indispensable que les apports soient très exactement équivalents aux déperditions. En cas de non-compensation immédiate, une carence préoccupante peut s'installer, d'abord très insidieusement.

Ainsi, dans certains pays du monde, le salaire des femmes est proportionnel... à la quantité de fer présent dans leur sang ! Évidemment, les patrons ne demandent pas quotidiennement un dosage sanguin... pour établir la feuille de paie. En fait, la relation s'établit avec le poids des viandes qu'elles ont mangées. Comme il s'agit de pays en voie de développement, celles qui en consomment un peu, de temps en temps, sont en meilleure santé que celles qui ne peuvent pas se payer ce luxe. Leur sang, avec un peu plus de fer, transporte plus d'oxygène au cerveau, qui est donc plus tonique ; et aux muscles, qui sont plus efficaces. Comme le montrent les femmes ramassant les feuilles de théier dans une plantation du Sri Lanka (Ceylan) célèbre pour son thé. À titre d'expérience, un appareil comptabilisateur de mouvements leur a été installé, du type des podomètres que connaissent bien les randonneurs. Le résultat démontre que celles qui mangent un peu de viande font 2 fois plus de mouvements, et ramassent donc 2 fois plus de thé que les autres. Comme elles sont payées à la tâche, c'est-à-dire au kg de thé ramassé, leur salaire est

2 fois plus important ! Un accroissement significatif de la récolte journalière a même été observé après supplémentation par le fer. L'augmentation a été la plus importante (de plus de 60 %) chez les sujets dont le taux initial d'hémoglobine était le plus faible.

Puisque les hommes n'ont pas de règles, ils perdent beaucoup moins de sang que les femmes et sont moins sujets aux carences en fer. Mais ils peuvent tout de même être touchés. Ainsi, chez des travailleurs, rémunérés au rendement, recueillant le latex d'hévéa en Indonésie, une forte corrélation a également été retrouvée entre le taux d'hémoglobine et le gain mensuel. De même chez les ouvriers récoltant les cannes à sucre à Cuba. Ailleurs, la superficie désherbée par les ouvriers anémiques était d'environ 30 % inférieure à celle traitée par les autres travailleurs. La supplémentation par le fer des sujets anémiques normalisa simultanément leur taux d'hémoglobine et leur rendement au travail. Quand la productivité des travailleurs est liée directement à la capacité d'effort physique, les implications économiques de la carence en fer sont assez évidentes ! En France, nombre d'arrêts de travail des femmes sont la simple conséquence de carences en fer, essentiellement quand elles réalisent des travaux physiques, mais aussi quand elles sont sédentaires mais fatiguées.

Sans compter que tout un chacun, en vacances, peut également subir les effets de la carence. Ainsi, vivant habituellement en basse altitude, vous vous sentez fatigué mentalement et musculairement, dès l'instant que vous montez en haute montagne, par exemple à l'occasion d'un départ aux sports d'hiver. Car l'air y étant raréfié, vous respirez moins d'oxygène qu'à faible altitude. Votre cerveau et vos muscles sont moins efficaces. Au bout de quelques jours, votre organisme a réagi physiologiquement, en lançant la fabrication de globules rouges surnuméraires : dès qu'ils sont en plus grand nombre, même en respirant moins d'oxygène, vous apporterez finalement les quantités habituelles et nécessaires à vos neurones. Mais encore faut-il posséder un minimum de fer en réserve, ce qui n'est malheureusement pas le cas chez nombre de femmes. Ce processus est amorcé par l'élaboration d'une hormone, qui a défrayé la chronique : l'EPO (qui signifie érythropoïétine).

Voilà pourquoi nos grands sportifs se mettent en forme en haute altitude, à Font-Romeu avant les Jeux olympiques, ou sur les hauts glaciers des Alpes avant le Mondial de foot. Quelque temps après cet entraînement, au moment de la compétition qui a lieu à une altitude faible, leur sang reste surchargé en globules rouges ; car la durée de vie de ces petites cellules est de l'ordre de 120 jours. Les champions s'oxygènent donc beaucoup plus et s'en trouvent plus performants. Pour éviter ce stage, un subterfuge moins onéreux fit école, consistant à injecter cette EPO directement aux sportifs, d'autant que les cyclistes ne peuvent se permettre de passer la nuit en haute altitude, puis de pousser sur leurs pédales le jour. L'EPO étant désormais bannie, la nouvelle parade est de les faire dormir dans des caissons en pression réduite et raréfaction d'oxygène, qui simule une sorte d'atmosphère de haute montagne. L'étape intermédiaire, si l'on peut dire, fut les autotransfusions : le sang était prélevé sur l'intéressé avant la compétition, puis les globules rouges étaient purifiés, pour lui être réinjectés le jour de l'exploit espéré.

Les femmes sont plus frileuses que les hommes, paraît-il. Sans doute par manque de fer, car le métal participe à la fabrication de la chaleur, qui permet de lutter contre le froid. Des expériences très sérieuses menées dans des piscines dont l'eau était plus ou moins chauffée l'ont confirmé.

Alzheimer : l'hypothèse du fer ? Elle est sérieusement envisagée, du fait d'une mauvaise synthèse d'une partie de l'hémoglobine dénommée hème.

Le régime végétarien pourrait être associé à une anémie par carence martiale. Cela vient d'être démontré en comparant le taux d'hémoglobine et la prévalence au sein de populations d'origines différentes : Grande-Bretagne, Chine et Sud-Est asiatique. En moyenne, 23 % de ceux qui ne consomment pas de viande sont anémiques, contre seulement 13 % de ceux qui en consomment.

• Le fer dans la nourriture

Souvenez-vous que votre physiologie vous permet d'absorber 25 à 30 % du fer présent dans la viande (il est dit héminique), mais seulement 2 ou 3 % de celui des végétaux (il est dit minéral). L'organisme humain capte 100 fois plus de fer dans 100 g de l'aliment animal le plus riche en fer héminique, c'est-à-dire le boudin noir cuit (6 mg), que dans celui qui est le plus riche en fer dans le monde végétal, la lentille cuite (0,06 mg) ! Pour cette raison, le fer du boudin noir est 50 fois moins cher que celui des lentilles, compte tenu de leurs prix respectifs qui vont pourtant du double au simple ! Popeye l'avait d'ailleurs compris : il mange la boîte – en fer – avec les épinards. Incidemment, le créateur de ce personnage de bande dessinée, voulant qu'il soit martial, donc de fer comme l'indique l'étymologie, consulta une table de composition des aliments pour y rechercher celui qui était parmi les plus riches en fer. Malheureusement, il y avait une faute d'impression : le point (on était aux États-Unis, pays où le point remplace notre virgule gauloise) était déplacé d'un cran sur la droite, attribuant aux épinards 10 fois plus de fer qu'ils n'en recèlent en réalité. Et voilà que, depuis plusieurs générations, nous sommes importunés par ces végétaux, qui non seulement ne contiennent pas beaucoup plus de fer que les autres, mais de surcroît celui-ci n'est presque pas capté par notre organisme ! Mais la peine n'a pas été perdue, car, en revanche, ils possèdent de précieuses qualités nutritionnelles, notamment au titre de la vitamine B9 (les folates) et du magnésium.

Les risques de carences sont réels en France, comme l'a démontré l'étude SUVIMAX : 8 % des femmes sont médicalement malades (c'est pire en Angleterre et aux État-Unis), et 25 % d'entre elles, entre la puberté et la ménopause, sont dépourvues de réserve de fer ! D'où une vie moins facile, l'indisposition au moindre incident, des fatigues légères ou permanentes, des maladies trop longues, des convalescences laborieuses, des grossesses qui auraient pu mieux se passer, des accouchements plus difficiles qu'ils n'auraient dû l'être, des arrêts de travail prolongés, etc. Cela coûterait des milliers de fois moins cher à la Sécurité sociale d'offrir aux femmes une part de boudin noir tous les 15 jours que de rembourser les conséquences médicales et sociales de ce strict problème alimentaire ! Le choix carnassier est donc vite fait ! Il convient d'augmenter la part du fer héminique dans les aliments et de savoir choisir. Car la viande – terrestre, aérienne ou marine – ne contient pas uniquement du fer héminique, et toutes les viandes n'ont pas les mêmes teneurs de fer :

	Fer total	Fer non héminique	Fer héminique
Cabillaud, limande, lotte, rouget	0,1	nd	nd
Colin	0,3	nd	nd
Dinde	0,4	0,2	0,2
Veau	0,4	0,1	0,3
Raie, saumon	0,5	nd	nd
Poulet	0,6	0,3	0,3
Carpe, hareng	0,9	nd	nd
Porc	1,0	0,5	0,5
Thon, sardine	1,3	nd	nd
Agneau	1,6	0,7	1,0
Bœuf	2,6	0,8	1,8
Foie de veau	5	nd	nd
Rognon, foie de volaille	7	nd	nd
Foie de génisse, d'agneau	10	nd	nd
Boudin noir	18	5	13

Fer total et héminique des viandes

(nd : non déterminé.) Schématiquement, l'hémoglobine *stricto sensu* existe chez les poissons, mais pas chez les mollusques et crustacés.

	Apporté dans les repas %	Absorbé par le corps %
Nature du fer :		
Non héminique	78	20
Héminique	22	80

Ainsi donc, 1/5 du fer mangé dans les aliments carnés approvisionne l'organisme à 80 % !

La biodisponibilité du fer dans un aliment végétal est fonction de ce qui l'accompagne. Ainsi, prise au cours d'un même repas, une tasse de thé (et, dans une moindre mesure, de café) divise par 4 la quantité de fer captée par l'organisme ; un jus d'orange la double. Beaucoup de calcium la diminue : accompagner sa viande de bols de lait n'est pas une bonne idée. Les protéines animales (de quelque origine, terrestre, maritime, aérienne) favorisent la captation du fer minéral, indépendamment du fait qu'elles peuvent contenir du fer héminique ; en revanche, les protéines de soja la diminuent un peu.

FER MINÉRAL (NON HÉMINIQUE)	Milligrammes de fer dans 100 g d'aliment
Lentille	8 (cuite : 3)
Haricot blanc	7 (cuit : 2)
Persil	6
Blé, pissenlit, poudre cacao	3
Pruneau sec, fenouil, noisette	2,8
Noix, bette, épinard	2,4
Cresson, poireau, brocoli, olive, petit pois	1,5

Laitue, groseille, framboise, noisette	1,2
Champignon, châtaigne, endive, artichaut, chou de Bruxelles	1
Fraise, poivron, potiron, chou-fleur	0,6
Fruits, légumes	0,1-0,4
Riz : Blanc Complet	 0,6 2

(D'après INRA-CNEVA-CIQUAL.) Aliments crus ; chiffres arrondis.

AJR : apports journaliers recommandés pour un adulte (*JO* du 26/12/93 : 14 mg/jour pour le fer). Quand les lentilles ou haricots blancs sont cuits, ils contiennent beaucoup d'eau ; de ce fait la teneur en fer y est diminuée par simple effet de dilution.

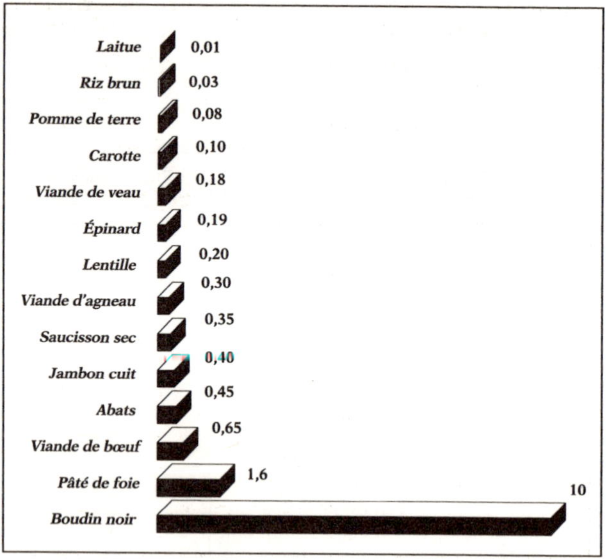

Fer absorbé par portion (mg)

Iode : ne faites pas le crétin !

> « Des algues en guise de pain, des moules crues en guise de chair, et des amandes pour dessert, voilà bien le dîner de gens qui n'ont plus une seule allumette dans leur poche ! »
>
> Jules VERNE. *L'Île mystérieuse.*

Voilà un minéral qui influe directement sur le fonctionnement cérébral et l'intelligence ! La preuve en est l'expression « crétin des Alpes », conséquence du retard mental provoqué chez les enfants par la carence en iode de la mère pendant la grossesse dans ces régions. Car l'injure de « crétin » est à l'origine un terme strictement médical...

Grammes d'aliment fournissant 50 % AJR d'iode (soit 75 µg/jour)	*IODE*	Microgrammes d'iode dans 100 g d'aliment
25 (120 g en vrac)	***Moule (chair)***	***300***
50	***Cabillaud***	***150***
100 (4-6 huîtres n° 2-3)	***Huître (chair)***	***70***
125-250	***Poisson***	***30-60***
150	Roquefort, œuf	50
200-300	Fromages	25-40
650	Lait, steak, rognon	11
1 000	Riz blanc	8
1 250	Pain, pâtes, jambon, persil	6
1500-7 500	Viande	1-5

Grammes d'aliment fournissant 50 % AJR d'iode (soit 75 µg/jour)	*IODE*	Microgrammes d'iode dans 100 g d'aliment
2 500	Banane, reine-claude	3
2 500-15 000	Légumes	0,5-3
7 500-75 000	Fruits	0,1-1

(D'après INRA-CNEVA-CIQUAL.) Aliments crus ; chiffres arrondis.

Dans quels aliments trouver utilement l'iode ?

En italique et gras : sélection des aliments réellement utiles ; notamment compte tenu des portions usuelles. AJR : apports journaliers recommandés pour un adulte (*JO* du 26/12/93 ; 150 µg/jour pour l'iode). Les AJR sont identiques aux ANC (apports nutritionnels conseillés). Pour un enfant, il faut à peu près la moitié de la ration d'un adulte.

L'iode est l'un des oligo-éléments présents dans le corps humain en quantités extrêmement faibles : 15-20 mg chez l'adulte ! Il constitue par conséquent un élément réellement trace ; preuve, s'il en faut, que de toutes petites quantités peuvent avoir des influences phénoménales. Il est en effet une véritable clef de voûte. Or, chez l'être humain, le seul rôle de l'iode connu à l'heure actuelle est de participer à la composition des hormones secrétées par la glande thyroïde (leurs noms sont tétra-iodothyronine, thyroxine ou T4, et triiodothyronine ou T3). Elles jouent un rôle déterminant dans le métabolisme de toutes les cellules de l'organisme ; elles interviennent plus spécialement dans le processus de croissance et de développement de la plupart des organes, en particulier du cerveau. Chez l'homme, le développement cérébral s'effectue principalement durant la vie fœtale, mais il se continue très activement jusqu'à la fin de la troisième année de la vie. Par conséquent, un déficit en iode ou en hormones thyroïdiennes survenant durant cette période critique de la vie aura pour conséquence non seulement un ralentissement de l'activité métabolique de toutes les cellules, mais également des altérations permanentes dans le développement du cerveau ; dont la plus évidente est un retard mental irréversible.

Chacun le sait bien, l'océan constitue le principal réservoir d'iode sur le globe terrestre ; chimiquement il s'y trouve sous forme d'iodures, que la lumière solaire oxyde en iode élémentaire à la surface de l'eau. Comme l'iode est volatil, il diffuse dans l'atmosphère et se retrouve dans les nuages : ce sont donc les premières précipitations, au départ des océans, qui contiennent les plus grandes quantités d'iode ; sa concentration dans l'eau de pluie et dans l'atmosphère diminue par conséquent au fur et à mesure que l'on s'éloigne des côtes océaniques. L'iode présent dans le sol est finalement entraîné vers les rivières par les eaux de ruissellement, qui retournent à la mer ; bouclant le circuit.

Les sols les plus pauvres en iode, et sur lesquels les populations ont le risque le plus élevé de développer des maladies thyroïdiennes par carence, sont par conséquent les zones montagneuses qui ont été le plus longtemps recouvertes par les glaciers du quaternaire, ainsi que les régions situées au centre des continents, car elles sont arrosées par une eau de pluie très pauvre en iode. Comme les Alpes, les Andes, l'Himalaya.

• Besoins et glande thyroïde

La prévention des insuffisances thyroïdiennes a été organisée sur une très large échelle dans le monde, grâce à des programmes de supplémentation en iode de l'alimentation. L'iodation du sel s'est avérée remarquablement efficace. Lorsque ce moyen faisait défaut, d'autres techniques y suppléaient, telles que l'administration d'huile iodée lentement résorbable par voie de piqûre intramusculaire ; ou encore l'iodation de l'eau de boisson. Ces programmes ont permis non seulement l'éradication du goitre et du crétinisme endémique, mais aussi une amélioration des performances intellectuelles d'enfants qui étaient apparemment cliniquement normaux.

Le sel iodé a ainsi rendu des services inestimables. À condition toutefois de ne pas le stocker trop longtemps dans des boîtes en carton. En effet, l'iode tend à se concentrer dans le carton, puis à s'évaporer. Au bout de quelques années, le sel est presque dépourvu d'iode. Or, malheureusement, le goitre tend actuellement à réapparaître en France, car les personnes consomment une part de plus en plus grande de plats préparés industriellement, chez eux et surtout en restauration collective. Or, jusqu'à une date très récente, le sel iodé y était interdit : pas de sel iodé pour préparer les charcuteries ! Quelle ineptie. L'Académie de médecine note avec autorité : « Il paraît *illogique* de ne pas ioder la totalité du sel agro-alimentaire. En effet, il est bien connu que le sel dit de table ne représente qu'une faible proportion (2 g environ) des apports quotidiens en chlorure de sodium, estimés à 10 g environ. Il est donc à craindre que l'enrichissement du seul sel de table, même s'il est augmenté à 20 mg/kg (il est actuellement de 10 à 15 mg d'iode/kg), soit trop faible pour assurer un apport iodé suffisant. De ce fait, la totalité des fabrications de sel alimentaire en France devrait être iodée, quelle que soit leur provenance... » Il est par ailleurs recommandé que les emballages soient strictement hermétiques, avec une date limite d'utilisation ne dépassant pas trois mois !

Il est plus que temps que cette prescription soit prise en compte. En effet, selon les régions françaises, de 5 à 21 % des hommes et de 9 à 23 % des femmes ont un goitre débutant ou des nodules, conséquence d'une déficience alimentaire en iode ! Les fréquences les plus élevées sont constatées dans l'Est, le Centre et les Alpes. Globalement, plus le goitre est gros, plus l'iode dans le sang est faible et plus l'alimentation est déficitaire.

Bien évidemment, la source principale d'iode pour l'homme est la nourriture. Il n'est pas surprenant que le taux le plus élevé se trouve dans les produits de la mer. Le contenu en iode des aliments varie considérablement selon les régions, en fonction des saisons, en particulier pour ce qui concerne les produits laitiers. Par ailleurs, de nombreuses substances additives peuvent augmenter considérablement, et donc utilement, le contenu en iode des aliments ; par exemple l'iodate dans l'industrie du pain, ou encore la désinfection du pis des vaches avant la traite, l'utilisation de substances iodées (dénommées iodophore) dans l'industrie. Finalement, au bord de la mer, pour ioder l'organisme, il est beaucoup plus efficace de manger des moules, des huîtres et des poissons que de respirer à pleins poumons l'air iodé... Et de ne pas oublier que l'iode tout seul ne sert à rien ; ainsi, la fabrication dans la thyroïde de l'hormone thyroïdienne nécessite la présence de sélénium, entre autres.

- Rapport qualité/prix :
quels aliments apportent l'iode le moins cher ?

Iode	Euros pour 75 µg d'iode (50 % AJR)
Œuf standard, moules bouchot (120 g fraîches)	***0,4***
Cabillaud (morue fraîche)	***0,6***
Œuf label rouge, maquereau	***0,8***
Moules d'Espagne (300 g fraîches)	***1,3***
Thon, colin	***2,5***
Emmental, Raie (soit 400 g)	3
Huîtres fines de claire (5 huîtres n° 2 ou 3)	***3,5***
Beaufort, roquefort	3,7
Lotte (soit... 200 g)	***11***
Truite (soit... 2 kg !)	13

(prix en euros pour la moitié des apports journaliers recommandés)
En italique et gras : sélection des aliments réellement utiles ; notamment compte tenu des portions usuelles. Surprise : l'œuf standard fournit un iode au même prix que celui des moules, deux aliments particulièrement peu oné-

reux ; et 8 à 10 fois moins cher que les poissons les mieux pourvus, exception faite du cabillaud. Les moules d'Espagne donnent un iode plus cher que celles de bouchot. Évidemment, l'iode étant marin, il est illusoire de penser en trouver beaucoup dans les poissons d'eau douce. De ce fait, l'iode de la truite est aussi cher que celui de la lotte, c'est-à-dire environ 25 fois plus cher que celui du cabillaud ! Mais attention au poids de la portion : pour un même prix d'iode, il faut 200 g de lotte, mais 10 fois plus de truite, ce qui est « stomacalement » inadapté. Éviter le crétinisme, et même ses formes frustes, n'est vraiment pas cher à qui sait choisir ! Le contenu en iode des poissons varie selon la salinité des mers dans lesquelles ils vivent. Ainsi, le hareng de la Baltique présente deux fois moins d'iode que celui de l'Atlantique. Surveillez donc les provenances !

Magnésium : les nerfs « cool »...

> « Psychosomatique. Pour beaucoup de gens, la spasmophilie relevait de cette épithète condescendante, et même si on ajoutait que psychosomatique ne signifiait pas imaginaire, le discrédit était jeté. Une maladie pour femme, ou bien une maladie féminine, c'est-à-dire pour des gens compliqués, insatisfaits, fragiles. »
>
> Philippe DELERM. *Le Portique.*

Grammes d'aliment fournissant 50 % AJR de magnésium (soit 150 mg/jour)	*MAGNÉSIUM*	Milligrammes de magnésium dans 100 g d'aliment
60	***Amande, germe de blé, bigorneau, bulot, escargot***	***250***
80	***Haricot blanc, noix, noisette***	***180***
150	***Oseille, lentille***	***100***
200	***Moule, épinard, bette***	***70***
300	Pâtes, Comté	50

Grammes d'aliment fournissant 50 % AJR de magnésium (soit 150 mg/jour)	*MAGNÉSIUM*	Milligrammes de magnésium dans 100 g d'aliment
325	Maquereau, calmar, huître, emmental, haricot rouge	45
375	Flétan, turbot, coquille Saint-Jacques, beaufort, maroilles, persil	40
500	Pain, banane	30
375-750	Poissons, fromages	20-40
750	Porc, bœuf, agneau, foie, poulet	20
300-1 500	Légumes, fruits	10-50
1 000	Jaune d'œuf	15
1 500	Lait	10
 500 100	Riz : Blanc Complet	 30 140

En italique et gras : les aliments réellement utiles, compte tenu des portions usuelles. AJR : apports journaliers recommandés pour un adulte (*JO* du 26/12/93 ; 300 mg/jour pour le magnésium). (D'après INRA-CNEVA-CIQUAL.) Aliments crus ; chiffres arrondis.
Les AJR sont moins importants que les ANC (apports nutritionnels conseillés), qui sont de 420 mg quotidiens pour les hommes et de 360 mg pour les femmes. Pour un enfant il faut à peu près la moitié de la ration d'un adulte.

Cet oligo-élément est bien connu, car il est impliqué dans la spasmophilie, un état caractérisé par des manifestations de tétanie, sans que le calcium soit quantitativement réduit dans l'organisme. Le mécanisme étant inconnu pour le moment, la réalité même de la maladie est parfois discutée. D'autant que beaucoup trop de choses lui sont mises « sur le dos ».

Le capital magnésique (24 g chez un adulte) se situe pour plus de la moitié dans l'os et pour 1/4 dans le muscle squelettique. Le reste se répartit dans l'ensemble de l'organisme, surtout dans le système nerveux. Son rôle est double, il est structural et métabolique. Il constitue un stabilisateur des divers compartiments cellulaires. Il intervient par ailleurs dans tous les grands métabolismes : il active un très grand nombre d'enzymes, 300 environ !

Comme le montre SUVIMAX, le déficit magnésique concerne jusqu'à 1/5 de la population : 18 % des hommes et 23 % des femmes ont des apports inférieurs à 2/3 des apports nutritionnels conseillés. Dans les pays développés, les apports magnésiques capables de prévenir les bilans magnésiques négatifs et leurs conséquences se situent aux environs de 400 mg/jour. Cet apport doit être majoré au cours de la grossesse (majoré d'environ un bon tiers). La concurrence des autres nutriments s'exerce le plus nettement au niveau de l'absorption.

Malheureusement, l'apport magnésique est généralement directement corrélé à l'apport calorique : en effet la plupart des aliments riches en magnésium fournissent aussi un apport calorique élevé, tels le chocolat et les fruits secs. Avec comme exception notable les escargots et certains fruits de mer comme les bulots. À bon entendeur de la gastronomie française, salut. Sa biodisponibilité et sa place dans la ration sont d'importance inégale dans un régime usuel, selon les personnes. En pratique, il convient de privilégier l'alimentation traditionnelle et variée par rapport à l'alimentation « rapide » type « snacks », sucreries, confiseries, viennoiseries, qui sont pauvres en une majorité de nutriments, dont le magnésium. À titre de comparaison il y a autant de magnésium dans 170 g de chocolat au lait, que dans 1 l de lait. Mais, bien évidemment, le lait est beaucoup moins calorique car il contient beaucoup plus d'eau que le chocolat ! Parmi les diverses sources possibles, le magnésium de l'eau ou celui du lait occupe donc des places de choix. Il faut noter que le lait est plus riche en magnésium que les eaux minérales magnésiées, où d'ailleurs sa biodisponibilité est excellente. Concernant les aliments, par ordre de décroissance en teneur, se distinguent les bulots, les bigorneaux et les escargots (5 fois plus riches que les huîtres), les haricots blancs et l'oseille, les lentilles et les moules, les épinards et les bettes, sans négliger le chocolat, bien évidemment.

	Mg	**Ca**	**K**
Charrier	**0,04**	0,03	0,03
Volvic	**0,6**	1	0,5
Vichy Célestins	**1,2**	6,7	7,0
Vichy Saint-Yorre	**1,2**	7	13,0
Évian Cachat	**2,5**	7	0,1
Vittel grande source	**3,8**	21	0,2
Contrexéville source légère	**4,7**	49	1,0
Contrexéville Pavillon	**5,3**	53	0,3
Vittel Hépar	**11,0**	55	0,4
Lait de femme	**4**	30	600
Lait de vache	10	114	150
Lait de chèvre	**14**	120	190

(Source : Dupin). Mg : magnésium. Ca : calcium. K : potassium.

Composition moyenne de quelques « eaux minérales » françaises (mg/100 ml)

• Rapport qualité/prix : quels aliments apportent le magnésium le moins cher ?

Magnésium	Euros pour 150 mg (50 % AJR)
Épinard, lentille, haricot blanc sec ***Banane, noix, noisette***	***0,3***
Pomme de terre (environ 2/3 de kg !)	0,7
Carotte	0,9
Brocoli, céleri, cresson ***Huître***	1,3
Betterave rouge, chou de Bruxelles, chou-fleur, Citron, ***Bulot, bigorneau***	1,6
Aubergine, courgette, endive, navet, poireau, orange Moule de bouchot (400 g fraîches)	2 à 2,5
Chou vert, oignon, radis,	2,5 à 3
Fenouil, haricot vert, maïs doux	3 à 3,5
Tomate, poire	3,5 à 5
Poire, pomme, cerise	5 à 7
Coquille Saint-Jacques	14
Viandes (un steak de… 600 g, une part de poulet de … 300 g !)	6 à 20

(prix en euros pour la moitié des apports journaliers recommandés)
AJR : apports journaliers recommandés. *En italique et gras : les aliments réellement utiles, compte tenu des portions usuelles.* À prix similaire, mieux vaut les noix (80 g) que les noisettes (250 g).

À part dans les épinards, qui sont au « top », le magnésium affectionne les calories : il est le moins cher dans les lentilles, les haricots secs, la banane, la noix et les noisettes ! Mais, derrière elles, pour juste 2 fois plus cher, il y a les carottes... 20 fois moins caloriques que les noix ! La magnésium des épinards est 10 fois moins onéreux que celui des choux, haricots, radis. Quant aux viandes, il faudrait en manger près de 0,5 kg/jour, ce qui serait manifestement exagéré.

Manganèse : pas d'araignée dans le cerveau

Grammes d'aliment fournissant 50 % ANC de manganèse (soit 1 mg/jour)	***MANGANÈSE***	Milligrammes de manganèse dans 100 g d'aliment
20	***Noisette***	***5***
100	***Riz blanc, persil, lentille***	***1***
125	***Pain***	***0,1***
150	***Huître, moule***	***0,6***
250	Bifteck, foie de volaille	0,4
300-1 000	Légumes	0,1-0,3
500	Foie de veau	0,2
1 000	Rognon	0,1
1 600	Boudin noir, porc	0,06
1 100-5 000	Poisson	0,02-0,09
1 600-10 000	Fromages, fruits	0,01-0,06
3 500	Dinde, poulet	0,03
10 000	Œuf, agneau, jambon, veau	0,01

En italique et gras : les aliments réellement utiles, compte tenu des portions usuelles. Il n'y a pas d'apports journaliers recommandés (AJR) pour le manganèse au *JO* du 26/12/93. Seuls les ANC (apports nutritionnels conseillés) peuvent donc être pris en compte : 2-3 mg/jour.

L'influence du manganèse sur l'activité cérébrale et nerveuse est complexe. Ce métal est nécessaire (il en faut un minimum), mais il est aussi rapidement toxique (quand il y en a trop). Historiquement, l'expression populaire « travailler du chapeau » (en plus moderne, on dirait actuellement : « une araignée sous la toiture ») a pour origine la folie de nombre de chapeliers, dont on sait maintenant qu'elle était due au manganèse, abondant dans les produits qu'ils utilisaient pour faire les feutres !

Son rôle biologique est certainement très important ; si les effets néfastes d'une carence n'ont pas été constatés de façon irréfutable chez l'homme, les conséquences des déficits examinées sur diverses espèces animales montrent qu'il est impliqué dans de nombreux métabolismes.

Les végétaux contiennent tous du manganèse, particulièrement les graines, les noix et même le thé. Les fruits et les légumes en sont moins riches, mais leur teneur est encore très élevée par rapport à celle des divers aliments d'origine animale. Le lait humain contient très peu de manganèse, mais il semble qu'il y existe sous une forme particulièrement assimilable. Les laits de vache, et surtout les laits adaptés, en sont très riches. Les taux très élevés de manganèse dans certains laits artificiels à base de soja incitent à la prudence ; même si le risque d'intoxication reste théorique.

Point crucial, le manganèse entre dans la composition d'une enzyme très intéressante, dénommée superoxyde dismutase. Elle est tout particulièrement importante, car intervient dans les mécanismes de protection contre les radicaux libres oxygénés. Elle est fondamentale, entre autres, dans le cadre de la prévention du vieillissement.

Phosphore : la dynamique du cerveau ?

> « Nous admirions fort Schleiter. Il avait soutenu, l'année précédente, une thèse non pas brillante mais, exactement, monumentale sur la structure des graisses phosphorées dans les œufs d'oiseaux. À nos yeux, cet ouvrage, presque en son entier fait de chiffres et de formules chimiques, représentait la charte de notre science. »
>
> Georges DUHAMEL. *Chronique des Pasquier.*

> « La conscience serait attachée à certains neurones, par exemple, et se dégagerait de leur travail comme une phosphorescence. »
>
> Henri BERGSON. *L'Évolution créatrice.*

Historiquement, pourquoi une telle expression populaire : phosphorer ? En fait, son origine est quelque peu macabre. En effet, les premiers chimistes qui analysèrent le cerveau humain (notamment sur des cadavres déterrés du cimetière des Innocents, à Paris, lors de leur transfert dans les catacombes) ont observé qu'il contenait beaucoup de phosphore.

Relation un peu simpliste entre la cause et l'effet : ils en conclurent que le cerveau pense grâce, entre autres, au phosphore. Depuis lors, les aliments riches en phosphore sont donc préconisés pour dynamiser le cerveau, soutenir les neurones, attiser la mémoire et rendre l'esprit flamboyant ; d'autant que le phosphore est tout particulièrement brillant et incendiaire lorsqu'il brûle. Or, on sait maintenant que ce fantastique phosphore n'est pas tout nu et isolé dans le cerveau, il est souvent inclus dans de très précieuses graisses aux formules chimiques complexes, dénommées phospholipides, constituants majeurs des membranes des neurones, et de celles des autres cellules. Certains s'appellent d'ailleurs céphalines, d'autres portent le nom de lécithines, qui constituent une bonne partie du jaune de l'œuf.

Mais l'expression « phosphorer » n'en reste pas moins exacte. Car le phosphore participe aux processus d'utilisation et de stockage de l'énergie, principalement sous la forme d'une substance tout à fait essentielle, dénommée ATP, molécule qualifiée de « riche en énergie ». Elle est fondamentale pour le cerveau. En effet, l'organisme est un authentique fabricant de « monnaie énergétique », en quantités énormes. Mais il les dépense presque aussitôt. Un homme au repos consomme 40 kg d'ATP en 24 heures, dont 8 pour son cerveau. Phosphorer signifie donc ajouter du phosphore à l'ADP (adénosine diphosphate) pour la transformer en ATP (adénosine triphosphate).

Ce précieux phosphore participe à de multiples processus biochimiques, en s'accrochant à de nombreuses substances. Ainsi la phosphorylation de molécules organiques constitue une étape préalable nécessaire à l'efficacité biologique de leur transport et de leur utilisation. Le phosphore est aussi un constituant de divers composés essentiels, comme par exemple les acides nucléiques de notre matériel génétique. Il contribue à l'activité d'innombrables systèmes enzymatiques.

Enfin, les phosphates en solution contribuent au maintien de l'équilibre acido-basique et du pouvoir tampon (le maintien du pH) des nombreux liquides biologiques. Il est l'un des socles de l'homéostasie extra- et intracellulaire. Il intervient donc à tous les niveaux des complexes mécanismes de la vie !

Mais la nature de l'aliment qui contient le phosphore n'est absolument pas indifférente, puisque la structure de la molécule du nutriment qui est constitué de phosphore est fondamentale. Le phosphore minéral n'a pas la même destinée que celui des phospholipides que nous mangeons. Car ces derniers sont présents dans toutes les substances vivantes, ou qui l'ont été. La vie, végétale ou animale, est constituée de cellules formées de membranes biologiques. Toutefois, les phospholipides d'origine végétale ne présentent pas les mêmes acides gras poly-insaturés que ceux d'origine animale, qui sont meilleurs, car plus élaborés (les bonnes graisses, dérivées de la « vitamine F »). D'où l'intérêt de l'alimentation carnée. De tout un peu, animal et végétal. Il faut savoir choisir le phosphore !

D'une manière générale, les principaux aliments de l'homme sont riches en phosphore. De ce fait, pour ceux qui mangent réellement de manière variée et satisfaisante, la consommation moyenne journalière atteindrait en France 1,5 g, provenant à quantités égales des trois grands groupes d'aliments : d'une part les viandes, poissons et œufs ; d'autre part les laits et produits laitiers ; enfin les céréales, légumes et fruits. Il s'y ajoute les phosphates (ortho- et polyphosphates) incorporés dans certains aliments pour des raisons technologiques, notamment les charcuteries ; leur consommation moyenne en France ne dépasserait pas, pour le moment, 100 mg de phosphore par jour. La carence manifeste en phosphore peut cependant apparaître dans certains cas de malabsorption chez l'enfant comme l'adulte.

Huiles végétales	0
Carotte	15
Beurre	22
Orange, poire, pomme, cerise, banane	20
Endive, laitue, poireau, haricot vert, concombre, tomate	25
Épinard, pomme de terre, chou-fleur	50
Châtaigne	75
Lait	90
Pain	100
Yaourt	110
Petit pois, limande	125
Jambon, cabillaud, thon	190
Bifteck	250

Foie de veau, sardine	270
Camembert, lentille sèche	300
Noix	360
Saint-nectaire	375
Jaune d'œuf	520
Comté	710

Le phosphore dans quelques aliments (mg/100 g)

Sélénium : neurones inoxydables

Grammes d'aliment fournissant 50 % ANC de sélénium (soit 30 µg/jour)	*SÉLÉNIUM*	Microgrammes de sélénium dans 100 g d'aliment
25	***Cèpe du Périgord, rognon***	***130***
30	***Thon***	***100***
80	***Foie de veau, lépiote***	***40***
120	***Pâtes aux œufs, moule, huître***	***30***
80-150	***Poisson***	***20-40***
150	Œuf, lentille	20
200	Escalope de veau, côtelette, poivron rouge	15
350	Jambon, mouton, courgette, carotte, poireau	8
600	Agneau, poulet, pain, ail, champignon de Paris, eau de La Roche-Posay	5

Grammes d'aliment fournissant 50 % ANC de sélénium (soit 30 µg/jour)	*SÉLÉNIUM*	Microgrammes de sélénium dans 100 g d'aliment
350-750	Fromage	4-9
1 500	Noisette	2
3 000	Lait	1
3 000-30 000	Fruits et légumes	0,1-1

En italique et gras : les aliments réellement utiles, compte tenu des portions usuelles. (D'après INRA-CNEVA-CIQUAL et Simonof.) Aliments crus ; chiffres arrondis. Il n'y a pas d'AJR pour le sélénium au *JO* du 26/11/93. Seuls les ANC (apports nutritionnels conseillés) peuvent donc être pris en compte : 60 µg/jour pour un homme, 50 pour une femme et pour tous entre 10 et 20 ans. Pour un enfant, il faut à peu près la moitié de la ration d'un adulte. Il faut monter à 80 µg quotidiens au-delà de 75 ans.

Le grand préservateur ! Eh oui, car ce minéral protège (entre autres) contre le vieillissement, en coopération avec divers oligoéléments, notamment le zinc, le cuivre et le manganèse, et certaines vitamines (la vitamine E principalement). En effet, il permet de lutter contre les radicaux libres, ces déchets toxiques inévitables.

Ce métal a connu une histoire récente exceptionnellement mouvementée : au cours des ans, en quelques décennies seulement, il fut dénigré puis adoré, pour être détesté puis aimé, et se trouver enfin actuellement vénéré. Curieusement, avant d'être reconnu comme un agent protecteur contre le cancer, il avait été identifié comme un agent le provoquant ; mais on sait maintenant qu'il s'agit d'une question de dose.

Le sélénium a parfois détourné le cours de l'histoire. Ainsi, Marco Polo perdit une bonne partie de ses chevaux en Chine occidentale, au voisinage du Turkestan et du Tibet. Ses destriers avaient consommé des plantes bien identifiées comme toxiques par les indigènes, car elles provoquaient une altération grave des sabots de leurs troupeaux. C'était la séléniose. Plus tard et ailleurs, lors de la conquête de l'Ouest, les premiers cas remarqués aux États-Unis frappèrent la cavalerie installée à Fort Randall. Les chevaux de quatre compagnies de dragons luttant contre les Indiens furent frappés simultanément et beaucoup moururent. La victoire changea ainsi momentanément de camp ! Car l'ingestion de végétaux riches en sélénium produit chez l'animal un syndrome (« *blind staggers* ») associant myopathie et cécité. Les individus intoxiqués meurent de paralysie respiratoire. L'intoxication chronique par le sélénium est responsable de « l'épizootie sèche » (« *alcali disease* »), affection vétérinaire dont le tableau clinique associe amaigrissement, perte des poils, atteinte des sabots qui sont déformés et friables, cirrhose hépatique et une atteinte rénale. Il n'est donc pas surprenant que les destriers intoxiqués n'aient pas été fougueux !

Au début des années 1960, dans la province de Hubei, en Chine, l'attention des médecins et des autorités fut attirée sur l'existence d'une maladie caractérisée par la perte des cheveux et des ongles. La moitié des habitants de cinq villages était malade. Dans celui qui était le plus fortement touché, 9 habitants sur 10 étaient atteints. Toutefois, fait marquant, seuls 2 hommes largement octogénaires et quelques nourrissons au sein étaient indemnes. Au début de l'affection, les malades se plaignaient de fatigue et de sensations anormales, de douleurs des extrémités ou d'engourdissement ; puis ils étaient atteints de convulsions, de paralysies, de troubles moteurs et même d'hémiplégie. Tous les habitants furent évacués vers des régions où la maladie ne sévissait pas et ils recouvrèrent assez rapidement un bon état de santé, sauf ceux qui présentaient déjà des lésions du système nerveux. On s'aperçut alors que le seigle de cette région était toxique. Le germe des céréales consommées présentait une coloration rose, il contenait des spores de moisissure. On songea donc à une mycotoxicose. Mais en réalité le toxique était le sélénium.

Le sélénium avait donc très mauvaise presse. Compte tenu de cette réputation très défavorable, la première mise en évidence du sélénium comme élément essentiel chez l'animal, présentée en 1957, fut accueillie avec un grand scepticisme. Elle concernait des études sur une maladie de carence nutritionnelle chez le rat. Par la suite, de très nombreuses recherches démontrèrent l'effet réellement anticancéreux du sélénium sur l'animal. Bien plus, dès 1969, des études épidémiologiques révélèrent qu'il existait une relation inverse entre la fréquence de cancers et le niveau du sélénium dans la ration alimentaire humaine : autrement dit, plus il y avait de sélénium, moins il y avait de cancers.

La preuve de l'essentialité du sélénium chez l'homme fut apportée en Chine, à l'est, dans la région longeant la mer de Chine appelée Keshan. Depuis longtemps, il était connu que ses habitants décédaient d'une maladie mystérieuse appelée « maladie de Keshan ». Sa survenue relativement brutale et son issue rapidement fatale faisaient suspecter une infection aiguë. Elle affectait environ 11 % de la population et entraînait une mortalité de 80 % ! Vers les années 1970, les géologues et chimistes associés aux épidémiologistes découvrirent que la région de Keshan était pratiquement dépourvue de sélénium. Une supplémentation de la nourriture avec ce minéral, décidée en 1978, entraîna l'éradication rapide de cette maladie. En Nouvelle-Zélande, autre pays pauvre en sélénium, on observa des troubles musculaires et cardiaques chez certains habitants, qui disparurent par une supplémentation.

Actuellement, le sélénium est impliqué dans la prévention et le traitement de nombreuses pathologies, notamment le vieillissement, et ses ravages cutanés et cérébraux. Il existe également une relation entre un faible statut en sélénium et l'incidence des maladies cardio-vasculaires. Par ailleurs, ce minéral participe à la bonne et indispensable mobilité des spermatozoïdes, il réduit le risque de fausse-couche. Sa carence a même été mise en relation avec des perturbations de l'humeur...

• Dans le corps et les aliments

La forme biologique du sélénium consiste essentiellement en l'acide aminé sélénocystéine. Une machinerie relativement complexe, mais originale, insère cet acide aminé dans les protéines. Au sein de la molécule de cystéine, le soufre est remplacé par du sélénium.

Le rôle physiologique du sélénium dans les divers organes est mal connu. Dans le sang et les globules rouges, il est associé pour plus de 90 % à une enzyme qui participe directement à la lutte contre les radicaux libres, la glutahion-peroxydase. Cette enzyme neutralise l'eau oxygénée et les peroxydes lipidiques. En revanche, dans le cerveau par exemple, seulement 5 % du sélénium est en relation avec cette enzyme, c'est-à-dire que l'on ignore 95 % de son rôle ! Parmi les autres séléno-enzymes identifiées à l'heure actuelle, l'une d'entre elles active l'hormone thyroïdienne. Le sélénium garantit donc l'activité normale de la glande thyroïde, qui assure elle-même le bon fonctionnement du cerveau, après avoir contribué à son développement.

Puisque le sélénium se trouve sous forme organique, principalement dans des séléno-protéines, les aliments riches en protéines sont les meilleures sources de sélénium, qui sont donc les plus bio-disponibles. Les boissons en sont globalement très pauvres. Les quantités de sélénium présentes dans les fruits et légumes sont faibles ; sauf, semble-t-il, dans la courgette, le poireau, la carotte, le poivron rouge. Concernant les champignons, les quantités sont modestes, avec comme exception le cèpe du Périgord aux teneurs considérables ; notamment celui ramassé en Corrèze. Parfois les végétaux n'ont que peu de sélénium, car ils sont tributaires du sol sur lequel ils poussent. Les animaux qui mangent ces végétaux auront donc à leur disposition plus ou moins de sélénium.

Les compléments alimentaires (en vente sur le marché) sont enrichis par addition d'extraits de micro-organismes (généralement des levures) qui ont poussé sur des milieux enrichis en sélénium minéral et l'ont transformé en sélénium organique. Les capsules et les gélules vendues en pharmacie apportent chacune de 20 à 50 µg de sélénium, sous forme soit organique, soit de sélénite. Il existe aussi des préparations injectables, dermatologiques et ophtalmiques. En moyenne, 1 œuf apporte l'équivalent de 4 gélules, alors qu'il faudrait plusieurs kilos de la majorité des fruits ou des légumes !

Zinc : connaître et apprécier le goût

Grammes d'aliment fournissant 50 % AJR de zinc (soit 7,5 mg/jour)	*ZINC*	Milligrammes de zinc dans 100 g d'aliment
10	***Huître***	***70***
75-100	Beaufort, Comté, maroilles	8-10
125	***Bifteck, foie de volaille***	***6***
150-250	Bleu, brie, camembert, cantal, coulommiers, munster, roquefort, saint-nectaire	3-5
250	Jambon, escalope de veau, mouton, dinde, foie de veau	3
375	Porc, rognon, moule, noisette	2
750	Œuf, poulet, riz blanc, escargot	1
1 000	Boudin noir	0,7
750-1 250	Chèvre	0,6-1
750-1 500	Poissons, légumes	0,5-1

Grammes d'aliment fournissant 50 % AJR de zinc (soit 7,5 mg/jour)	*ZINC*	Milligrammes de zinc dans 100 g d'aliment
1 800	Lait	0,4
1500-7 500	Fruits	0,1-0,5

En italique et gras : les aliments réellement utiles, compte tenu des portions usuelles. AJR : apports journaliers recommandés pour un adulte (*JO* du 26/12/93 ; 15 mg/jour pour le zinc). (D'après INRA-CNEVA-CIQUAL.) Aliments crus ; chiffres arrondis. NB : les AJR sont plus élevés que les ANC. Ces derniers sont de 12 mg pour un homme et de 10 mg pour une femme. Pour un enfant, il faut à peu près les 2/3 de la ration d'un adulte.

Certains troubles psychiatriques pourraient être en relation avec la réduction alimentaire du zinc ; l'expérimentation animale montre clairement que sa carence (en particulier pendant la gestation) entraîne une diminution des neurones, ainsi qu'une réduction du volume du cerveau... Bien plus, trait d'union entre la nutrition et le plaisir, le zinc est indispensable à la perception du goût, tant au niveau de la bouche que du cerveau ! Car, pour ce qui concerne la gustation, la situation est claire : certains oligo-éléments y jouent un rôle déterminant, dont principalement le zinc (mais aussi le cuivre, et peut-être le nickel). Il intervient par sa présence dans la gustine, molécule bien nommée car son nom de baptême traduit parfaitement sa fonction, qui est de participer aux perceptions des goûts ! Par ailleurs, la carence en zinc entraîne une baisse de la synthèse des protéines au niveau des bourgeons du goût, petites zones anatomiques dont le rôle est celui de récepteurs sensoriels. Encore plus important : les régions du cerveau qui perçoivent et interprètent le plaisir alimentaire sont elles-mêmes très riches en zinc !

Concernant la vision, ce métal agit à tous les niveaux, véritable « oligo-élément-orchestre », depuis le moléculaire jusqu'au physiologique. C'est ainsi qu'il intervient dans le métabolisme de la vitamine A, dans sa mobilisation hépatique (lieu de stockage), dans le fonctionnement des cellules de la rétine (les cônes et les bâtonnets), dans l'intégrité du nerf optique qui transfère les informations vers le cerveau !

Une bonne santé exige la présence d'une certaine quantité de zinc dans les aliments. Car il intervient dans une multitude de mécanismes physiologiques, par exemple à différentes étapes de la synthèse protéique, après avoir permis le déclenchement de la lecture du génome. Il est directement impliqué dans la synthèse des acides gras poly-insaturés à longues chaînes carbonées, d'importance considérable dans les membranes biologiques cérébrales, comme nous l'avons précédemment découvert. Il est par ailleurs indispensable à la croissance, au maintien et à la défense de l'organisme. Il participe à la structure d'hormones peptidiques importantes telles que l'insuline, dont le rôle est primordial dans le métabolisme glucidique pour tout un chacun. Ce besoin se fait sentir, tant avant que pendant et surtout après l'exercice, lors de la régénération des réserves de glycogène (« l'amidon » animal tel que nous l'avons vu au chapitre des glucides). Cet important métal intervient directement dans les mécanismes biochimiques producteurs d'énergie en facilitant l'utilisation efficace de l'oxygène, il participe à la protection contre les radicaux libres générés en permanence par tous nos organes. Autant dire qu'il est partout !

En l'absence de zinc, les tissus en croissance cessent de se multiplier ; la peau, les muqueuses, les cellules sanguines et bien d'autres sont donc perturbées. La cicatrisation ne se fait plus, ou mal ; véritable cercle vicieux, les déchets de tissus lésés entraînent du zinc lors de leur élimination, il est donc perdu.

Les huîtres, personne ne l'ignore, constituent l'aliment le plus riche en zinc, 10 fois plus que les aliments les plus riches qui leur succèdent : les fromages de type comté, beaufort et maroilles, mais aussi le bifteck et les foies de volaille. Les légumes verts, les fruits, le sucre, les matières grasses et les boissons sont, par contre, assez dépourvus en zinc ; les eaux de source étant généralement plus pauvres que celles de distribution.

• Rapport qualité/prix : le zinc le moins cher

Zinc	Euros pour 7,5 mg de zinc (50 % AJR)
Huîtres (5 à 6 huîtres n° 2 ou 3)	***0,3***
Lentille	***0,7***
Bifteck	***1***
Comté, foie de volaille	***1,3***
Emmental	***1,8***
Beaufort, maroilles	2
Cantal, jambon cuit	3 à 4
Moules, foie de veau	8
Chèvre (1 kg !)	35

(prix en euros pour la moitié des apports journaliers recommandés)
En italique et gras : les aliments réellement utiles, compte tenu des portions usuelles. Fort heureusement, une multitude d'aliments contiennent un peu de zinc : mais il faut tout de même 1 kg d'épinards pour arriver à la moitié des AJR ! D'une manière générale, le zinc des légumes n'est pas cher, mais il faudrait en manger beaucoup, énormément. Surprenant, le zinc des huîtres est 2 fois moins cher que celui des lentilles, et 3 à 4 fois moins que celui du bifteck, du comté ou du foie de volaille. Le coût du zinc des fromages est très variable : il va de 1 à 30, entre le moins cher et le plus onéreux (inutilisable en fait pour ce dernier, car il faudrait en manger... un bon kilo chaque jour ! Car le chèvre est cher et contient peu de zinc).

Récapitulatif des apports nutritionnels conseillés en minéraux et oligo-éléments

Depuis la parution précédente, un oligo-élément nouveau a été pris en compte : le fluor.

	Ca mg	P mg	Mg mg	Fe mg	Zn mg	Cu mg	F mg	I µg	Se µg	Cr µg
Enfants 1-3 ans	500	360	80	7	6	0,8	0,5	80	20	25
Enfants 4-6 ans	700	450	130	7	7	1,0	0,8	90	30	35
Enfants 7-9 ans	900	600	200	8	9	1,2	1,2	120	40	40
Enfants 10-12 ans	1 200	830	280	10	12	1,5	1,5	150	45	45
Adolescents 13-15 ans	1 200	830	410	13	13	1,5	2,0	150	50	50
Adolescentes 13-15 ans	1 200	800	370	16	10	1,5	2,0	150	50	50
Adolescents 16-19 ans	1 200	800	410	13	13	1,5	2,0	150	50	50
Adolescentes 16-19 ans	1 200	800	370	16	10	1,5	2,0	150	50	50
Hommes adultes	900	750	420	9	12	2,0	2,5	150	60	65
Femmes adultes	900	750	360	16	10	1,5	2,0	150	50	55
Hommes > 65 ans	1 200	750	420	9	11	1,5	2,5	150	70	70
Femmes > 55 ans	1 200	800	360	9	11	1,5	2,0	150	60	60
Femmes enceintes 3e trimestre	1 000	800	400	30	14	2,0	2,0	200	60	60
Femmes qui allaitent	1 000	850	390	10	19	2,0	2,0	200	60	55
Personnes âgées > 75 ans	1 200	800	400	10	12	1,5	2,0	150	80	-

(D'après les ANC 2001, Tec. et Doc. Lavoisier ; A. Martin coordinateur.)

Résumé des apports nutritionnels conseillés en minéraux et oligo-éléments

mg : milligrammes. µg : microgramme, c'est-à-dire millième de milligramme.
Ca : calcium. P : phosphore. Mg : magnésium. Fe : fer. Zn : zinc. Cu : cuivre.

CHAPITRE 10

Pratique quotidienne et nouvelle « bio-diét(h)étique »

> « La bonne chère est bien loin de nuire à la santé, et, toutes choses égales, les gourmands vivent plus longtemps que les autres. »
>
> BRILLAT-SAVARIN. *Physiologie du goût.*

Chaque aliment se situe au carrefour de nombreuses contraintes. Pour simplifier, on pourrait considérer qu'il se trouve au centre de gravité d'un octogone, ou plutôt d'une étoile à huit branches dotées de huit caractéristiques : nutrition, santé, aspect (et présentation), sociologie, environnement, toxicologie, authenticité (et terroir), faisabilité technique.

L'aliment est simultanément tout cela ; aucun facteur ne peut être négligé. Il convient en outre de ne pas trop déformer l'étoile, en évitant de lui dessiner une branche démesurée. L'obnubilation toxicologique actuelle la rend difforme, au détriment des sept autres caractéristiques, oblitérant parfois l'objectif fondamental d'un aliment, qui est de nourrir en faisant plaisir. Un très bel aliment peut n'avoir qu'un médiocre intérêt nutritionnel. L'emballage « chiffon-terroir » ne garantit pas l'origine. La recherche forcenée du bio est à peu près inutile dans un contexte de déséquilibre entre les aliments.

Car le choix du « bio » ne doit que compléter la recherche préalable d'un bon équilibre alimentaire ; sinon, il risque de n'être qu'un emplâtre sur une jambe de bois. En effet, plusieurs dizaines de milliers de personnes meurent chaque année en France de maladies cardio-vasculaires et autant de cancers, pour la raison exclusive que leur alimentation est déséquilibrée, c'est-à-dire insuffisamment diversifiée ; elles ont privilégié certains aliments et ont mal choisi les graisses et les sucres, le plus souvent. Un peu – ou même beaucoup – de « bio » au sein de ce déséquilibre (non diversifié) ne change presque rien. Il y a chaque année plusieurs dizaines de milliers de nouveaux obèses en France ; si tous avaient mangé exactement la même chose, mais bio, ils le seraient tous quand même devenus !

Incidemment, pour ce qui est du bio, plutôt que de réglementer sur les techniques et les produits utilisés, il faudrait impérativement établir un cahier des charges sur la nature et la qualité du sol. En effet, s'il est pollué, ce qu'il produit restera contaminé pendant des temps plus ou moins longs. Il en est de même des fonds marins : la mer Baltique et celle du Nord sont contaminées par les déchets industriels. La Norvège, une fois n'est pas coutume, n'est pas en reste. Ses industries papetières ont déversé des quantités astronomiques de dioxines, qui tapisseront durant plusieurs siècles les fonds marins, contaminant les végétaux et les poissons. La sidérurgie norvégienne a fait aussi mal en termes de pollution. L'exotisme des fjords et du pôle Nord n'est pas blanc de blanc...

La « traçabilité » devrait imposer une cartographie des parcelles, certifiable par rapport à un certain nombre de critères définis dans un cahier des charges. Le bio ne doit plus être uniquement la définition d'une manière de faire, il doit se préoccuper de l'amont (sur quel type de terre est faite la culture) et de l'aval (comment les produits sont-ils transformés, au risque de les polluer ?), car il faut aussi tenir compte des interférences possibles depuis le producteur jusqu'à l'industriel agro-alimentaire ; ainsi que des réactions induites par les *process* que celui-ci utilise.

Car le *process* doit faire l'objet d'études en lui-même. Ainsi, la « traçabilité » des produits utilisés pour élaborer un biscuit n'a que peu d'importance par rapport à la production de substances lors de sa préparation, dont certaines peuvent être toxiques ! En d'autres termes, il y a formation d'un grand nombre de xénobiotiques lors de la fabrication, beaucoup plus qu'il n'y en a dans les produits de départ, notamment dans le blé. Curieusement, l'industrie agro-alimentaire se préoccupe infiniment plus de la qualité des produits qu'elle achète que des effets des transformations qu'elle leur fait subir.

Vivez à moindre risque : mangez ! Santé et coût des aliments

> « Aujourd'hui, quand mille personnes meurent prématurément pour avoir consommé de "bons" produits, c'est-à-dire conformes à ce que le consommateur attend, une seule meurt par l'effet d'un produit "non-conforme". »
>
> Claude GOT. *Risquer sa peau.*

Acheter moins cher des aliments, c'est risquer de réduire leur qualité : ils sont cultivés ou élevés avec les produits à moindre prix sur le cours financier mondial, qui ne sont pas forcément nutritionnellement adaptés à leur physiologie. Comment ne pas se poser de questions quand le bar d'élevage est 15 fois moins cher que le bar de ligne ? Quand le prix du saumon fumé varie de 1 à 10 selon la marque et l'origine, il y a de quoi être inquiet pour celui qui est au prix le plus bas ! Quand le saumon est à 4 euros le kilo, avec quoi peut-il avoir été nourri ? D'autant que la seule nourriture de ce poisson représente 50 % de son prix ! Faites le bon choix, qui est d'ailleurs finalement le plus économique : mangez du maquereau ou de la sardine ! Si vos narines sont sensibles, ou vos voisins pusillanimes, préparez-les en papillote, ou bouillis à l'eau, servis froids ou tièdes, avec une vinaigrette. D'autant plus que les bonnes graisses du maquereau comme de la sardine sont 400 fois moins chères que celles de la lotte.

Comment à 5 euros le kilo voudriez-vous espérer un poulet de réelle qualité ? Si l'on vous proposait d'acheter pour 25 000 francs – pardon, 3 800 euros – un coupé 406 Peugeot neuf, vous ne manqueriez pas d'être sceptique et de flairer l'arnaque quant à la qualité de l'auto ! Vous avez le droit de savoir ce que vous mangez, surtout quand on vous jure que c'est meilleur ! Mais choisir des aliments à trop bas prix, c'est risquer... le risque. Le convivial « Bon appétit » ne doit pas être remplacé par « bonne chance » ; ou, pire, par « à Dieu vat ! ».

Bien mieux, les aliments les moins chers sont parfois les plus riches sur le plan nutritionnel. Quelques exemples peuvent être tirés des tableaux donnés dans les chapitres précédents. Pour ce qui concerne l'un des deux composants de la « vitamine E » l'acide gras indispensable dénommé acide alpha-linolénique, il est 4 fois moins cher dans l'huile de colza que dans celle de soja, 50 fois moins que dans celle de noix, mais aussi 90 fois moins cher que dans l'huile d'olive, et 130 fois moins que dans l'huile de pépin de raisin ! Les protéines des œufs sont de 3 à 5 fois moins chères que celles du jambon ou des viandes, et 60 fois moins chères que celles du foie gras ; la vitamine B12 des œufs, du fromage et du lait se retrouve 3 fois moins meilleur marché que celle du bifteck. L'énergie du pain est la moins onéreuse. Seuls les produits laitiers apportent quantité de calcium, mais celui de l'emmental est 20 fois plus avantageux que celui du chèvre, et 1 200 fois plus que celui de la viande, qui d'ailleurs n'en contient que peu. Les exemples sont ainsi nombreux ! L'iode des moules et des œufs est 30 fois moins cher que celui de la lotte ; le zinc des huîtres 3 à 10 fois moins onéreux que celui du bifteck ou du jambon !

La santé n'a pas de prix ; mais elle coûte, en grande partie, le prix des aliments. Sachons donc consacrer des budgets adéquats à l'achat de nos aliments. Le supplément à payer est toujours meilleur que le supplément de poids. Sans oublier que la cuisine n'a pas vocation de cacher les aliments, mais de les révéler. L'aliment, c'est la nature ; la cuisine, c'est la culture !

L'industrialisation est indispensable pour subvenir aux besoins des habitants de la planète et particulièrement de ceux des villes. Il est vrai qu'elle réduit ainsi les dangers, mais il y a un revers de la médaille : tout accident prend désormais une ampleur au moins nationale, toujours spectaculaire. Dans une France devenue phobique alimentaire, on déplore tout de même 6 fois moins de toxi-infections qu'aux États-Unis.

Vous voulez manger, malgré tout ? Mais êtes-vous fou de prendre un tel risque ! Eh bien non, car les intoxications répertoriées chaque année sont un petit millier en France, pour environ 100 milliards de repas pris (60 millions d'habitants, qui mangent 3 (ou 4) fois par jour, pendant 365 jours). Connaissez-vous une activité humaine, une opération plus sûre que prendre un repas ? Un accident tous les 100 millions d'opérations !

L'obstination à invoquer, pour ne pas dire implorer, le principe de précaution confine parfois à la querelle d'un fou avec un fantôme ! Car la définition du risque est inadaptée : le consommateur redoute l'intoxication (alors qu'elle est finalement relativement rare, malgré le tapage médiatique) plus que le déséquilibre alimentaire (qui est redoutable !).

Le véritable enjeu du millénaire qui débute n'est pas d'éviter les toxiques, microbes et autres contaminants, mais de manger équilibré, avec plaisir : cet acte biologique et culturel conditionne notre santé. Obésité, diabète, cancers, maladies cardio-vasculaires : d'authentiques conséquences de déséquilibres alimentaires. En tout état de cause, contrairement à ce que voudraient nous faire croire les exploiteurs de drames et d'horreurs alimentaires, manger n'est pas un acte téméraire, ni potentiellement dangereux ! Il est vrai que la perception du risque est très subjective : tout consommateur a 1 « chance » sur 20 de mourir d'un cancer, or il trouve que c'est peu et n'élimine pas le tabac pour autant ; alors qu'il a 1 chance sur 15 millions de gagner au loto, ce qui ne l'empêche pas de se précipiter sur les tickets, car il estime que... c'est beaucoup !

Les aliments traditionnels se sont adaptés au patrimoine génétique des groupes humains, et réciproquement. En supprimer certains sous prétexte qu'ils contiennent tel ou tel composant réputé nocif engendre trop souvent une nouvelle pathologie, sans traiter celle qui est à l'origine du chambardement nutritionnel.

« Ce n'est pas le sucre qui fait le plus grossir, mais les graisses : mangez donc du sucre pour maigrir ! » Raccourcis saisissants, erreurs de taille, qui font prendre du poids. En effet, il est exact que le sucre présent dans les aliments est prioritairement utilisé par l'organisme pour produire de l'énergie, alors que les lipides sont plutôt stockés. Mais ceci n'est vrai qu'en situation normale, d'équilibre alimentaire adapté aux dépenses énergétiques. En revanche, trop manger, ou engloutir déséquilibré, ne peut qu'entraîner le stockage du surplus énergétique (quel qu'il soit, provenant des lipides ou des glucides) sous forme de graisse, après avoir rempli les modestes réserves en glycogène, pour ce qui concerne les glucides. Le sucre, s'il n'est pas dépensé, ne se transforme pas en chaleur ni en lumière par l'effet d'un Saint-Esprit bienveillant, notamment pour les cultivateurs de maïs – d'ailleurs souvent OGM – américains, qui en font du sirop de glucose abondamment caché dans nombre de boissons et d'aliments.

• Biodisponibilité : l'ordonnancement du repas, gage de l'efficacité des aliments !

La science explique maintenant pourquoi l'ordonnancement des repas est judicieux, alors qu'il a été choisi empiriquement par nos ancêtres.

En fait, les nutriments présents dans les aliments s'entraident pour mieux être captés par notre organisme, afin d'être plus efficaces dans nos organes. Leur biodisponibilité est accrue. C'est très exactement ce qu'exprime le mot de synergie : ils agissent de concert, mais la somme est supérieure à la simple addition. C'est la raison pour laquelle les nutriments dans les aliments sont plus actifs que dans des gélules, c'est aussi pourquoi plusieurs types d'aliments doivent être pris au cours du même repas ! Examinons quelques exemples.

D'abord la vitamine C des fruits. Dans un comprimé ou dans un fruit (donc de synthèse ou naturel), l'acide ascorbique (c'est-à-dire la vitamine C) est identique sur le plan de la chimie (ce qui n'est pas le cas de toutes les vitamines : pour certaines, la synthèse chimique élabore corollairement nombre de molécules qui ne sont pas strictement identiques à la vitamine naturelle). Or, pour obtenir la même efficacité, il faut soit 50 mg de fruit, soit 100 mg dans la gélule. Bien plus, certains facteurs augmentent la biodisponibilité de la vitamine. C'est ainsi que seulement 25 mg suffisent si le fruit s'accompagne d'une viande !

Ensuite le fer et la vitamine C. La vitamine et le minéral s'entraident dans leur captation au niveau des intestins. Quand ils sont ensemble, chacun est puisé en quantité beaucoup plus importante que s'il était seul. Précéder les épinards de brocolis crus ou les faire suivre d'un jus d'orange double la captation du fer qui passe de 3 à 6 % ; il en est de même avec les protéines de la viande. Accompagner la viande de légumes, et lui faire succéder un fruit relève simplement de l'efficacité nutritionnelle. À vrai dire, le fer héminique du steak ou du jambon est lui-même beaucoup plus efficace que celui des végétaux, avec ou sans fruits ! Le raisonnement devient formidablement utile avec les aliments moins riches en fer héminique, comme les volailles, ou pauvres en fer de qualité, comme certains poissons.

La vitamine C augmente la biodisponibilité du sélénium, ce qui est logique car tous deux travaillent physiologiquement de concert ; les fruits se doivent donc d'accompagner les poissons et les céréales.

L'absorption intestinale du zinc est supérieure à 35 % pour un repas très riche en protéines animales, elle n'est plus que de 20 à 30 % pour un menu français standard, et descend à seulement 15 % pour une alimentation riche en produits végétaux et pauvre en viande !

Qu'en est-il de l'huile et du bêta-carotène ? Cette molécule, le bêta-carotène, sert principalement de précurseur à la vitamine A ; mais elle assume, à titre personnel, des rôles particuliers, comme nous l'avons précédemment vu. Cette provitamine est abondante dans les fruits et les légumes, parfois en quantité importante. Or, l'adjonction d'huile multiplie par 2 le transfert du bêta-carotène dans l'organisme. Les carottes râpées à la vinaigrette sont donc, du moins sur ce plan nutritionnel, beaucoup plus intéressantes que les carottes à la croque ! D'autant que certaines huiles végétales sont indispensables.

Avec les fibres, il faut savoir choisir la place des aliments au cours du repas. Pour optimiser l'efficacité de tous, il est judicieux de consommer ceux qui sont riches en fibres à chacun des repas, en association avec les autres aliments : les légumes et les fruits doivent accompagner les viandes et les laitages, mais aussi les féculents. Il est illusoire et malvenu de consommer beaucoup de légumes à l'un des repas, et pas du tout à un autre. D'autant que les fibres de chacune des grandes classes d'aliments n'ont pas exactement le même effet. Effectivement, celles des légumes calment bien la faim pendant les 2 ou 3 heures qui suivent les repas. En revanche, l'effet des fruits est moins rapide, mais plus long dans le temps. Pour optimiser l'action des fibres sur la sensation de faim, afin de ressentir rapidement la satiété, et rester rassasié le plus longtemps possible après le repas, il est pertinent de commencer par les légumes et de finir avec les fruits. L'habitude culturelle fonde donc sa justification dans une physiologie toute simple !

Quel intérêt pour les combinaisons (génératrices de synergies) de protéines végétales ? Les céréales et les légumes secs (lentilles, haricots, fèves) constituent deux classes d'aliments dont les protéines sont incomplètes. Chacune contient en quantité trop faible un acide aminé indispensable : il s'agit, par exemple, de la lysine pour les céréales, et de la méthionine pour les légumes secs. Il convient donc de les associer au cours d'un même repas, pour que notre organisme ait à sa disposition un mélange complet de protéines fournissant tous les acides aminés dans les bonnes proportions. Il est donc optimal d'associer à la viande (terrestre, aérienne ou maritime) plusieurs familles de légumes.

Existe-t-il de bonnes alliances entre les glucides et les huiles (et graisses) ? L'intérêt de l'amidon, celui des céréales, est d'être digéré lentement, ce qui permet d'approvisionner l'organisme sans à-coups. Ce sucre complexe est qualifié de « lent », ce qui est une grande qualité. Les physiologistes disent qu'il a un index glycémique bas, c'est-à-dire qu'il n'augmente pas de manière trop importante la teneur de glucose dans le sang (contrairement au morceau de sucre, lequel est qualifié de « rapide »). Ralentir encore les glucides des pâtes ne peut être que propice : c'est précisément ce qui est obtenu par l'ajout d'un filet d'huile, ou encore d'un peu de fromage râpé ; ou bien en tartinant le pain avec un peu de beurre ; ou encore en l'accompagnant de jambon ou de rondelles d'œufs ! La présence de fibres augmente encore l'efficacité ! Le mieux est donc une salade composée, avec huile de vinaigrette, riz ou pomme de terre, jambon, cubes de rosbif ou d'œufs ! Un peu de jambon dans les lentilles est également excellent ; ou, mieux encore mieux, du petit salé aux lentilles !

Moralité : *la diversité au cours d'un même repas est le secret de l'efficacité !*

Cuire pour utiliser les nutriments

Les plus anciennes traces de feu associées à une présence humaine remontent tout de même à 1,5 million d'années.

Après la fabrication de quelques outils par l'australopithèque, la domestication du feu, par *Homo erectus*, constitue le premier acte qui distingue résolument l'homme des autres primates. Elle signe une intelligence particulière dans le monde vivant. Elle modifie ses conditions de vie matérielle et engendre la culture, dans les deux sens du mot. Le feu eut évidemment un impact social capital puisqu'il permettait de se réunir autour du foyer : des millénaires après, ce mot désigne toujours la communauté de base, la famille. Ne passant plus le clair de son temps à courir après ses aliments, l'homme a le loisir de les préparer, de les apprêter, de les cuisiner... et d'en parler autour du foyer. Avec le feu, il devenait possible de se réchauffer tout en éloignant les animaux dangereux ; mais aussi d'améliorer le régime alimentaire en rabattant le gibier avec des torches, de rôtir la viande et les végétaux ; puis de savourer des aliments qui ne sont digestes que cuits, par exemple les tubercules ; et, plus tard, d'élaborer des moyens de conservation en fumant les viandes terrestres, aériennes et aquatiques.

Il est important de garder en mémoire que la cuisson est absolument obligatoire pour nombre d'aliments, tout au moins eu égard à la physiologie de l'homme. Le crudivorisme sectaire n'est qu'une mauvaise plaisanterie. Par exemple, une pomme de terre crue est immangeable et de surcroît indigestible (sinon indigeste), le grain de blé est nettement plus assimilable cuit ; quant aux œufs, curieusement les gober est une ineptie. Pourquoi donc ?

• L'œuf cuit : tout bon. gobé : à moitié faux !

> « Depuis longtemps, et pour longtemps encore, l'œuf est à la cuisine ce que l'article est au texte, il est impossible de s'en passer en cuisine. »
>
> Alexandre Grimod de La Reynière.

Il faut que l'œuf soit cuit pour que ses précieux nutriments deviennent biodisponibles, c'est-à-dire qu'ils soient captés par nos intestins lors de la digestion, transférés dans le sang, et utilisés par nos organes ! Concernant les protéines, il est facile de comprendre pourquoi. En effet, elles sont constituées d'enchaînements, parfois gigantesques, de maillons dénommés des acides aminés. Ces structures sont repliées sur elles-mêmes, pour réduire l'encombrement ; elles occupent donc, pour certaines, des formes globulaires, ressemblant à des pelotes de laine. Pendant le temps de transit intestinal « réglementaire » d'une protéine crue, seule la partie externe de la pelote est attaquée par les sucs digestifs, dénomination ancienne des enzymes. Tandis que le reste est perdu dans les toilettes. En revanche, la cuisson « dénature » la protéine, ce qualificatif percutant signifie simplement qu'elle lui fait perdre sa structure de pelote, en la déroulant en quelque sorte. Pendant la digestion, toutes les parties de la protéine peuvent alors être attaquées pour être mises à profit. La qualité nutritionnelle de la protéine d'œuf cuit est donc nettement supérieure à celle de celui qui est cru. La démonstration claire et définitive vient d'en être apportée par une équipe de chercheurs et de médecins belges de Louvain : les protéines d'œuf cru ne sont digérées qu'à 51 %, alors que celles des œufs cuits le sont à 91 %.

Mais la cuisson concerne aussi favorablement les vitamines. Par exemple, l'œuf contient d'importantes quantités de l'une d'entre elles, la biotine, ou vitamine B8. En contradiction apparente avec cette réalité, les carences en ce micronutriment sont observées chez les consommateurs d'œufs... crus. Il peut sembler paradoxal de trouver un déficit en un nutriment chez les consommateurs d'un aliment précisément riche en ce nutriment ! Cela est dû au fait que la vitamine est protégée, donc neutralisée, par une substance dénommée avidine. Seul le chauffage permet de séparer le couple nutritionnellement inutile, en libérant la vitamine, qui devient alors biodisponible. Mollets, à la coque (mais avec le « blanc » bien blanc et solidifié), en omelette, comme vous voulez, mais ne faites pas l'œuf, ne les gobez pas !

Ainsi donc, d'une manière générale, le tartare n'est pas obligatoirement une bonne idée, car les protéines crues ne sont pas au mieux de leur capacité de digestion par les intestins. En revanche le carpaccio est sympathique, car le citron ou le vinaigre, grâce à leurs acidités, « cuisent » en quelque sorte ; c'est-à-dire qu'ils dénaturent partiellement les protéines, et les rendent digestes. Il en est de même de la marinade, sous l'action du vinaigre. Le faisandage des viandes équivaut, dans une certaine mesure, à cuire. Fermenter le chou aboutit à un résultat similaire : c'est la choucroute. La dénaturation est également une opération bénéfique pour les protéines du lait, plus particulièrement celles du lactosérum, dont elle accroît la digestibilité de façon spectaculaire. Le lait caillé est-il un lait qui aurait, d'une certaine manière, « cuit » ?

Globalement, pour maintes raisons, la grande majorité des protéines ne devraient pas être mangées crues. Il faut donc les apprêter, les cuire ; éventuellement leur faire subir des traitements (souvent devenus industriels) ; il est vrai qu'ils risquent par ailleurs de provoquer la perte d'une petite partie de leur qualité nutritionnelle. Mais, heureusement, la bénéfice est ailleurs. De plus, le chauffage entraîne de profondes modifications des caractéristiques de texture du produit, ce qui est bien souvent très agréable.

C'est ainsi que la cuisson du pain améliore l'efficacité nutritionnelle de la mie d'un bon tiers, en dénaturant les protéines de la farine. Seules les protéines du sorgho et du riz font exception : après cuisson, elles sont un peu moins digestibles.

Sur un plan alimentaire, la cuisson engendre plusieurs autres conséquences extrêmement favorables. Tout d'abord, elle élimine les activités mauvaises de nombreuses fractions protidiques et de sucres complexes, néfastes sur le plan digestif. Il s'agit des lectines (qui perturbent la fonction cellulaire en se fixant sur les membranes biologiques) et des facteurs antidigestifs présents dans de nombreux produits animaux et végétaux. Ces lectines se rencontrent notamment dans le soja, le haricot blanc, le haricot de Lima, le pois, la fève, la pomme de terre et le germe de blé. Ces substances, dont certaines sont véritablement toxiques, peuvent perturber les mécanismes de l'absorption, en se fixant par exemple sur les cellules qui tapissent l'intestin.

Ensuite la dénaturation entraîne l'inactivation de protéines particulières que sont les enzymes potentiellement dangereuses pour l'homme, présentes dans de nombreux produits agricoles bruts. Dans bien des cas, malheureusement, le crudivorisme forcené s'avère une erreur, car il prive de quelques excellents aliments.

Certes, la cuisson peut entraîner des destructions partielles. Par exemple, les vitamines sont très fragiles, comme le sont toutes les substances organiques. Certaines d'entre elles sont détruites par la chaleur, d'autres par la lumière, d'autre encore par les oxydants, les réducteurs, les acides, les bases. Même l'humidité peut, dans certaines conditions, s'avérer dangereuse ! Qu'en est-il exactement ?

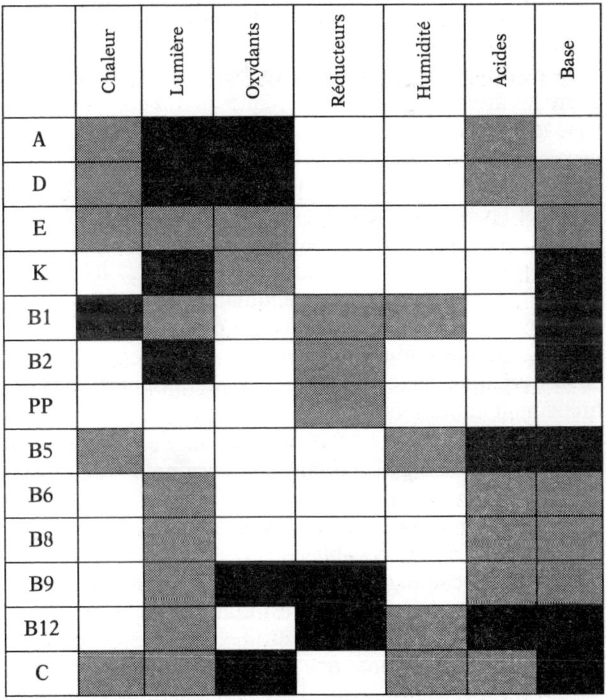

(D'après Le Grusse et Watier.) Noir : très sensible.

Guide pratique : fragilité des vitamines

• Aliments fragiles, mais irremplaçables !

> « Le travail et le repos sont indispensables à ses organes ; la fatigue est nécessaire à son cerveau comme à son muscle ; neuf dixièmes des maladies sont dues à la contagion transmise par l'air et les aliments. »
>
> Jules VERNE.
> *Les Cinq Cents Millions de la Bégum.*

La pollution, par contamination bactérienne notamment, altère les aliments, surtout les meilleurs. En effet, ceux qui sont très riches en nutriments (comme les œufs, les fruits de mer, les produits tripiers, les viandes, les charcuteries) sont par définition très fragiles. S'ils favorisent la croissance et l'harmonie de notre corps... ils permettent aussi bien le développement rapide des micro-organismes toxiques ou générateurs de toxines. Salmonelle, listeria et d'autres encore, voilà de redoutables ennemies, qu'il convient d'éviter ou de combattre. En vérifiant soigneusement la qualité sanitaire des aliments, mais en aucun cas en les rejetant sous prétexte qu'ils pourraient être éventuellement contaminés.

Pourquoi le steak haché est-il si fragile ? Parce qu'il constitue un excellent milieu de culture pour tout ce qui veut bien l'infester, y compris quelques hôtes indésirables pour l'homme. Quand le steak est entier, les nutriments sont difficilement accessibles du fait des structures biologiques qui le compartimentent au niveau microscopique ; la contamination bactérienne est donc lente. Quand il est haché, les structures sont détruites, tout est immédiatement et rapidement mis à disposition des micro-organismes. Curieusement, dans le même esprit, la technologie peut fragiliser. Ainsi, la congélation rend l'eau solide et augmente donc son volume, ce qui a pour effet de faire éclater les cellules qui constituent le tissu vivant. Lors de la décongélation, une sorte de bouillie se produit, pour la plus grande joie de tout ce qui veut pousser. Ce qui rend fragile ce riche aliment quand il est décongelé. Voilà pourquoi il est interdit de recongeler, tout particulièrement la viande.

Le consommé est meilleur que le bouillon, mais il est plus fragile. Le bouillon de légumes résiste assez bien à la conservation au frais, car la variété des nutriments n'est pas assez grande pour permettre la croissance rapide de micro-organismes. Mais il risque d'être infesté en quelques heures quand il est préparé dans le consommé, car l'eau de cuisson du pot-au-feu ou du jarret de veau est nutritivement plus riche. Il en est de même avec le bouillon gras, même dégraissé, du petit salé. Les nutriments des viandes se combinent à ceux des légumes pour créer un milieu nutritif excellent pour l'homme, comme pour les micro-organismes. Il ne faut jamais oublier que la contamination est d'autant plus facile que l'aliment est plus riche...

Pour ce qui concerne les huiles, surprise, même la « première pression » a ses limites ! La pression du fruit ou de la graine pour en extraire son huile végétale de consommation met en présence des substances qui, chimiquement, ont tendance à se détruire les unes les autres, tels les oligo-éléments et les bonnes graisses. Ainsi, le rancissement est très rapide en présence de lumière, d'une modeste température et de l'oxygène de l'air, d'autant que certains oligo-éléments favorisent les attaques radicalaires des acides gras indispensables... ce qui est précisément le rancissement. Voilà pourquoi l'huile de noix, parmi les meilleures avec celle de colza, est si fragile : il faut la conserver en petites bouteilles, à l'abri de la lumière, bien bouchée, au froid.

Le seul comportement pratique recommandable est d'exiger que les aliments soient sains, non souillés. La sécurité alimentaire est fondamentale. Mais elle n'a d'intérêt que pour des aliments dignes de ce nom, c'est-à-dire pourvus d'une bonne valeur nutritionnelle. L'argile stérile (qui est d'ailleurs parfois un médicament) est d'une sécurité sanitaire totale, mais d'une valeur nutritionnelle nulle. Le souci de sécurité doit se cantonner à l'utile, l'utilisable, l'agréable ! Pollution : la refuser, plutôt que de se priver des aliments contaminables, mais fragiles parce que nutritifs.

Un aliment de bonne valeur nutritionnelle est fragile, surtout s'il est frais. Il faut le protéger, le traiter avec soin, ne pas le souiller ! La fréquence des cancers de l'estomac a été divisée par 4 depuis un demi-siècle pour la bonne raison que les pullulations microbiennes ont été considérablement réduites, grâce à la chaîne du froid en particulier. Les infections bactériologiques (notamment par le fameux *helicobacter pylori*) ou les contaminations par les moisissures et les parasites constituent, dans le monde, la seconde cause de cancer ! Incidemment, l'hygiène et la température du réfrigérateur font partie de l'hygiène corporelle. Une montée de température de 5 °C pendant quelques minutes (facilement atteinte lors d'ouvertures intempestives) multiplie par 2 (et parfois beaucoup plus) la croissance de certains germes ; une remontée de 10 °C la multiplie par 4. Ainsi, « l'illustre » listeria peut passer en moins de 8 jours de quelques unités à plusieurs milliers en cas de stockage à 10 °C ! Une alimentation variée, certes, mais pas avariée !

Sur le plan nutritionnel et donc alimentaire, il n'existe pas d'aliment complet, car aucun d'entre eux n'est capable, à lui seul, de fournir tous les nutriments dont l'homme a besoin. La variété est donc une obligation indiscutable et incontournable. Mais certains aliments ont la particularité d'être riches en ces précieux nutriments, car ils apportent plusieurs d'entre eux en quantités utiles (c'est-à-dire représentant une fraction importante des apports journaliers recommandés – les AJR –, qui sont définis pour couvrir les besoins). Or, certains sont insuffisamment consommés, induisant des déficits en quelques nutriments. Que faire alors ?

Enrichir, supplémenter, complémenter ?

Votre alimentation contient-elle assez de nutriments ? Le débat est ouvert à nouveau, avec ses supporters et ses détracteurs : faut-il prendre des compléments alimentaires, acheter en pharmacie des vitamines et des minéraux ? Faut-il restaurer notre stock corporel à la fin de l'hiver, au début du printemps, vers l'été avant les vacances, à l'aube de l'automne ? Mangeons-nous réellement bien équilibré, sain et suffisamment ? Faut-il donc envisager d'utiliser des compléments alimentaires, ou bien accepter que les producteurs supplémentent systématiquement certains de nos aliments à la source, comme cela se fait dans certains pays ?

Il faudrait mettre les villes à la campagne, disait un humoriste. Pour que chacun, tous les jours, ramasse ses œufs, cueille sa salade et ses légumes, traie son lait, affine son fromage et tue son poulet ou son lapin. Malheureusement cette vision idyllique n'est qu'un rêve. Avec ses cortèges de stress et de pauvreté, de déplacements dévoreurs de temps, de handicap culturel et de défauts d'éducation, la vie citadine et banlieusarde est source de malnutrition. Sans oublier que la sélection, les temps de transports et de stockage et même certains procédés de conservation, peuvent parfois diminuer la teneur en vitamines ! Souvent, les fruits et légumes ne sont plus ce qu'ils étaient !

- Charabia : aliment fonctionnel, nutraceutique, alicament ?

> « Désillutionniste, maître du dégoût, chevalier du taste-rien. »
>
> Jean D'ORMESSON.
> *Une autre histoire de la littérature française.*

> « Or rien n'est plus désagréable de se demander, en contemplant l'assiette avec perplexité, puis en grignotant avec circonspection : que peut-il bien y avoir là dedans ? »
>
> Jean FERNIOT. *Le Goût, la Santé, l'Argent.*

Au moins dans certaines conditions, il serait bon d'enrichir en quelques nutriments. Mais quels aliments sélectionner, avec quoi et comment ? Pour eux, des mots nouveaux ont été forgés. Alicament : aliment + médicament. Nutraceutique accouple nutrition et pharmaceutique. Jugés trop ardus, ces mots sont maintenant remplacés par « aliments fonctionnels » : ils participent à la bonne marche des fonctions physiologiques. Mais, en réalité, si les aliments peuvent contenir des substances qui préviennent les maladies, il est rare d'y trouver de véritables médicaments, tout au moins en quantité utile.

Puisque ces mots ne sont pas encore dans le dictionnaire, il convient de préciser leur signification. L'alicament est un aliment recomposé, c'est-à-dire constitué d'un aliment auquel on ajoute une ou plusieurs substances extraites d'un autre aliment. En effet, pour diverses raisons, il peut être utile de pérenniser l'absorption de fractions de ce deuxième aliment, alors qu'il n'est lui-même plus consommé, pour divers motifs. Mais cette procédure demande des justifications scientifiques et médicales. En pratique, il n'en existe que deux exemples sérieux, quoiqu'il ne s'agisse pas de médicament pour l'un d'entre eux, les fibres.

Le premier concerne donc les fibres. En effet, nos ancêtres devaient manger beaucoup, pour faire face à des dépenses énergétiques faramineuses. Ils se délectaient donc de céréales, qui leur apportaient l'énergie sous forme d'amidon, mais aussi des fibres dans le même temps. Nos intestins, qui sont ceux de Cro-Magnon, ont donc encore et toujours besoin d'une quarantaine de grammes de fibres quotidiens pour fonctionner harmonieusement. Or, du fait de la voiture et de l'ascenseur, du chauffage et des commodités modernes, nous sommes contraints de réduire notre ration alimentaire. C'est-à-dire, par voie de conséquence, celle de fibres (plus de 2 fois moins). Il serait donc légitime de les ajouter dans d'autres aliments, que nous continuons actuellement de consommer couramment.

Le deuxième exemple, concernant les alicaments (devenus « aliments fonctionnels »), touche une variété de graisses, les acides gras oméga-3 que nous avons déjà rencontré plusieurs fois. Ils sont trouvés dans les poissons sauvages. L'une de leurs vertus est de prévenir nombre d'aspects de maladies cardio-vasculaires, et de les traiter. Or, l'huile de chair de poisson a constitué un médicament remboursé par la Sécurité sociale. Ces bonnes graisses construisent et protègent notre corps. Nous en manquons. Elles sont déjà ajoutées (en Angleterre, au Japon, aux États-Unis) dans plusieurs aliments : le pain, le lait, les biscottes, les biscuits. Évidemment, une alternative alimentaire existe : mangez 2 fois par semaine du poisson – gras – et vous diviserez par 2 votre risque de maladie cardio-vasculaire. Mais, en général, ce délectable aliment n'est que peu mis à profit chez nous ; il ne l'est pratiquement jamais aux États-Unis. N'ayant pas appris le goût du poisson quand ils étaient enfants, les habitants de ce pays – entre autres – sont incapables de l'absorber adultes, le trouvant nauséabond, de goût détestable, et finalement éminemment dangereux pour les gencives et le « gosier », car coupable de contenir des arêtes.

En fait, les alicaments existent déjà, sans en utiliser la dénomination. Le sel iodé constitue un exemple spectaculaire : l'iode est ajouté à un produit de consommation courante, pour éviter le goitre dans les régions pauvres en iode. Une deuxième illustration : l'eau fluorée, élaborée en particulier pour diminuer l'incidence des caries.

Mais tout pourrait abusivement devenir alicament, pour assurer la promotion d'aliments pourtant classiques. Ainsi, le calcium est indispensable pour éviter l'ostéoporose, entre autres. Faut-il alors considérer le lait et le fromage comme des alicaments ? Évidemment non. La carence en vitamine A est redoutable, notamment au niveau de la vision, elle constitue la première cause de cécité dans le monde. Faut-il envisager les carottes, le foie de veau et même le beurre comme des alicaments ? Pour lutter contre la carence en fer, faut-il élever le boudin au rang d'alicament, idem pour le zinc des huîtres ?

Il n'est pas évident que les alicaments soient promis à un avenir grandiose. Pour deux raisons. D'abord parce que les industriels de l'alimentaire ne souhaitent vraisemblablement pas une confrontation (sur le terrain du médicament et de la médecine) avec l'industrie pharmaceutique. Ensuite parce que les pouvoirs publics refusent les allégations thérapeutiques sur les emballages comme dans les publicités... alors que celles-ci sont précisément censées justifier les alicaments.

L'œuf naturel n'est pas un alicament. Car, en fait, les œufs contiennent naturellement ces bonnes graisses, à la condition expresse que les poules qui les ont pondus aient elles-mêmes été nourries avec leurs aliments naturels. C'est une chercheuse américaine d'origine grecque qui l'a découvert. Elle a eu l'idée de comparer les œufs qu'elle achetait au supermarché US avec ceux que ses voisins lui offraient lorsqu'elle passait ses vacances dans son pays natal, œufs produits par des poules picorant en toute liberté, sans aucune nourriture imposée. Résultats spectaculaires, les œufs naturels contiennent 5 à 10 fois plus de « bonnes graisses » que les œufs « industriels ». Ils sont naturellement riches en acides gras oméga-3. Voilà l'une des raisons pour lesquelles les Grecs et les Crétois font moins de maladies cardio-vasculaires que d'autres. Des œufs, baptisés justement oméga-3, sont sur le marché. Ils ne sont pas véritablement enrichis, au sens propre du terme, ils ont simplement la composition que les autres pourraient avoir. Les jaunes de ces œufs sont d'ailleurs utilisés avec succès pour fabriquer des laits adaptés infantiles, encore plus proches du lait de femme.

Et que penser des aliments enrichis, supplémentés, voire naturellement riches en certaines substances ? De toute évidence les risques de dérive ne sont pas négligeables. Nombreux sont les pièges, habilement dressés par quelques services de marketing. Au consommateur de ne pas se laisser berner, en sachant s'informer. Le paroxysme serait de prétendre fabriquer un seul aliment, contenant tous les nutriments reconnus. Ineptie totale, prétention monstrueuse. Car environ 40 substances nous sont indispensables. Or les connaissances médicales et scientifiques sont actuellement incapables, pour chacune d'entre elles, de définir avec la moindre précision les besoins, selon les âges et les sexes, les conditions physiologiques ou pathologiques, les particularités individuelles. On est donc immensément loin de pouvoir évaluer la combinaison idéale de 50 substances, ni 10 par 10, ni même 2 par 2 ! Véritable supercherie : le tout en un, c'est-à-dire les 40 substances indispensables en 1 seul sachet.

Chrononutrition : les moments idéaux pour manger, au rythme de la nature

« Le cadran solaire est une belle invention pour rappeler l'heure des repas. »

DIOGÈNE.

« On goûte le plaisir de la table dans toute son étendue lorsque les quatre conditions suivantes sont réunies : chair au moins passable, bon vin, convives aimables, temps suffisant. »

BRILLAT-SAVARIN.

Véritable horloge interne réglée par la nature, les rythmes de notre corps sont journaliers, hebdomadaires, lunaires. Le même dosage de certains médicaments se révèle plus ou moins actif selon l'heure de la prise. Il est grand temps de redécouvrir qu'une tête, bien faite et bien pleine, implique 3 à 5 repas journaliers chronologiquement déterminés par notre patrimoine génétique. Autrefois, les labeurs de l'été nécessitaient au moins 5 ou 6 repas quotidiens ; en revanche, pendant l'hiver, 3 suffisaient amplement, sauf frimas sévères. Corrélativement, le grignotage constitue une ineptie, une habitude calamiteuse. Même les cosmonautes ont besoin de repas structurés, car l'absorption d'ersatz de repas ne leur a pas réussi ! Jamais au grand jamais de grignotage entre les repas.

Mangez au calme, dans une atmosphère tempérée. Vos organes des sens sont au mieux de leur forme aux environs de 20 °C ; des écarts trop grands réduisent leur sensibilité. Si le restaurant affiche 10 °C de trop ou de moins, vous êtes en droit de demander une réduction de 50 % sur l'addition !

• Le chaos par le grignotage. La forme sans les formes !

> « L'année liturgique, pieusement observée, se doublait d'une année culinaire, d'une saison des concombres ou des confitures, du fromage blanc ou du hareng frais. »
>
> Marguerite YOURCENAR. *L'Œuvre au noir.*

L'organisme humain possède, en quelque sorte, de petits « compteurs » de calories et de nutriments qui lui permettent de répondre à ses dépenses de manière pratiquement mécanique ; il dispose aussi d'un compteur de plaisir qui est, quant à lui, beaucoup plus laxiste.

Notre cerveau est conçu pour recevoir 2 messages, 2 signaux. Le premier l'informe que, quelque part, notre organisme manque de nutriments. Un circuit de neurones déclenche alors la sensation de faim qui incite à manger. Dès les premiers aliments absorbés, l'émetteur du signal de manque envoie un autre signal, signifiant qu'il commence à être rassasié, ce que le cerveau traduit par la satiété. Ainsi, notre corps ne peut être nourri que par l'alternance rythmée des repas. Mais, si grignotage il y a, la faim et la satiété ne se manifestent jamais. Il devient alors possible de manger beaucoup plus que le corps n'en a besoin, d'où l'obésité. D'autant que les « aliments apéritifs » et les « snacks », c'est-à-dire toutes sortes de choses que l'on avale entre les repas, sont trop souvent de piètre qualité (ce qualificatif est parfois un euphémisme) nutritionnelle : ce sont des calories pratiquement vides de toutes vitamines, minéraux, graisses et acides aminés indispensables. L'image des veules héros (zéros ?) de feuilletons est redoutable. Ils boivent sans cesse et ouvrent le réfrigérateur avec une obstination qui s'apparente à un tic. Chacun mange quand il pense avoir une petite faim, c'est-à-dire pratiquement en permanence. Or, dans une bonne poignée de cacahuètes, il y a autant de calories que dans tout un repas ! Progrès du modernise : on parle maintenant de « snacking » qui est sans doute pire que grignoter puisqu'il s'agit de véritables repas !

Aux États-Unis, les campagnes de publicité et l'information nutritionnelle ont fait baisser significativement la consommation de graisses saturées, les édulcorants ont remplacé le sucre... Tout devrait aller donc mieux, en termes de santé. Mais il n'en est rien, bien au contraire, car l'obésité continue à progresser, allègrement pourrait-on dire avec ironie ! À cause de qui, de quoi ? Du grignotage. Il génère une augmentation de l'apport calorique total. Le grignotage constitue une véritable injure aux rythmes biologiques, à notre corps, à son efficacité, à son plaisir, à sa plastique.

Le mot satiété vient du latin *satis est* qui peut se traduire par : c'est plein, c'est même trop plein. Il exprime une sensation qui est elle-même innée. La satiété est en quelque sorte un état de non-faim. Avoir envie de s'arrêter de consommer signifie que l'on a mangé à satiété, incontestablement. Si la faim est innée, l'appétit est en revanche quelque chose de beaucoup plus élaboré, il s'édifie.

Globalement, les nouveau-nés nourris à la demande spontanée ont un rythme de prise alimentaire de 90 minutes dans des conditions constantes d'environnement, de température et d'éclairement. Au terme du premier mois, le rythme passe à 3 heures, puis à 6 heures ; avec une préférence diurne qui se dessine peu à peu. À 8 semaines, le nourrisson adopte spontanément et normalement un rythme de 4 repas diurnes, avec une amplitude des quantités consommées susceptible de beaucoup varier d'un repas à l'autre.

La modalité de prise d'aliments chez l'homme qui dispose de nourriture à volonté est sans conteste de 3 à 5 repas à heures relativement fixes. Il est faux de prétendre que ce rythme résulte de contraintes socioculturelles.

En effet, les études réalisées chez les nouveau-nés montrent qu'il s'établit spontanément, et ce dans toutes les civilisations. D'autres travaux, menés chez l'homme adulte privé de tout repère horaire en vivant dans des grottes, montrent que cette alternance demeure. Soit qu'il se trouve en éclairement ou en obscurité continue, soit en éclairement à volonté. Curieusement, son horloge biologique se cale sur un rythme endogène de 25 heures quotidiennes, comme l'a montré un spéléologue célèbre.

Observation fondamentale, chez l'homme comme chez l'animal, les sujets mis en alimentation programmée adaptent rapidement la taille du repas à l'intervalle qui le *suit* (et non pas au temps qui le précède) ! L'organisme anticipe ses besoins jusqu'au repas suivant : il prévoit l'exercice, les besoins de thermogenèse pour se réchauffer. Le rassasiement (la sensation qui met fin au repas) est donc largement conditionné par le vécu prévu, et non pas totalement par le vécu passé avant. Il est donc évident que cet apprentissage nécessite une motivation, celle du plaisir ou du moindre désagrément. Il exige un processus, plus ou moins complexe, de mémorisation de l'aliment (par ses caractéristiques sensorielles) et des conséquences de son ingestion, telles qu'elles ont été ressenties à la suite des repas précédents. Ainsi donc, même en alimentation programmée, le sujet a normalement faim à l'heure des repas. Apprendre à manger est une réalité.

Il est à noter qu'une prise alimentaire non motivée par la sensation de faim n'entraîne que peu la sensation de satiété (on dit qu'elle n'est pas satiétogène), voire pas du tout. Manger sans raison physiologique ne coupe donc pas la faim. Quatre heures après le déjeuner, la consommation de snack riche soit en protéines, soit en glucides, soit en graisses retarde la prise habituelle du dîner de respectivement 60, 35 ou 25 minutes ; or la quantité d'énergie ingérée reste la même, quel que soit le type de snack ! En bref, les protéines sont de meilleurs coupe-faim, pendant un temps plus long. En moyenne, la consommation d'un snack augmente la ration calorique quotidienne de 15 %. Les auteurs de cette très intéressante étude concluent pudiquement que la prise de snack pourrait avoir un effet délétère chez les personnes sujettes à la surcharge pondérale.

Mais qu'en est-il actuellement du quatrième repas, c'est-à-dire du goûter ? Tout d'abord, il ne doit pas être assimilé à du grignotage. Pour les enfants et les personnes âgées, il est pratiquement indispensable. Les premiers sont en pleine croissance et se dépensent en permanence, les secondes ont besoin d'approvisionner régulièrement leur organisme. En moyenne, en France, le goûter représente respectivement 11 et 8 % des apports énergétiques quotidiens chez les femmes et les hommes. Chez les « goûteurs » réguliers, la glycémie, la cholestérolémie et l'indice de corpulence sont plus faibles, mais leur activité physique est aussi plus importante...

D'aucuns pourraient croire que multiplier les repas est efficace, en partant du principe que le travail de digestion brûle par lui-même beaucoup de calories, qui de ce fait ne sont donc pas stockées dans les contours adipeux. Et donc proportionnellement plus au cours d'un petit repas que dans un gros. Malheureusement l'opération est vaine, car il a été montré que fractionner la ration en 6 repas ne permet d'économiser que 16 minuscules calories, soit l'équivalent de moins d'un morceau de sucre !

Le vrai respect de la chronobiologie naturelle inclut aussi le rythme des saisons...

• Manger au bon rythme

> « La cuisinière apportait chaque plat l'un après l'autre, coutume qui a l'inconvénient d'obliger les gourmands à manger considérablement, et de faire délaisser les meilleures choses par les gens sobres dont la faim s'est apaisée sur les premiers mets. »
>
> Honoré de BALZAC. *Le Médecin de campagne.*

Quand on mange, évidemment, le cerveau en est informé... Sauf lors du grignotage, car grignoter n'est pas manger ! Cependant, toutes les parties du cerveau ne travaillent pas de concert, et cet organe a besoin de signaux objectifs concernant la prise alimentaire. Notre cerveau frontal, qui perçoit un comportement organisé, celui de manger, n'informe pas directement et immédiatement la zone cérébrale responsable des sensations de faim et de satiété.

Physiologiquement donc, il faut au moins 15 minutes pour que votre cerveau sache que vous avez mangé quelque chose d'utile. Le temps que soient reçus et interprétés les multiples messages provenant de la bouche et du pharynx, de l'estomac, des intestins, du sang et des organes. Ces signaux sont électriques car nerveux, mais aussi chimiques, lorsque les nutriments arrivent dans le sang. Pendant le premier quart d'heure, gloutonnement, bombance à tours de mâchoires, vous pouvez absorber beaucoup plus que ce dont vous avez besoin.

D'ailleurs il suffit d'observer un enfant. En cours de repas, bien qu'affamé, il est attiré pendant quelques minutes par un jeu. Revenu à table, il ne veut plus manger, il n'a plus faim : son cerveau a eu le temps d'être informé. Quant à vous, adulte, au restaurant, lorsque le service est lent, vous mangez le pain de la corbeille et le succulent beurre salé en attendant les entrées. Puis arrive le plat dit « de résistance », qui vous résiste car vous n'avez plus faim : il s'est écoulé une bonne demi-heure depuis votre arrivée. Si vous aviez un appétit de loup quand vous l'avez commandé, vous l'absorberez tout de même.

Dans « fast-food », tout semble faux, sur le plan culturel comme nutritionnel et physiologique ! Le « food » est malheureusement trop souvent médiocre ; quant au « fast », il est donc absolument détestable ; certes, il signifie qu'on est rapidement servi, mais l'ambiance oblige à manger vite... Quand les « cantines », qui devraient être des restaurants, veulent imposer des rotations rapides, cela devient socialement ridicule et médicalement dangereux, bien qu'économiquement rentable. Si vous avalez l'aliment sans faire attention, sa charge émotionnelle est perdue, car vous ne pouvez revenir en arrière. Vous pouvez certes recommencer, mais au risque d'absorber trop de calories.

La chronobiologie concerne aussi le petit déjeuner. Physiologiquement, il est en effet impossible d'avoir faim au réveil et pendant la demi-heure qui le suit. Cela s'explique facilement, sinon anecdotiquement : à l'époque de Cro-Magnon, il ne faisait pas bon d'être en hypoglycémie juste après avoir été réveillé par un prédateur félin ou canin ! Ceux qui l'étaient ont été dévorés, la sélection naturelle a permis aux autres de résister. Conséquence actuelle : soit on prend le petit déjeuner au saut du lit par habitude culturelle, sans être affamé ; soit on ne prend rien, et la faim tenaille alors en arrivant au bureau, ou en classe s'il s'agit des enfants. Bonjour, les hypoglycémies, les coups de pompe, le cerveau ralenti !

Il ne faut pas, il est impossible de déroger à la règle. Les rythmes biologiques sont présents partout, dans les règnes animaux comme végétaux, à tous les stades d'organisation. Ils sont sous contrôle génétique, plusieurs gènes ont du reste été identifiés chez les mammifères.

Physiologie oblige : les rythmes biologiques sont sous le contrôle d'une véritable hormone interne. Elle se situe dans une structure cérébrale, principalement localisée au niveau du noyau supra-chiasmatique, qui est constitué seulement de 10 000 neurones, logés dans l'hypothalamus. Cette horloge synchronise et coordonne les variations circadiennes d'hormones telles que le cortisol et la mélatonine, mais aussi des paramètres physiologiques comme la fréquence cardiaque ou la température corporelle. Le rythme veille/sommeil et la prise des repas constituent des facteurs essentiels de la régulation des rythmes biologiques. Chez l'enfant, il est bien démontré qu'une privation partielle de sommeil (nuit de 5 heures) sur une seule nuit suffit à perturber l'apprentissage de tâches les plus complexes (de créativité, par exemple) et les plus éloignées des occupations habituelles. Incidemment, l'adaptation d'horaires décalés pendant le week-end aggrave les difficultés d'endormissement, augment la tendance (déjà naturelle pour des raisons physiologiques) à la somnolence diurne des adolescents pendant le reste de la semaine. Pour tous les élèves, la coupure du week-end, quel que soit leur âge, semble se répercuter négativement sur le jour qui suit.

Les variations journalières de l'activité intellectuelle des enfants sont surtout liées à leurs rythmes biologiques propres, tandis que les fluctuations au cours de la semaine résultent davantage de l'influence de l'emploi du temps scolaire. La chronopsychologie a de l'avenir. Or elle n'est pas forcément en harmonie avec l'organisation de l'agenda des parents, ni avec l'emploi du temps des enseignants...

Conseils pratiques : de l'administration à la physiologie

Le législateur, dans son *Journal officiel*, n'a défini que des AJR (apports journaliers recommandés). En fait, il ne s'agit pas à proprement parler de recommandations, mais de valeurs utilisables pour l'étiquetage des denrées alimentaires ; ce sont des valeurs de référence pour cet étiquetage. Ces AJR ont le mérite d'exister, mais ne concernent que les hommes adultes. Quid des femmes, des enfants, des différents âges de la vie, des diverses situations physiologiques ou pathologiques ? Citoyennes, citoyens trop jeunes ou trop vieux, malades, circulez : vous n'existez pas encore dans les textes. Seuls les nourrissons ont eu droit à une attention particulière, notamment dans les directives européennes.

En fait, survoler l'étiquette peut suffire à un œil modérément exercé. Car la présence de chiffres exprimant les pourcentages des AJR est généralement d'excellent augure, il suffit alors de vérifier qu'ils sont du même ordre de grandeur pour tous les nutriments invoqués. Quand l'industriel choisit de les faire figurer, il a forcément bonne conscience. Sinon, il se contente de la mention : « aux x vitamines et y minéraux », occultant le fait que, souvent, les quantités ajoutées sont inversement proportionnelles au prix d'achat de chacun des nutriments. Pour l'un, peu onéreux, il ajoutera l'équivalent d'un container ;

pour l'autre, cher, le volume sera celui d'un dé à coudre. Comme le célèbre pâté d'alouette, qui contenait un peu de cheval. Combien ? Moitié-moitié, répondait le producteur. En fait, c'était un cheval et une alouette.

Notre organisme régule l'utilisation des aliments absorbés sur plusieurs jours, au besoin il les stocke, en particulier dans le foie, pour ce qui concerne les vitamines et les minéraux. Il s'agit d'une sage adaptation multimillénaire ; car il est impossible de consommer chaque jour tous les nutriments nécessaires. En effet, chaque aliment ne contient que quelques nutriments, en quantité faible ou importante, mais il apporte toujours des calories. Si nous devions manger quotidiennement tous les aliments nécessaires à l'apport de tous les nutriments, alors notre ration serait largement hypercalorique, l'obésité serait immanquablement au détour du chemin.

La liste des nutriments essentiels est propre à chaque espèce ; en ce qui concerne l'homme et son cerveau exceptionnel, elle est très étendue en raison de ses faibles capacités de synthèse. Les nutriments, substances simples, sont fabriqués par des organismes frustes ; que l'homme se doit d'absorber, pour assurer sa complexité. S'il devait vivre d'amour et d'eau fraîche, c'est-à-dire utiliser directement le gaz carbonique et la lumière pour élaborer des substances organiques, comme savent le faire les plantes, il serait vert, et sa surface corporelle serait gigantesque. L'esthétique en a décidé autrement, et la physiologie aussi. De même, un chat, carnivore obligatoire, meurt s'il est soumis à un régime strictement végétalien, car il est génétiquement contraint d'absorber la chair d'autres animaux (avec son cortège de protéines, de bonnes graisses et de vitamines) pour élaborer et maintenir la sienne propre. Privé de viande, il devient aveugle, car il ne sait pas transformer le bêta-carotène des végétaux en vitamine A ; sa croissance est perturbée car sa peau ne sait pas fabriquer la vitamine D. Incidemment, supprimer les farines animales ne peut que générer de gros problèmes d'approvisionnement chez les producteurs d'aliments adaptés à nos animaux de compagnie...

Conclusions

« Les goûts croissent avec l'âge, et qu'en somme le sens le plus sensible, le plus capable de plaisirs nouveaux et divers, c'est le cerveau... »

Paul Bourget.
Essais de psychologie contemporaine.

« La cuisine dépend presque plus de l'éducation du goût des consommateurs que du talent des maîtres queux. »

Jean-François Revel. *Un festin de paroles.*

Globalement, la qualité d'un aliment se définit selon deux classes de critères. La première prend en compte sa valeur nutritionnelle ; la seconde assure sa sécurité d'utilisation. Car la sécurité alimentaire ne doit pas se limiter au refus des toxiques et contaminants. *La vraie sécurité alimentaire consiste à trouver dans les aliments ce qu'ils doivent contenir en éléments nutritifs* (dénommés les nutriments), *pour un prix raisonnable, tout en faisant plaisir*. Ce principe est universel, il concerne toutes les populations, qu'elles émanent des mondes pléthoriques ou défavorisés, car toutes sont menacées. *La vraie sécurité alimentaire exige de pouvoir accéder à tous les nutriments, dans leur diversité*. Ainsi, la garantie d'absence de toxiques, de contaminants, de micro-organismes ou d'autres parasites ne certifie absolument pas de son intérêt alimentaire. Un sachet de terre stérilisée, insipide, pour être sûr n'en est pas moins sans intérêt ; sauf si persistent quelques vers de terre, aseptisés ! Actuellement, la chasse obsessionnelle aux contaminants occulte tout ; le risque de méprise est grave, car les incidents d'intoxication sont rarissimes en comparaison des maladies, y compris mortelles, engendrées par les déséquilibres alimentaires qui font le lit des pathologies du futur.

À une époque qui se pique de sauvegarder la biodiversité à tout bout de champ, c'est le cas de le dire, elle n'est plus dans nos assiettes : 12 espèces végétales et 5 espèces animales constituent à elles seules 70 % de l'alimentation humaine. Or, pour trouver la quarantaine de substances indispensables (vitamines, minéraux et oligo-éléments, acides aminés et acides gras essentiels), il faudrait prendre plusieurs dizaines d'aliments, sur une dizaine de jours !

N'oubliez pas que les qualités nutritionnelles et les goûts des aliments sont les synthèses écologiques, véritable sublimation, des sols qui les ont engendrés.

L'alimentation, c'est la santé. Nul ne l'ignore, mais trop peu nombreux sont ceux qui en tiennent compte dans leur pratique quotidienne. La part est donc belle pour les maladies cardio-vasculaires, les cancers, le diabète, l'obésité, l'hypertension, et bien d'autres calamités, pourtant évitables ! Ainsi, par négligence ou par ignorance, le consommateur ne sait malheureusement pas gérer la pléthore alimentaire qui inonde les pays occidentaux. D'autant que, pour savoir se nourrir, il faut l'avoir appris ! Même quand les personnes savent ce qu'il convient d'absorber, elles mangent cependant le plus souvent ce qu'elles aiment, c'est-à-dire ce qu'elles ont appris à aimer. Sinon, faute d'éducation précoce au goût, elles ne trouvent de contentement que dans le sucré, et se nourrissent donc mal. L'homme s'alimente autant pour sa jouissance que pour assurer sa nutrition, et le plaisir est lui-même source d'équilibre et facteur de bien-être. Les aliments préférés des enfants sont ceux dont la consommation répétée leur permet d'établir rapidement un lien entre le goût qu'ils suscitent et leur effet positif sur l'organisme :

ceux qui rassasient avec bonheur. En revanche, ces futurs adultes rejettent spontanément les aliments peu nourrissants (comme les légumes) et ceux dont les goûts sont très développés. Par exemple, servir les épinards seuls est une erreur, mais les accompagner d'œufs et de pommes de terre, comme cela se faisait « dans le temps » s'accompagne de succès. Il faut donc savoir les faire découvrir aux enfants, par le plaisir.

Les aliments fournissant les nutriments les moins chers

> « Ses livres sentaient l'estragon, le romarin ou le rôti de porc. Certains, les meilleurs, fleuraient bon le pâté de canard. Chaque livre avait son parfum. Chaque plat avait son livre. »
>
> Alexandre JARDIN. *Bille en tête.*

Que disent les livres sur la valeur nutritionnelle de la nourriture ? Comment utiliser les tables de composition des aliments et les étiquettes des commerçants ?

	Aliments	**Euros (pour 50 % AJR)**
Vitamine A (rétinol)	Foie de volaille (2 g) 3 œufs standards, beurre (50 g)	0,03 0,4
Bêta-carotène (ANC)	Carotte (10 g) Épinards (20 g)	0,006 0,05
Vitamine B1 (thiamine)	Lentille (140 g)	0,4
Vitamine B2 (riboflavine)	Foie de volaille (20 g) 3 œufs standards	0,2 0,4
Vitamine B3 (niacine)	Saumon (100 g), foie (50 à 100 g)	0,7

	Aliments	Euros (pour 50 % AJR)
Vitamine B6	Lentille (150 g) Saumon (110 g)	0,2 0,8
Vitamine B9 (folique)	Épinard, cresson (50 g)	0,12
Vitamine B12 (cobalamine)	Foie de veau (1 seul g) 1/2 œuf, saumon (12 g)	0,02 0,1
Vitamine C	Brocoli (40 g), chou de Bruxelles (80 g), kiwi (50 g), orange (60 g)	0,07
Vitamine D	Maquereau (40 g), sardine (30 g), hareng de l'Atlantique (15 g)	0,15
Vitamine E (alpha-d-tocophérol)	Isio 4 (huile d'oléisol) (8 g)	0,02
Calcium	Lait (1/3 litre) Emmental (40 g)	0,3 0,4
Fer	Boudin noir (40 g)	0,4
Iode	Moules (120 g), 1,5 œuf	0,4
Magnésium	Épinard (200 g), lentille (150 g), haricot blanc sec (80 g), banane (400 g !), noix (80 g), noisette (100 g)	0,3
Zinc	Huîtres (1 seule de n° 3)	0,3
Acide alpha-linolénique (ANC)	Huile de colza (7 g)	0,015
Acide cervonique (ANC)	Maquereau, sardine (soit… moins de 10 g !)	0,01-0,02

Aliments fournissant les nutriments les moins chers

Surprise, qui ne devrait pas en être une : dame Nature, alliée avec l'économie agricole, a bien fait les choses : les aliments traditionnels les moins chers sont souvent, en fait, les plus nutritifs ! Ainsi, l'œuf est plusieurs fois sur la marche la plus haute du podium, et souvent sur une autre marche, comme vous avez pu le constater en consultant les sous-chapitres intitulés « Rapport qualité/prix : la x... la moins chère ». Encore plus agréable : les huîtres sont festives, luxueuses, mais nutritionnellement très peu chères !
Ce tableau, à ne pas prendre au pied de la lettre, tient compte des habitudes alimentaires des Françaises et des Français. Bien évidemment, les prix varient selon les lieux : ils sont un peu moins élevés au marché de Belleville qu'à celui de Bastille, mais plus élevés que dans celui de la place d'Iéna, dans le XVIe. Le panier est encore moins cher à la campagne, en saison. Le coût concerne 50 % des apports journaliers recommandés (par le législateur). Les aliments de ce tableau fournissent donc la moitié des apports journaliers recommandés, l'ensemble des autres aliments apporte l'autre moitié ; chacun contribuant pour un peu, mais ils doivent être plusieurs dizaines !
Les autres substances (manganèse, cuivre, sélénium, etc.) accompagnent obligatoirement les aliments cités dans ce tableau : les 8 acides aminés indispensables sont tous présents dans les protéines préférentiellement animales, l'acide linoléique accompagne nombre d'huiles et graisses visibles ou cachées. Sans oublier d'ajouter aux aliments de ce tableau ceux qui apportent l'énergie comme les glucides du pain, des pâtes et des légumes secs ; et les fibres, avec, entre autres, les salades et légumes. Quelle clef de voûte plus simple que l'obligatoire pain quotidien ? Si le cerveau n'avait que le pain comme source de glucides, il lui faudrait 3/4 de baguette par jour et pour lui seul ! Dans la mesure où certains aliments se retrouvent au « top » pour plusieurs nutriments, l'addition d'une partie des lignes de la colonne de droite du tableau montre que le minimum financier journalier pour qu'un homme de 70 kg trouve la *moitié* des apports journaliers en micronutriments et acides gras essentiels est de 3 euros en France. Pour une femme, en moyenne, c'est moins ; encore moins pour un enfant. Mais, pour eux, les chiffres ne peuvent pas être calculés. Car, pour ce qui est des apports journaliers recommandés, le législateur français, dans son arrêté du 3 décembre 1993, ne connaît que l'homme ; mesdames, vous n'existez pas, pas plus d'ailleurs que vos parents ou vos enfants ! Le coût est beaucoup plus faible en restauration collective. Mais il faut bien choisir dans les présentoirs.
AJR : apports journaliers recommandés.
ANC : apports nutritionnels conseillés.

En termes de coût, il est possible de manger suffisamment varié pour un prix raisonnable. La bonne santé est donc véritablement à portée de toutes les bourses, à condition de savoir faire les bons choix. Pour vous convaincre, quelques éléments comparatifs peuvent être cités. Les bonnes graisses du maquereau ou de la sardine sont 400 fois moins chères que celles de la lotte ; l'un des composants de la « vitamine F » (l'acide alpha-linolénique) est environ 100 fois moins cher dans l'huile de colza (une cuillère à soupe) que dans celle d'olive, par ailleurs inutilisable puisqu'il faudrait en consommer quotidiennement plus d'un litre ; les protéines des œufs le sont 3 à 5 fois moins que celles du jambon ou des viandes, et 60 fois moins que celles du foie gras ! La vitamine B12 des œufs, des fromages et du lait est, quant à elle, 5 fois moins chère que celle du bifteck. Dans le registre énergie, c'est celle du pain qui est la plus avantageuse. Délectez-vous de brocolis et de choux crus dont la vitamine C est aussi économique que celle de l'orange, mais 100 fois plus chère que celle de la cerise.

Quant au calcium, les produits laitiers l'apportent en quantité, mais celui de l'emmental est 20 fois meilleur marché que celui du chèvre, et 1 200 fois que celui de la viande, qui n'en contient en fait que peu. Le cerveau martial n'ignore pas que le fer du boudin noir est 50 fois moins onéreux que celui des lentilles, et 15 fois moins que celui de la viande rouge.

Surprise : l'œuf standard fournit un iode au même prix que celui des moules, deux aliments particulièrement bon marché ; et 10 fois inférieur à celui des huîtres (sachant que, tout de même, l'efficacité biologique demande un luxe très modeste qui se situe à... 6 huîtres, quand elles sont des numéros 2 ou 3) ; et 8 à 10 fois inférieur à celui des poissons les mieux pourvus, exception faite du cabillaud. Éviter le crétinisme, jusqu'à ses formes frustes, n'est vraiment pas ruineux ! Si vous craquez pour le chocolat, ne prétextez pas la présence de magnésium : il y est calorique, et cher. En revanche, choisissez les épinards, qui sont le top et peu énergétiques ; d'autant que le magnésium affectionne généralement les calories : il est le moins cher dans les lentilles, les haricots secs, les bananes, les noix et les noisettes ! Mais, pour à peine 2 fois plus cher – ce qui reste presque donné – vous aurez les carottes... 20 fois moins caloriques que les noix ! Délectez-vous aussi gaillardement de bulots. Les exemples sont ainsi nombreux !

S'adonner au plaisir avec plaisir !

« La jeunesse est plus gourmande que friande, et d'ailleurs la possession seule est un charme. »

Honoré DE BALZAC. *Une double famille.*

Dans le monde de la physiologie, comme dans celui de la nutrition, l'agréable est au service de l'utile. Si manger est obligatoire, manger avec plaisir est indispensable ; comme le démontrent les sciences de la neurobiologie et de la nutrition. La nutrition est aussi l'art d'élever un besoin physiologique au rang d'une sensation voluptueuse et d'un acte culturel.

Si, être gourmand, offense, paraît-il, Dieu, ne pas l'être le déçoit certainement plus encore... Faire jouer de la flûte enchantée aux neurones constitue une plaisante obligation. Car l'exploitation de l'incontournable variété des aliments requiert le plaisir de les manger. Un aliment jugé insipide n'est pas consommé, alors que son éviction peut induire des carences. Manger garantit la plénitude des réserves nutritionnelles, au prix d'une jouissance qui guide et récompense. La gourmandise n'est plus un vilain défaut, moins encore un péché capital sinon capiteux. Le plaisir de manger est l'un de ceux pour lesquels notre organisme est préprogrammé. C'est un geste noble. La gourmandise est spécifique à l'homme, elle peut être considérée comme un heureux mécanisme qui déclenche la prise alimentaire, pour l'adapter aux besoins du corps.

Mais le plaisir de l'homme, en particulier celui du gourmet, n'est évidemment pas celui de l'animal. Ce plaisir n'est pas réflexe, immédiat et sans lendemain. Bien au contraire, avec son cerveau, son cortex surtout, donc son intelligence, l'homme prévoit, imagine, rêve et analyse. Il se souvient. Dans cette mesure, chacun vit donc le même bien-être de manger de mille manières différentes. Toutefois, autant qu'un acte physiologique, le repas constitue un processus socialisé de communication. La nutrition nous immerge dans la communauté humaine, au point que le savoir-manger est également un « savoir-vivre ». Concernant le cerveau, il s'agit aussi d'un « savoir-penser » et d'un « savoir-jouir ». Car le comportement alimentaire recèle une dimension symbolique et culturelle essentielle. Ce que pense le cerveau de ce qu'il mange est fondamental. S'il n'est pas comblé, assouvi, son fonctionnement est perturbé. Il ne peut plus alors assurer correctement la coordination du corps, ni celle de la pensée, encore moins celle des plaisirs. Le cerveau a besoin d'être bien nourri : sa jouissance fonde son efficacité et son intelligence, elle lui permet de gouverner le corps !

La satisfaction esthétique et biologique de l'alimentation, véritable « diét(h)étique », est physiologiquement indispensable. L'efficacité des organes des sens, source de plaisir légitime, constitue déjà un objectif de bonheur en lui-même ; en prime, c'est elle qui fonde l'efficacité de tous les autres organes et de tous leurs rôles et missions, car elle assure la consommation de la diversité des aliments nécessaires au fonctionnement harmonieux de tout le corps. *L'équilibre de l'esprit, à l'égal de celui du corps, trouve son berceau dans celui des aliments.*

Nous sommes charnellement, physiquement et culturellement ce que nous mangeons. Se nourrir est physiologiquement animal, manger est humain, savourer est une compétence, sinon un art. Car les aliments issus de la nature sont transformés en mets par la culture, les apprécier constitue une délicieuse obligation. Cette transformation culinaire est indispensable, pour rendre plus accessibles les substances constitutives de la nourriture.

Que faire en pratique ?

> « Quand on a ouvert une fenêtre, et spécialement une fenêtre allégorique, il est impossible de la refermer. »
>
> Jean DUTOURD. *Le Septième Jour.*

L'amour éperdu des aliments ne doit pas être perdu ! Il faut manger équilibré et varié. Mais comment faire, que veulent dire ces deux mots ? Jusqu'où, et comment, varier l'alimentation ? Avec combien d'aliments ? Lesquels ?

Globalement, pour simplifier sans sacrifier à la rigueur, il existe 6 classes d'aliments. Par ordre, schématiquement décroissant des besoins quantitatifs, ce sont : (1) les céréales et les féculents, (2) les fruits et les légumes verts, (3) le lait et les laitages, (4) les viandes, (5) les matières grasses, (6) les sucres et les boissons sucrées. La nourriture peut être comparée à un chandelier à six branches dont vous devez obligatoirement brûler toutes les bougies. Mais dont les bougies seraient de tailles différentes, selon les besoins. Par exemple, si vous voulez maigrir et donc brûler l'énergie accumulée dans vos éventuelles rondeurs, il convient alors de choisir pour votre alimentation une petite bougie « graisse » et une autre, tout aussi petite, de « sucres ». En revanche, si vous faites du sport, c'est l'inverse ; vous devez augmenter la taille des bougies « lait et produits laitiers », « viandes » et « céréales-féculents ». Le fonctionnement harmonieux du cerveau doit faire brûler toutes les bougies. Il existe même une septième branche pour le chandelier : les boissons alcoolisées. À consommer très modérément.

En dehors de la classe des fruits et des légumes, ainsi que celle des boissons, éviter de consommer deux fois la même classe d'aliment par repas. Il est exclu de prendre chaque jour la totalité de la ration recommandée de vitamines, de minéraux, d'acides gras poly-insaturés et d'acides aminés essentiels. Il n'est sans doute pas inutile de rappeler que l'équilibre nutritionnel du corps humain ne se calcule pas sur une journée, mais sur plus d'une semaine. Les aliments sélectionnés doivent évidemment être de qualité, c'est-à-dire que leur origine doit être clairement définie. Sur cette base, comment concevoir les grandes lignes de vos repas ?

Tout d'abord le petit déjeuner : il doit être pris calmement et lentement, au moins une demi-heure après le réveil car, plus tôt, nous ne pouvons pas avoir physiologiquement faim. Il est régulièrement composé de laitages (qui, pour être parfaits, ne devraient pas être accompagnés de thé ni de café), d'une belle tranche de pain, complet si possible (ou encore aux cinq céréales, voire aux noix), tartinée d'une fine couche de beurre (le volume de deux noisettes), et éventuellement d'un soupçon de confiture ; également, pourquoi pas, d'un œuf ou d'une tranche de jambon, ou d'une part de poulet (label ou réellement fermier). Un petit verre de jus de fruits pressé, strictement naturel sans aucun ajout, peut agrémenter le tout. Hélas, près de la moitié des enfants ignorent que le pain est fait avec une céréale, le blé, et demandent des « céréales » ; attention alors à ce qui les rend séduisantes, mais peu recommandables : trop de sucre, de miel, de chocolat...

Le déjeuner demande à être prévu à midi d'après l'heure solaire, c'est-à-dire à 13 heures aux heures dites d'hiver et à 14 heures aux heures d'été. Cherchez midi à 14 heures !

Le dîner doit être pris au moins 1 h 30 avant le coucher. Sa composition doit être complémentaire de celle du déjeuner, en un peu plus léger. Mais pas allégée, car votre organisme doit affronter le jeûne de la nuit pendant laquelle le cerveau fonctionne aussi activement que durant la journée. Il convient de penser à intégrer au dîner les classes d'aliments absentes du déjeuner.

La salade verte quotidienne (simple ou composée ; variée en privilégiant les œufs ou les fromages) est toujours assaisonnée avec une huile végétale poly-insaturée de colza, de soja, de noix, ou de germes de blé, seule, mélangée à une huile de goût ou encore sous forme d'un mélange. La viande rouge est recommandée 3 fois par semaine ; le poisson gras, sauvage (attention aux provenances) ou d'élevage (veiller à la certification), mais jamais pané ni trempé dans un bain de friture, 3 fois par semaine ; une bonne part de boudin noir, aussi maigre que possible (selectionnez celui qui est élaboré avec des châtaignes, notamment celui de haute-Corrèze), au moins 2 fois par mois ; des fruits de mer, des huîtres et des moules, plusieurs fois par mois. Il faut régulièrement consommer des pâtes, agrémentées d'une cuillerée d'huile de noix ou d'une petite quantité de fromage, n'importe lequel selon les goûts, râpé ou non. Du pain à tous les repas, des légumes aussi ; ainsi que les fruits (en restreignant les fruits féculents, comme les bananes, en évitant ceux qui sont gras, tels les avocats). N'abusez pas du sel !

Parmi les boissons, préférez l'eau pure (1,5 l/jour, au moins). Peu de boissons sucrées, de temps en temps des « lights », exceptionnellement des nectars (qui ne sont que des jus de fruits dilués et resucrés) ! Un verre de vin ou de bière par repas est appréciable, pour les adultes seulement.

Le rythme des repas n'est pas rigide : nos ancêtres en prenaient 3 l'hiver, mais 5 gros l'été, lors des travaux aux champs ; il devrait en être de même pour vous, en fonction de la longueur de votre journée, et de l'activité physique que vous développez.

Pour le corps, le cerveau, la pensée et l'intelligence, la gastronomie est certainement le plus beau de nos arts ! Et, réalité qui ne relève pas du miracle, elle peut de surcroît être l'art le moins dispendieux. Le plus fructueux des arts, c'est l'art de vivre. *Alors, quelle stratégie pour le cerveau et son intelligence ? Une bonne alimentation bien choisie. Quelle tactique pour y parvenir ? Combiner les aliments. Quelle procédure utiliser ? Le plaisir.*

Bon appétit.

Fait à Bugeat, à Noisy-sur-École et à Paris,
2002.

Quelques références : le cerveau en alerte !

APFELBAUM M., *Risques et peurs alimentaires*, Paris, Odile Jacob, 1998.

BELLISLE F., *Le Comportement alimentaire humain*, Paris, Institut Danone, 1999.

BERNARD J., *Vieillir*, Paris, Calmann-Lévy, 2001.

BOURRE J.-M., *La Diététique du cerveau, de l'intelligence et du plaisir*, Odile Jacob, 1990.

BOURRE J.-M., *Les Bonnes Graisses*, Paris, Odile Jacob, 1991.

BOURRE J.-M., *Le Cholestérol ?* Paris, Éditions Privat, 1997.

CAMBIER J., VERSTICHEL P., *Le Cerveau réconcilié*, Paris, Masson, 1998.

CHANGEUX J.-P., *L'Homme neuronal*, Paris, Éditions Fayard, le Temps des Sciences, 1983.

CHIVA M., *Le Doux et l'Amer*, Paris, Éditions PUF, 1985.

DELAVEAU P., *Les Épices, histoire, description et usage des différents épices, aromates et condiments*, Paris, Albin Michel, 1987.

DURLACH J., BARA M., *Le Magnésium en biologie et en médecine*, Paris, Éditions médicales internationales, 2000.

FAVIER J.-C., IRELAND-RIPERT J., TOQUE C., FEIONBERG M., *Répertoire général des aliments. Table de composition*, Paris, Tec et doc Lavoisier, 1995.

FERNIOT J., *Chère pomme de terre*, Paris, First, 1998

FERRIÈRE M., *Histoire des peurs alimentaires*, Paris, Seuil, 2002.

FROGUEL P., SÉROG P., PAPILLON F., *La Planète obèse*, Paris, Nil, 2001.

GUEGUEN L., « La Valeur minérale des fromages », *Actualités Diététique*, 1994, 553-559.

HOUDART R., *Le Cerveau et l'hominisation*, Tulle, Maïade éditions, 2002.

HOUDE O., MAZOYER B., TZOURIO-MAZOYER N., *Cerveau et psychologie*, Paris, PUF, 2002.

JACOB F., *La Souris, la Mouche et l'Homme*, Paris, Odile Jacob, 1997.

LATY D., MALLET J.-B., *Le Régime des pâtes*, Paris, Odile Jacob, 2002.

LE PONCIN M., *Gym intelligence*, Paris, Éditions du Rocher, 2002.

LE GRUSSE J., WATIER B., *Les Vitamines, données biochimiques, nutritionnelles et cliniques*, C.E.I.V., 1993.

MARTIN A., *Apports nutritionnels conseillés pour la population française*, Paris, Tec et Doc Lavoisier, 2001.

MESSING B., BILLAUX M. S., *Biodisponibilité des glucides et des aliments*, Arnette Blackwell, 1995.

POITIER DE COURCY G., *Les Différentes Politiques d'apport en vitamines en Europe et dans le monde (États-Unis)*, OCL, 7, 2000, 280-286.

POULAIN J.-P., *Manger aujourd'hui*, Éditions Privat, 2002.

POULIQUEN Y., *La Transparence de l'œil*, Paris, Odile Jacob, 1992.

POULIQUEN Y., *Le Geste et l'esprit*, Paris, Odile Jacob, 2003.

Répertoire général des aliments. 2. *Table de composition des produits laitiers*, Lavoisier, 1987.

RICOUR C., GHISOLFI J., PUTET G., GOULET O., *Traité de nutrition pédiatrique*, Maloine, 1993.

SALDMANN F., *Les Nouveaux Risques alimentaires*, Ramsay, 1997.

SENDERENS A., TREHIN J.-Y., *Manger c'est la santé*, Éditions J.-C. Lattès, 1992.

SERRES M., *Les Cinq Sens*, Éditions Grasset, 1988.

SOUCI S., FACHMANN W., KRAUT H., *Food composition and nutrition tables*, Medpharm scientific publisher Stuttgart, CRC press, 2000

TUBIANA M., VROUSOS C., CARDE C., PAGÈS J.-P., *Risque et société*, Nucléon, 1999.

VERDON J., *Boire au Moyen Âge*, Perrin, 2002.

VINCENT J.-D., *Biologie des passions*, Paris, Odile Jacob, 1986.

Table

Cet ouvrage a été transcodé et mis en pages
chez NORD COMPO (Villeneuve-d'Ascq)

Imprimé en France sur Presse Offset par

BRODARD & TAUPIN

GROUPE CPI

La Flèche (Sarthe), le 20-02-2006
N° d'impression : 33547
N° d'édition : 7381-1778-X
Dépôt légal : mars 2006

Imprimé en France